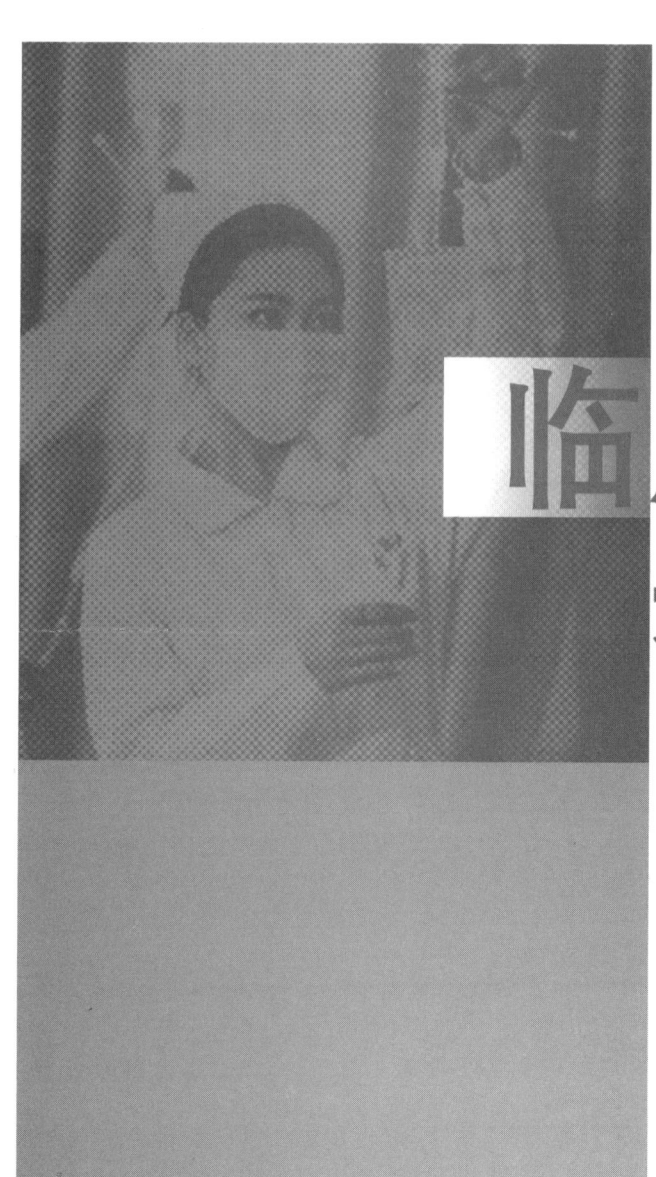

临床常见病护理精要

主 编 李春燕 蒋海清 李艳霞 等

LINCHUANG
CHANGJIANBING
HULI JINGYAO

吉林出版集团
吉林科学技术出版社

图书在版编目（CIP）数据

临床常见病护理精要 / 李春燕等主编. -- 长春：吉林科学技术出版社，2018.8
ISBN 978-7-5578-3190-5

Ⅰ.①临… Ⅱ.①李… Ⅲ.①护理学 Ⅳ.①R47

中国版本图书馆CIP数据核字(2018)第197170号

临床常见病护理精要

主　　编	李春燕　蒋海清　李艳霞　吴小威　牛　芹　张　冬
副 主 编	许家珍　王丽英　白凤芝　王园园　李亚丽
	侯秀伟　管静辉　魏　敏　纪楠楠　梁国玲
出 版 人	李　梁
责任编辑	赵　兵　张　卓
装帧设计	雅卓图书
开　　本	880mm×1230mm　1/16
字　　数	267千字
印　　张	8
版　　次	2018年8月第1版
印　　次	2018年8月第1次印刷
出　　版	吉林出版集团
	吉林科学技术出版社
地　　址	长春市人民大街4646号
邮　　编	130021
编辑部电话	0431-85635185
网　　址	www.jlstp.net
印　　刷	济南大地图文快印有限公司

书　　号　ISBN 978-7-5578-3190-5
定　　价　88.00元
如有印装质量问题可寄出版社调换
版权所有　翻印必究　举报电话：0431-85635185

前 言

近年来，护理学不论在基础理论研究方面，还是在临床实践方面，都已取得了巨大的进展。随着生活水平提高，人们对护理的质量要求越来越高，医务工作者必须不断学习新知识，掌握新技术，才能提高护理质量，缓解医患矛盾，促进社会更加和谐。本书作者参考大量国内外文献资料，结合国内临床实际情况，编写了本书。

本书首先详细介绍了常规护理新技术，如注射新方法、洗胃术、导尿术等内容；其次介绍了临床常见疾病护理，如呼吸内科疾病护理、心内科疾病护理、消化内科疾病护理、肾内科疾病护理、神经内科疾病护理、内分泌系统及代谢性疾病护理等内容。

本书的作者，从事本专业多年，具有丰富的临床经验和深厚的理论功底。希望本书能为医务工作者处理相关问题提供参考，本书也可作为医学院校学生和基层医护人员学习之用。

在编写过程中，由于作者较多，写作方式和文笔风格不一，再加上时间有限，难免存在疏漏和不足之处，望广大读者提出宝贵的意见和建议，谢谢。

编 者
2018 年 8 月

目录

第一章 常规护理新技术	1
第一节 新型采血法	1
第二节 注射新方法	4
第三节 输血新技术	9
第四节 吸引法	10
第五节 吸痰术	12
第六节 鼻胃管技术	13
第七节 洗胃术	14
第八节 清洁肠道新方法	17
第九节 导尿术	18
第十节 排尿异常护理新技术	21
第十一节 自体回输技术	23
第十二节 有创血压测定法	25
第二章 呼吸内科疾病护理	26
第一节 成人支气管哮喘	26
第二节 慢性阻塞性肺疾病	36
第三章 心内科疾病护理	44
第一节 心力衰竭	44
第二节 高血压	52
第三节 心肌梗死	61
第四节 心律失常	67
第五节 心绞痛	74
第四章 消化内科疾病护理	80
第一节 胃炎	80
第二节 消化性溃疡	82
第三节 肝硬化	86
第四节 肝性脑病	89
第五节 急性胰腺炎	92
第五章 肾内科疾病护理	96
第一节 肾盂肾炎	96
第二节 急性肾衰竭	98
第六章 神经内科疾病护理	103
第一节 中枢神经系统感染性疾病	103
第二节 中枢神经系统脱髓鞘疾病	109
第三节 抽搐	115

第七章 内分泌系统及代谢性疾病护理 ·· 118
 第一节 内分泌代谢性疾病常见症状的护理 ·· 118
 第二节 甲状腺功能亢进症 ·· 121
 第三节 甲状腺功能减退症 ·· 125
 第四节 亚急性甲状腺炎 ·· 128
 第五节 甲状旁腺功能减退症 ·· 130
参考文献 ·· 135

第一章

常规护理新技术

第一节 新型采血法

一、一次性定量自动静脉采血器采血法

一次性定量自动静脉采血器，用于护理和医疗检测工作，与注射器采血相比较，可预防交叉感染，特别是有各种已配好试剂的采血管，这不仅减少了化验和护理人员配剂加药工作量，而且可避免差错发生。

（一）特点

1. 专用性　专供采集静脉血样标本用。血液可直接通过胶管吸入负压贮血管内。血液完全与外界隔离，避免了溶血和交叉感染，提高了检测的准确度。

2. 多功能　已配备各种抗凝剂、促凝剂，分别适用于各种检验工作。改变了长期以来存在的由于检验、护理人员相关知识不协调，导致试剂成分与剂量不规范，影响检测效果的现状。

3. 高效率　一次性定量自动静脉采血器不需人力拉引，不需另配试管、试剂和注射器，可一针多管采取血样标本，还可一针多用，采完血不必拔出针头又可输液，是注射器采血时间的三分之二。从而大大减轻了护理、检验人员的劳动强度和患者的痛苦，也不会因反复抽注造成溶血。

（二）系列采血管

1. 普通采血管　方法与应用如下。

（1）适应检测项目：①血清电解质钾、钠、氯、钙、磷、镁、铁、铜离子测定。②肝功能、肾功能、总蛋白、A/G比值、蛋白电泳、尿素氮、肌酐、尿酸、血脂、葡萄糖、心肌酶、风湿系列等生化测定。③各种血清学、免疫学等项目测定：如抗"O"、RF、ALP、AFP、HCG、ANA、CEA、Ig、T_3、T_4、补体C3、肥达试验、外斐试验及狼疮细胞检查等。

（2）采集方法：在接通双针头后至采血完毕，将贮血管平置、送检。

2. 3.8%枸橼酸钠抗凝采血管　方法与应用如下。

（1）适用检测项目：魏氏法血细胞沉降率测定专用。

（2）在接通双针头后至采血完毕，将贮血管轻轻倒摇动4~5次，使抗凝剂充分与血液混匀，达到抗凝的目的后送检。

3. 肝素抗凝采血管　方法与应用如下。

（1）适用检测项目：血流变学测定（采血量不少于5ml），红细胞比，微量元素检测。

（2）采集方法：接通双针头后至采血完毕，将采血管轻轻抖动4~5次，使抗凝剂充分与血液混匀，达到抗凝的目的后送检。

注意：本采血管不适用作酶类测定。

4. EDTA（乙二胺四乙酸）抗凝采血管　方法与应用如下。

（1）适用检测项目：温氏法血沉及血细胞比容检查，全血或血浆生化分析，纤维蛋白原测定，各

种血细胞计数、分类及形态观察，贫血及溶血，红细胞病理、血红蛋白检查分析。

（2）采集方法：同肝素抗凝采血管。

5. 草酸钠抗凝采血管　方法与应用如下。

（1）适应检测项目：主要用于凝血现象的检查测定。

（2）采集方法：同肝素抗凝采血管。

（三）使用方法

（1）检查真空试管是否密封，观察试管密封胶塞的顶部是否凹平，如果凸出则说明密封不合格，需更换试管。

（2）按常规扎上止血带，局部皮肤消毒。

（3）取出小包装内双针头，持有柄针头，取下针头保护套，刺入静脉。

（4）见到小胶管内有回血时，立即将另端针头（不需取下针头套）刺入贮血管上橡胶塞中心进针处，即自动采血。

（5）待达到采血量时，先拔出静脉上针头，再拔掉橡皮塞上的针头，即采血完毕（如果需多管采血时，不需拔掉静脉上针头，只需将橡胶塞上针头拔出并刺入另一贮血管即可）。

（6）如需抗凝血，需将每支贮血管轻轻倒摇动4~5次，使血液与抗凝剂完全混匀后，平置送检。如不需抗凝的血，则不必倒摇动，平置送检即可。

（四）注意事项

（1）包装破损严禁使用。

（2）一次性使用后销毁。

（3）环氧乙烷灭菌，有效期两年。

二、小静脉逆行穿刺采血法

常规静脉取血，进针的方向与血流方向一致，在静脉管腔较大的情况下，取血针的刺入对血流影响不明显。如果穿刺的是小静脉，血流就会被取血穿刺针阻滞，针头部位就没有血流或血流不畅，不容易取出血来。小静脉逆行穿刺采血法的关键是逆行穿刺，也就是针头指向远心端，针头迎着血流穿刺，针体阻止血液回流，恰好使针头部位血流充盈，更有利于取血。

1. 操作方法　如下所述。

（1）选择手腕、手背、足腕、足背或身体其他部位充盈好的小静脉。

（2）常规消毒，可以不扎止血带。

（3）根据取血量选用适宜的一次性注射器和针头。

（4）针头指向远心端，逆行穿刺，针头刺入小静脉管腔3~5mm，固定针管，轻拉针栓即有血液进入针管。

（5）采足需要血量后，拔出针头，消毒棉球按压穿刺部位。

2. 注意事项　如下所述。

（1）尽可能选择充盈好的小静脉。

（2）可通过按压小静脉两端仔细鉴别血液流向。

（3）注射器不能漏气。

（4）固定针管要牢，拉动针栓要轻，动作不可过大。

（5）本方法特别适用于肥胖者及婴幼儿静脉取血。

三、细小静脉直接滴入采血法

在临床护理中，对一些慢性病患者特别是消耗性疾病的患者进行常规静脉抽血采集血标本时，常因针管漏气、小静脉管腔等原因导致标本溶血，抽血不成功。给护理工作带来很大麻烦。而细小静脉直接滴入采血法，不仅能减轻患者的痛苦，而且还能为临床提供准确的检验数据。

1. 操作方法　如下所述。

（1）选择手指背静脉、足趾背浅静脉、掌侧指间小静脉。

（2）常规消毒：在所选用的细小静脉旁或上方缓慢进针，见回血后立即用胶布将针栓固定，暂不松开止血带。

（3）去掉与针栓相接的注射器，将试管接于针栓下方约1cm处，利用止血带的阻力和静脉本身的压力使血液自行缓缓沿试管壁滴入至所需量为止。

（4）为防凝血，可边接边轻轻旋转试管，使抗凝剂和血液充分混匀。

（5）操作完毕，松止血带，迅速拔出针头，用棉签压住穿刺点。

2. 注意事项　如下所述。

（1）选血管时，不要过分拍挤静脉或扎止血带过久，以免造成局部淤血和缺氧，致使血液成分遭破坏而致溶血。

（2）进针深浅度适宜，见回血后不要再进针。

（3）固定头皮针时，动作要轻柔，嘱患者不要活动，以达到滴血通畅。

（4）此方法适用于急慢性白血病、肾病综合征和消化道癌症等患者。

四、新生儿后囟采血法

在临床护理中，给新生儿特别是早产儿抽血采集血标本时，常因血管细小，管腔内血液含量相对较少而造成操作失败，以致延误诊断和抢救时机，后囟采血法是将新生儿或2~3个月以内未闭合的后囟作为采集血标本的部位，这种方法操作简便，成功率高，安全可靠。

1. 操作方法　如下所述。

（1）穿刺部位在后囟中央点，此处为窦汇，是头颈部较大的静脉腔隙。

（2）患儿右侧卧位，面向操作者，右耳下方稍垫高，助手固定患儿头及肩部。

（3）将后囟毛发剃净，面积为5~8cm^2，用2.5%碘酒消毒皮肤，75%酒精脱碘。用同样的方法消毒操作者左手示指，并在后囟中央点固定皮肤。

（4）右手持注射器，中指固定针栓，针头斜面向上，手及腕部紧靠患儿头（作为固定支点），针头向患儿口鼻方向由后囟中央点垂直刺入进针约0.5cm，略有落空感后松开左手，试抽注射器活塞见回血，抽取所需血量后拔针，用消毒干棉签按压3~5分钟，不出血即可。

2. 注意事项　如下所述。

（1）严格无菌操作，消毒皮肤范围应广泛，避免细菌进入血液循环及颅内引起感染。

（2）对严重呼吸衰竭，有出血倾向，特别是颅内出血的患儿禁用此方法。

（3）进针时右手及胸部应紧靠患儿头部以固定针头，避免用力过度进针太深而刺伤脑组织。

（4）进针后抽不到回血时，可将针头稍进或稍退，也可将针头退至皮下稍移位后再刺入，切忌针头反复穿刺，以防感染或损伤脑组织。

（5）操作过程中，严密观察患儿的面色、呼吸，如有变化立即停止操作。

五、脐带血采集方法

人类脐带血含有丰富的造血细胞，具有不同于骨髓及外周血的许多特点，这种通常被废弃的血源，可提供相当数量的造血细胞，用于造血细胞移植。脐带血还可提供免疫球蛋白，提高机体免疫力，因而近年来，人脐带血已开始应用于临床并显示出广泛的应用前景。

1. 操作方法　如下所述。

（1）在胎儿着冠前，按无菌操作规程的要求准备好血袋和回输器，同时做好采血的消毒准备。

（2）选择最佳采集时间，在避免胎儿窘迫的前提下，缩短第二产程时间，胎盘剥离之前是理想的采集时机。

（3）胎儿娩出后立即用碘酒、酒精消毒脐轮端以上脐带约10cm，然后用两把止血钳夹住脐带，其中一把止血钳用钳带圈套好，距脐轮1cm处夹住脐带，另一把钳与此相距2cm，并立即用脐带剪断脐。

（4）迅速选择母体端脐带血管暴起处作为穿刺部位，采血，收集脐带血适量后，再用常规消毒方法严格消毒回输器与血袋连接处，立即封口形成无菌血袋。

（5）采集后留好血交叉标本，立即送检、储存，冷藏温度为-4℃，保存期10天。

2. 注意事项　如下所述。

（1）采集的对象应是各项检验和检查指标均在正常范围的产妇。

（2）凡甲肝、乙肝、丙肝患者，不得采集。羊水Ⅲ°污染及羊水中有胎粪者，脐带被胎粪污染者不采集。早产、胎盘早剥、前置胎盘、孕妇贫血或娩出呼吸窘迫新生儿的产妇不采集。

（3）脐带血的采集，应选择素质好、责任心强、操作技术熟练的护士专人负责，未经培训者不得上岗。

（4）严格把好使用检查关，脐带血收集后，须由检验科鉴定脐带血型。使用时须与受血者做交叉配血试验，血型相同者方可使用。

（李春燕）

第二节　注射新方法

各种药物进行肌内注射时，都可采用乙型注射法。此法简便易行，可减少患者注射时疼痛，特别是可显著减轻其注射后疼痛，尤其适用于需长时间接受肌内注射者。

一、常规操作

1. 操作方法　如下所述。

（1）常规吸药后更换一无菌针头。

（2）选取注射部位，常规消毒皮肤，用左手将注射部位皮肤、皮下组织向一侧牵拉或向下牵拉，用左手拇指和食指拔掉针头帽，其余各指继续牵拉皮肤。

（3）右手将注射器内空气排尽后，刺入注射部位，抽吸无回血后注入药液，注射完毕立即拔针，放松皮肤，使得药液封闭在肌肉组织内。

2. 注意事项　如下所述。

（1）如注射右旋糖酐铁时，注药完毕后需停留10秒后拔出针头，放松皮肤及皮下组织。

（2）禁止按摩注射部位，以避免药物进入皮下组织产生刺激而引起疼痛。

二、水肿患者的静脉穿刺方法

临床工作中，水肿患者由于明显的水肿，肢体肿胀，看不到也触及不到静脉血管，患者需要静脉注射或滴注治疗时，就会遇到困难，现介绍一种简便方法。

用两条止血带，上下相距约15cm，捆扎患者的肢体，肢体远端一条最好选用较宽的止血带，捆在患者的腕部、肘部或踝部。捆扎1分钟后，松开下面一条止血带，便在此部位看到靛蓝色的静脉，行静脉穿刺。

该方法亦适用于因肥胖而难以进行静脉穿刺的患者。

三、小静脉穿刺新法

患者因长期输液或输入各种抗癌药物，血管壁弹性越来越差，血管充盈不良，给静脉穿刺带来很大困难。此时如能有效利用小静脉，既可减轻患者痛苦，又能使较大血管壁弹性逐渐恢复。

其方法是：用棉签蘸1%硝酸甘油均匀涂在患者手背上，然后用湿热小毛巾置于拟输液部位3分钟左右，表浅小静脉迅速充盈，此时可进行静脉穿刺。因湿热毛巾外敷促使血管扩张，并可增加硝酸甘油的渗透作用，而硝酸甘油具有扩张局部静脉作用。

此方法适用于慢性衰竭及末梢循环不良者，静脉不清晰的小儿患者，长期静脉输液或输入刺激性药物后血管硬化者，休克患者，术前需紧急输入液体但静脉穿刺困难而局部热敷按摩无效者。

四、氦氖激光静脉穿刺新方法

氦氖激光治疗仪是采用特定波长的激光束，通过光导纤维置入人体血管内对血液进行净化照射的仪器。氦氖激光在治疗时是通过静脉穿刺来完成的。如采用激光套管针进行静脉穿刺，易造成穿刺失败，如改用9号头皮针进行静脉穿刺，取代套管针，不仅节省原材料，还能减轻患者痛苦。

1. 操作方法　如下所述。

(1) 首先接通电源，打开机器开关，根据需要调节功率，一般在1.5～2.2mV，每次照射60～90分钟。

(2) 将激光针用2%戊二醛溶液浸泡30分钟后取出，用0.1%肝素盐水冲洗，以免戊二醛溶液损伤组织细胞。

(3) 将9号头皮针末端硅胶管部分拔掉，留下带有约1cm长塑料部分的针头。将激光针插入头皮针腔内，安置于纤维管前端的针柄上拧紧螺帽。

(4) 选择较粗直的肘正中静脉、头静脉或手背静脉、大隐静脉，将脉枕放在穿刺部位下于穿刺点上方约6cm处，扎紧止血带。

(5) 常规消毒，针尖斜面向上使穿刺针与皮肤成15°角，刺入皮下再沿静脉走向潜行刺入静脉将激光针稍向外拉，见头皮针末端的塑料腔内有回血后，再轻轻送回原处。

(6) 松止血带，胶布固定，将复位键打开使定时键为0并计时。

2. 注意事项　如下所述。

(1) 每次治疗应随时观察病情变化，如患者出现兴奋、烦躁不安、心慌等可适当调节输出功率，缩短照射时间。

(2) 为防止突然断电不能准确计时，应采用定时键与其他计时器同时计时。

(3) 治疗结束后关闭电源，将头皮针和激光针一起拔出。将激光针用清水清洗干净后浸泡于2%戊二醛溶液中待用。

五、冷光乳腺检查仪用于小儿静脉穿刺

小儿静脉穿刺一直沿用着凭肉眼及手感来寻找静脉的方法。由于小儿皮下脂肪厚，皮下静脉细小，尤其伴有肥胖、水肿、脱水时常给静脉穿刺带来困难。冷光乳腺检查仪不仅能把乳腺肿物的大小、透光度显示出来，还能清晰地显示出皮下静脉的分布走行。应用乳腺检查仪，可大大加快寻找静脉的速度，尤其能将肉眼看不到、手摸不清的静脉清晰地显示出来，提高了穿刺成功率。特别是为危重病儿赢得了抢救时间，提高了护士的工作效率，可减轻患儿不必要的痛苦，取得家长的信任和支持，密切护患关系。

1. 操作方法　如下所述。

(1) 四肢静脉的选择：按常规选择好穿刺部位，以手背静脉为例，操作者左手固定患儿手部，右手将冷光乳腺检查仪探头垂直置于患儿掌心，让光束透射手掌，推动探头手柄上的滑动开关，调节光的强度，便可把手背部静脉清晰地显示出来，选择较大的静脉行常规消毒穿刺。

(2) 头皮静脉的选择：按常用穿刺部位，以颞静脉为例，首先在颞部备皮，操作者以左手固定患儿头部，右手将探头垂直抵于颞部皮肤，移动探头并调节光的强度，可在探头周围形成的透射区内寻找较粗大的静脉，常规消毒穿刺。

2. 注意事项　如下所述。

(1) 调节光的强度应由弱到强，直到显示清晰。

(2) 四肢静脉以手背静脉、足背静脉效果最佳。

六、普通头皮针直接锁骨下静脉穿刺法

在临床危重患者的抢救中，静脉给药是抢救成功的最可靠的保证，特别是危重婴幼儿患者，静脉通道能否尽快建立成为抢救成功与否的关键。对于浅表静脉穿刺特别困难者，以往大多采用传统的静脉切开法或较为先进的锁骨下静脉穿刺法，但这两种方法难度较高，且又多用于成年患者，用普通头皮针直接锁骨下静脉穿刺，便可以解决这一难题。

1. 操作方法　如下所述。

（1）定位：①体位：患者取仰卧位，枕垫于肩下，使颈部充分暴露。②定点：取锁骨的肩峰端与胸锁关节连线的内1/3作为进针点。③定向：取胸骨上端与喉结连线的1/2处与进针点连线，此线为进针方向。

（2）进针：将穿刺部位做常规消毒，在定点上沿锁骨下缘进针，针尖朝进针方向，进针深度视患儿年龄的大小、体质的胖瘦而定，一般为2.0～2.5cm左右，见回血后再继续进针2～3mm即可。

（3）固定：针进入血管后保持45°角左右的斜度立于皮肤上，所以固定前应先在针柄下方支垫少许棉球，再将胶布交叉贴于针柄及皮肤上以防针头左右摆动，将部分输液管固定在皮肤上，以防牵拉输液管时引起针头移位或脱落。

2. 注意事项　如下所述。

（1）输液期间尽量减少活动，若行检查、治疗及护理时应注意保护穿刺部位。

（2）经常检查穿刺部位是否漏液，特别是穿刺初期，按压穿刺部位周围有无皮下气肿及血肿。

（3）在排除原发性疾病引起的呼吸改变后，应注意观察患儿的呼吸频率、节律是否有改变，口唇是否有发绀现象。因锁骨下静脉的后壁与胸膜之间的距离仅为5～7mm，以防针尖透过血管，穿破胸膜，造成血胸、气胸。

（4）拔针时，用无菌棉球用力按压局部3～5分钟以上，以免因局部渗血而形成皮下血肿，影响患儿的呼吸及再次注射。若需保留针头，其方法与常规浅表静脉穿刺保留法相同。

七、高压氧舱内静脉输液法

高压氧舱内静脉输液，必须保持输液瓶内外压力一致，如果产生压差，则会出现气、液体均流向低压区，而发生气泡、液体外溢等严重后果。若将密闭式输液原通气方向改变，能较好地解决高压氧舱内静脉输液的排气，保持气体通畅，使输液瓶内与舱内压力一致，从而避免压差现象。

1. 操作方法　如下所述。

（1）患者静脉输液时，全部使用塑料瓶装，容量为500ml的静脉用液体。

（2）取一次输液器，按常规操作为患者静脉输液，操作完毕，将输液瓶倒挂于输液架。

（3）用碘酒消毒该输液瓶底部或侧面（距液面5cm以上）。

（4）将密闭式输液瓶的通气针头从下面的瓶口处拔出，迅速插入输液瓶底部或侧面已消毒好的部位，使通气针头从瓶口移至瓶底，改变原来的通气方向。

（5）调节墨菲滴管内液面至1/2高度，全部操作完成，此时患者方可进入高压氧舱接受治疗。

2. 注意事项　如下所述。

（1）舱内禁止使用玻璃装密闭式静脉输液。

（2）使用三通式静脉输液器时，需关闭通气孔，按上述操作方法，在瓶底或瓶侧插入一个18号粗针头即可。

（3）使用软塑料袋装静脉输液时，需夹闭原通气孔，按上述操作方法，在塑料袋顶端刺入一个18号粗针头，即可接受高压氧治疗。

八、静脉穿刺后新型拔针法

在临床中静脉穿刺拔针时，通常采用左凤林、王艳兰、韩斗玲主编的《基础护理学》（第2版）教

材中所介绍的"用干棉签按压穿刺点,迅速拔出针头"的方法(下称旧法),运用此法操作,患者血管损伤和疼痛明显。如果将操作顺序调换为"迅速拔出针头,立即用干棉签按压穿刺点"(下称新法),可使患者的血管损伤和疼痛大为减轻。

经病理学研究和临床实验观察,由于旧法拔针是先用干棉签按压穿刺点,后迅速拔出针头,锋利的针刃是在压力作用下退出血管,这样针刃势必会对血管造成机械性的切割损伤,致血管壁受损甚至破裂。在这种伤害性刺激作用下,可释放某些致痛物质并作用于血管壁上的神经末梢而产生痛觉冲动。由于血管受损,红细胞及其他血浆成分漏出管周,故出现管周淤血。由于血管内皮损伤,胶原暴露,继发血栓形成和血栓机化而阻塞管腔。由于血管壁损伤液体及细胞漏出,引起管周大量结缔组织增生,致使管壁增厚变硬,管腔缩小或闭塞,引起较重的病理变化。

新法拔针是先拔出针头,再立即用干棉签按压穿刺点。针头在没有压力的情况下退出管腔,因而减轻甚至去除了针刃对血管造成的机械性切割损伤,各种病理变化均较旧法拔针轻微。

九、动脉穿刺点压迫止血新方法

目前,介入性检查及治疗已广泛地应用于临床,术后并发皮下血肿者时有发生,尤以动脉穿刺后多见。其原因主要是压迫止血方法不当,又无直观的效果判断指标。如果采用压迫止血新方法,可有效地预防该并发症的发生。

其方法是,当动脉导管及其鞘拔出后,立即以左手食、中二指并拢重压皮肤穿刺口靠近心端2cm左右处即动脉穿刺口处,保持皮肤穿刺口的开放,使皮下积血能及时排出,用无菌纱布及时擦拭皮肤穿刺口的出血(以防凝血块形成而过早被堵住)。同时调整指压力量直至皮肤穿刺口无持续性出血则证明指压有效,继续压迫15~20分钟,先抬起两指少许,观察皮肤穿刺口无出血可终止压迫,再以弹性绷带加压包扎。

十、动、静脉留置针输液法

动、静脉留置针输液是近几年兴起的一种新的输液方法。它选择血管广泛,不易引起刺破血管形成血肿,能多次使用同一血管,维持输液时间长,短时间内可输入大量液体,是烧伤休克期、烧伤手术期及术后维持输液的理想方法。

1. 操作方法 如下所述。

(1) 血管及留置针的选择:应选择较粗且较直的血管。血管的直径在1cm左右,前端有一定弯曲者也可。一般选择股静脉、颈外静脉、头静脉、肘正中静脉、前臂浅表静脉、大隐静脉,也可选择颞浅静脉、额正中静脉、手背静脉等。留置针选择按血管粗细、长度而定。股静脉选择16G留置针,颈外静脉、头静脉、肘正中静脉、前臂浅表静脉、大隐静脉可选用14~20G留置针,其他部位宜选用18~24G留置针。

(2) 穿刺方法:进针部位用1%普鲁卡因或利多卡因0.2ml行局部浸润麻醉约30秒后进针,进针方法同一般静脉穿刺,回血后将留置针外管沿血管方向推进,外留0.5~2.0cm。左手按压留置针管尖部上方血管,以免出血或空气进入,退出针芯、接通输液。股静脉穿刺在腹股沟韧带股动脉内侧采用45°角斜刺进针,见回血后同上述穿刺方法输液,但股静脉穿刺因其选择针体较长,操作时应戴无菌手套。

(3) 固定方法:①用3M系列透明粘胶纸5cm×10cm规格贴于穿刺部位,以固定针体及保护针眼,此法固定牢固、简便,且粘胶纸有一定的伸缩性,用于正常皮肤关节部位的输液,效果较好。②缝合固定:将留置针缝合于局部皮肤上,针眼处用棉球加以保护,此方法多用于通过创面穿刺的针体固定或躁动不安的患者。③采用普通医用胶布同一般静脉输液,多用于前臂、手背等处小静脉。

2. 注意事项 如下所述。

(1) 行股静脉穿刺输液时应注意以下几点:①因股静脉所处部位较隐蔽,输液过程中要注意观察局部有无肿胀,防止留置针管脱出致液体输入皮下。②因血管粗大,输液速度很快,应防止输液过快或液体走空发生肺水肿或空气栓塞。③若回血凝固，管道内所形成的血凝块较大，应用5~10ml无菌注射器接于留置针局部将血凝块抽出，回血通畅后接通输液，若抽吸不出，应拔除留置针，避免加压冲洗管道，防止血凝块脱落导致血栓栓塞。④连续输液期间每日应更换输液器1次，针眼周围皮肤每日用碘酒、酒精消毒后针眼处再盖以酒精棉球和无菌纱布予以保护。

（2）通过创面穿刺者，针眼局部每日用0.2%氯己定液清洗2次，用油纱布及无菌纱布覆盖保护，若局部为焦痂每日可用2%碘酒涂擦3次~4次，针眼处用碘酒棉球及无菌纱布保护。

（3）对前端血管发红或局部液体外渗肿胀者应立即予以拔除。

（4）留置针管同硅胶导管，其尖端易形成血栓，为侵入的细菌提供繁殖条件，故一般保留3~7天。若行痂下静脉穿刺输液，保留时间不超过3天。

十一、骨髓内输注技术

骨髓内输注是目前欧美一些国家小儿急救的一项常规技术。小儿急救时，常因中央静脉插管困难及静脉切开浪费时间，休克导致外周血管塌陷等原因而无法建立静脉通道，采用骨髓内输注法进行急救，安全、省时、高效。因长骨有丰富的血管网，髓内静脉系统较为完善，髓腔由海绵状的静脉窦隙网组成，髓窦的血液经中央静脉管回流入全身循环。若将髓腔视为坚硬的静脉通道，即使在严重休克时或心脏停搏时亦不塌陷。当然，骨髓内输注技术并不能完全取代血管内输注，只不过为血管内输注技术一项有效的补充替代方法，仅局限于急救治疗中静脉通路建立失败而且适时建立通路可以明显改善预后的患者。

1. 适应证和禁忌证　心脏停搏、休克、广泛性烧伤、严重创伤以及危及生命的癫痫持续状态的患者，可选择骨髓内输注技术。患有骨硬化症、骨发育不良症、同侧肢体骨折的患者，不宜采用此技术，若穿刺部位出现蜂窝织炎，烧伤感染或皮肤严重撕脱则应另选它处。

2. 操作方法　如下所述。

（1）骨髓穿刺针的选择：骨髓内输注穿刺针采用骨髓穿刺针、15~18号伊利诺斯骨髓穿刺针或Sur-Fast（美国产）骨髓穿刺针。18~20号骨髓穿刺针适用于18个月以下婴幼儿、稍大一些小儿可采用13~16号针。

（2）穿刺部位的选择：最常用的穿刺部位是股骨远端和胫骨远、近端，多数首选胫骨近端，因其有较宽的平面，软组织少，骨性标志明显，但6岁以上小儿或成人常因该部位厚硬，穿刺难而选择胫骨远端（内踝）。胫骨近端为胫骨粗隆至胫骨内侧中点下方1~3cm，胫骨远端为胫骨内侧内踝与胫骨干交界处，股骨远端为外髁上方2~3cm。

（3）穿刺部位常规消毒，固定皮肤，将穿刺针旋转钻入骨内，穿过皮质后，有落空感，即进入了髓腔。确定针入髓腔的方法为，接注射器抽吸有骨髓或缓慢注入2~3ml无菌盐水，若有明显阻力则表示针未穿过皮质或进入对侧皮质。

（4）针入髓腔后，先以肝素盐水冲洗针，以免堵塞，然后接输液装置。

（5）输注速度：液体从髓腔给药的速度应少于静脉给药。内踝部常压下13号针头输注速度为10ml/min，加压40kPa为41ml/min。胫骨近端输注速度1 130ml/h，加压情况下可达常压下2~3倍。

（6）待建立血管通路后，及时中断骨髓内输注，拔针后穿刺部位以无菌纱布及绷带加压压迫5分钟。

3. 注意事项　如下所述。

（1）操作过程应严格无菌，且骨髓输注留置时间不宜超过24小时，尽快建立血管通路后应及时中断骨髓内输注，以防骨髓炎发生。

（2）为预防穿刺部位渗漏，应选择好穿刺部位，避开骨折骨，减少穿刺次数。确定好针头位于髓腔内，必要时可摄片。为防止针移位，应固定肢体，减少搬动。定时观察远端血供及软组织情况。

（3）婴幼儿穿刺时，若采用大号穿刺针，穿刺点偏向胫骨干，易引起医源性胫骨骨折。因此，应选择合适穿刺针，胫骨近端以选在胫骨粗隆水平或略远一点为宜。

（李春燕）

第三节 输血新技术

一、成功输血 12 步骤

（1）获取患者输血史。

（2）选择大口径针头的输血器，同时选择大静脉，保证输血速度，防止溶血。输血、输液可在不同部位同时进行。

（3）选择合适的过滤网，170μm 网眼口径的过滤网即可去除血液中肉眼可见的碎屑和小凝块。20～40μm 网眼口径的过滤网可过滤出更小的杂质和血凝块，此过滤网仅用于心肺分流术患者，而不用于常规输血。

（4）输血时最好使用 T 型管，特别是在输入大量血液时，更应采用 T 型管。可以既容易又安全地输入血制品，减少微生物进入管道的机会。

（5）做好输血准备后再到血库取血。

（6）做好核对工作，认真核对献血者和受血者的姓名、血型和交叉配血试验结果。

（7）观察生命体征，在输血后的 15 分钟内应多注意观察患者有无异常症状，有无输血反应。

（8）输血前后输少量 0.9% NaCl。

（9）缓慢输血，第一个 5 分钟速度不超过 2ml/min，如果此期间出现输血反应，应立即停止输血。

（10）保持输血速度，如果输血速度减慢，可提高压力，最简单的方法是将血袋轻轻用手翻转数次或将压力袖带系在血袋上（勿使用血压计袖带）。若采用中心静脉导管输血，需将血液加温 37℃以下，防止输入大量冷血引起心律失常。

（11）密切监测整个输血过程。

（12）完成必要的护理记录。

二、成分输血

成分输血是通过血细胞分离和将血液中各有效成分进行分离，加工成高浓度、高纯度的各种血液制品，然后根据患者病情需要有针对性输注，以达到治疗目的。它具有疗效高，输血反应少，一血多用和节约血源等优点。

1. 浓集细胞　新鲜全血经离心或沉淀后移去血浆所得。红细胞浓度高，血浆蛋白少，可减少血浆内抗体引起的发热、过敏反应。适用于携氧功能缺陷和血容量正常或接近正常的慢性贫血。

2. 洗涤红细胞　浓集红细胞经 0.9% NaCl 洗涤数次，加 0.9% NaCl 或羟乙基淀粉制成。去除血浆中及红细胞表面吸附的抗体和补体、白细胞及红细胞代谢产物等。适用于免疫性溶血性贫血、阵发性血红蛋白尿等以及发生过原因不明的过敏反应或发热者。

3. 红细胞悬液　提取血浆后的红细胞加入等量红细胞保养液制成的悬液，可以保持红细胞的生理功能，适用于中、小手术，战地急救等。

4. 冰冻红细胞　对 IgA 缺陷而血浆中存有抗 IgA 抗体患者，输注冰冻红细胞反应率较低。

5. 白细胞悬液　新鲜全血经离心后取其白膜层的白细胞，或用尼龙滤过吸附器而取得，适用于各种原因引起的粒细胞缺乏（小于 0.5×10^9/L）伴严重感染者（抗生素治疗在 48 小时内无反应的患者）。

6. 血小板悬液　从已采集的全血中离心所得，或用连续和间断血液细胞分离机从供血者获取。适用于血小板减少或功能障碍所致的严重自发性出血者。

7. 新鲜或冰冻血浆　含有正常血浆中所有凝血因子，适用于血浆蛋白及凝血因子减少的患者。

三、自体输血法

自体输血法是指采集患者体内血或回收自体失血，再回输给同一患者的方法。开展自体输血将有利于开拓血源，减少贮存血量，并且有效地预防输血感染和并发症（如肝炎、艾滋病）的发生。自体输血分为预存和术中自体输血两种方法。

1. 预存自体输血　即在输血前数周分期采血，逐次增加采血量，将前次采血输回患者体内，最后采集的血贮备后于术中或术后使用。预存自体血的采集与一般供血采集法相同。

2. 术中自体输血　对手术过程中出血量较多者，如宫外孕、脾切除等手术，应事先做好准备，进行自体血采集和输入。

（1）操作方法：①将经高压灭菌后的电动吸引器装置一套（按医嘱在负压吸引瓶内加入抗凝剂和抗生素），乳胶管（硅胶管）两根，玻璃或金属吸引头一根，闭式引流装置一套以及剪有侧孔的14号导尿管，无菌注射器，针头和试管备好。②连接全套吸引装置，在负压瓶内加入抗凝剂，一般每100ml血液加入10~20ml抗凝剂。③术中切开患者腹腔后立即用吸引头吸引，将血液引流至负压瓶内，边吸边摇瓶，使血液与抗凝剂充分混匀。如收集胸血时，将插入胸腔的导管连接无菌闭式引流装置，在水封瓶内加入抗凝剂。④收集的自体血经4~6层无菌纱布过滤以及肉眼观察无凝血块后，即可回输给患者。

（2）注意事项：①用电动吸引器收集自体血时，负压吸引力不宜超过13.3kPa，以免红细胞破裂。②收集脾血时，脾蒂血管内的血液可自然流入引流瓶内，切忌挤压脾脏而引起溶血。③回输自体血中的凝血因子和血小板已被耗损，可引起患者凝血功能的改变，故输血以后需要密切观察有无鼻出血，伤口渗血和血性引流液等出血症状，并做好应急准备。④如果收集的自体血量多，可用500ml 0.9% NaCl输液空瓶收集保存。

四、血压计袖带加压输血法

危重或急诊患者手术时，常常需要大量快速输血，由于库血温度低，血管受到刺激容易发生痉挛，影响输血速度。其次，一次性输血器管径小，弹性差，应用手摇式和电动式加压输血器效果也不理想。如采用血压计袖带加压输血，既方便经济，效果又好。

其方法是：输血时，应用一次性输血器，固定好穿刺部位，针头处衔接严密，防止加压输血时脱落。输血前将血压计袖带稍用力横向全部缠绕于血袋上，末端用胶布固定，再用一长胶布将血压计袖带与血袋纵向缠绕一圈粘贴妥当。袖带连接血压计的胶管用止血钳夹紧，然后将血袋连接一次性输血器，悬挂在输液架上，经输气球注气入袖带，即可产生压力，挤压血袋，加快输血速度。注入袖带内的气体量和压力根据输血滴速要求而定，袖带内注入300ml气体，压力可达12kPa，此时血液直线注入血管，一般输入350ml血液，中途须充气2~3次，8分钟内即可输完，若需改变滴速可随时调节注入袖带内的气体量。

此方法为一般输血速度的3~3.5倍，红细胞不易被破坏，从而减少输血反应机会，还可随意调节滴速。

（蒋海清）

第四节　吸引法

一、安全吸引法

吸引法是通过负压装置将管腔器官内的分泌物、浸出物或内容物吸出的一种治疗方法。如吸痰、胃肠减压以及术中腹腔、胸腔出血的吸引等。在负压吸引时，无论操作时怎样小心，都可能对患者造成损害，如吸痰时将一定量的氧气带走，胃肠吸引时可能损伤胃黏膜等。因此，为了减少吸引给患者造成的损伤，应采用安全吸引法。

1. 控制流量　根据吸引的目的决定流量的大小。在吸引时，如果增加负压，可能损伤组织，因此在不增加负压的前提下可采取增加流量的有效方法，一是使用大口径吸引导管，二是缩短吸引管道的长度。如术中动脉出血，使术野不清时，则应选用较大流量的大口径导管，以减少吸引阻力。当进行气管内吸引时，大口径导管不能插入气管内，则可在导管和引流装置之间连接大口径管道，同样可以减少吸引阻力。吸引管道的长度是影响流量的因素之一，过长的管道可以增加不必要的阻力，因此长短要适度，不宜过长。引流物的黏稠度也对流量有影响，如果掌握上述基本原理，可以为患者做各种负压吸引。

2. 使用二腔管间断吸引　在进行鼻胃管负压吸引时，采用二腔管间断吸引并将贮液瓶放在高于患者处，可预防黏膜损伤及管腔阻塞。其原理是，二腔管中一管腔用于吸引，另一管腔与外界相通，使空气进入胃内，流动的气体保证了管端与胃黏膜分离，减少了由于吸引管末端与胃黏膜接触而导致的胃黏膜损伤及管道堵塞现象。间断吸引时，管内压力恢复到大气压水平，也有助于使胃黏膜或胃内容物与管端分离。将贮液瓶放在高于患者水平处，可防止吸引并发症的发生。其机制是，如传统的贮液瓶低于患者水平处，当吸引停止时，则导管与黏膜很可能紧密接触。而将贮液瓶移高于患者，吸引中断时，管内液体可反流入胃，有助于分离胃黏膜与导管，一般反流量不足7ml（标准鼻管容积为7ml），进入胃内无害，同时也防止了侧管反流现象发生。

3. 气道吸引法　进行气道吸引时，负压调节在6~9kPa，切忌增加吸引压力，从而损伤气道黏膜。如痰液黏稠时，应多湿化多饮水，以促进其稀释。由于气道吸引的同时，常因吸走部分氧气而引起低氧血症，所以吸引前后应加大给氧量或嘱患者深呼吸。另外，还应选择合适吸痰管，一般吸痰管外径以不超过气道内径的1/2为宜，以防引起肺不张。

二、气管内吸引法

临床护理中，对于各种原因引起的肌无力致使无力咳痰者或咳嗽反射消失以及昏迷患者不能将痰液自行排出者，常常采取气管内吸引，以解除呼吸道阻塞。在气管内吸引中，使用正确的操作方法，不仅可以缓解呼吸困难，而且还可以减少吸引不良反应。

1. 操作方法　如下所述。

（1）吸引压力：吸引的负压不宜过高，一般选择在10.64~15.96kPa，因较高负压可加重肺不张、低氧血症及气道黏膜损伤。早产儿和婴儿吸引时，负压应控制在7.98~10.64kPa。

（2）吸引时间：应限于10秒或更少，每次操作插管最多不超过2次，尤其对头部闭合伤伴颅内压增高的患者更应如此。因吸引导管插入次数越多，对黏膜损伤越大，必须加以限制。当给予高充气时，吸引导管如多次通过气管插管，可增高平均动脉压，加重颅内压增高。

（3）吸引管的选择及插入深度：吸引管外径不能超过气管内插管内径的1/2，使吸引时被吸出氧气的同时，空气可进入两肺，以防肺不张。吸引管的长度应以吸引管插至气管插管末端超出1cm为宜，对隆突处吸引比深吸引效果好，可以减少损伤。

（4）吸引前后吸入高浓度氧或高充气：吸引前后给予高浓度氧气吸入，可以预防因气管内吸引所致的低氧血症。高充气是将潮气量增至正常的1.5倍，易引起平均动脉压升高，增加肺损伤的危险，一般不宜作为常规使用。当高浓度氧气吸入后，患者血氧饱和度能保持稳定，可不必高充气。

2. 注意事项　如下所述。

（1）气管内吸引不能作为常规，只能在必需时进行：因吸痰可引起气道损伤，刺激气道产生分泌物，只有当患者咳嗽或呼吸抑制，听诊有啰音，通气机压力升高，血氧饱和度或氧分压突然下降时进行吸引。还应根据患者的症状和体征将吸引频率减少到最低限度，以避免气道不必要的损伤。

（2）盐水不能稀释气道分泌物：以往认为气管插管内滴入盐水可稀释分泌物，使其易于吸出，一些医院以此作为吸引前常规。但实验研究证明，盐水与呼吸道分泌物在试管内没能混合，也未必能在气道内混合而被吸出。另外，盐水还影响氧合作用，并因灌洗将细菌转入下呼吸道而增加感染机会，因此，盐水对分泌物的移动和变稀是无效的。

（3）注意监测心律、心率、血氧饱和度、氧分压等指标，吸引时患者出现心动过缓、期前收缩、血压下降，意识减退应停止吸引。

（蒋海清）

第五节 吸痰术

一、适应证

吸除气道内沉积的分泌物；获取痰标本，以利培养或涂片确定肺炎或其他肺部感染，或送痰液做细胞病理学检查；维持人工气道通畅；对不能有效咳嗽导致精神变化的患者，通过吸痰刺激患者咳嗽，或吸除痰液，缓解痰液刺激诱导的咳嗽；因气道分泌物潴积导致肺不张或实变者，吸痰可促进肺复张。

二、禁忌证

气管内吸痰术对人工气道患者是必要的常规操作，无绝对禁忌证。

三、主要器械

1. 必要器械　负压源、集痰器、连接管、无菌手套、无菌水和杯、无菌生理盐水、护目镜、面罩和其他保护装置、氧源、带活瓣和氧源的人工气囊、听诊器、心电监护仪、脉氧监测仪、无菌痰标本收集装置等。

2. 吸痰管　吸痰管直径不超过气管插管内径的1/2。

四、吸痰操作

1. 患者准备　如条件允许，吸痰前应先予100% O_2 >30s（最好吸纯氧2min）；可适当增加呼吸频率和（或）潮气量，使患者稍微过度通气，吸痰前可调节呼吸机"叹息（sigh）"呼吸1~2次，或用呼吸球囊通气数次（3~5次）；机械通气患者最好在不中断通气的情况下吸痰或密闭式吸痰；吸痰前后最好有脉搏氧饱和度监测，以观察患者有无缺氧；吸痰时可向气道内注入少许生理盐水以稀释痰液或促使气内道的痰液移动，以利吸除。

2. 吸引负压　吸引管负压一般按新生儿60~80mmHg，婴儿80~100mmHg，儿童100~120mmHg，成人100~150mmHg。吸引负压不超过150mmHg，否则可能因吸引导致气道损伤、低氧血症和肺膨胀不全等。

3. 吸痰目的至少达到下列之一　①呼吸音改善。②机械通气患者的吸气峰压（PIP）与平台压间距缩小，气道阻力下降或顺应性增加，压力控制型通气患者的潮气量增加。③PaO_2或经皮氧饱和度（SPO_2）改善。④吸除了肺内分泌物。⑤患者症状改善，如咳嗽减少或消失等。

4. 吸痰前、中、后应做好以下监测　呼吸音变化，血氧饱和度或经皮氧饱和度，肤色变化，呼吸频率和模式，血流动力学参数如脉搏、血压、心电，痰液特征如颜色、量、黏稠度、气味，咳嗽有无及强度，颅内压（必要时），通气机参数如PIP、平台压、潮气量、FiO_2、动脉血气，以及吸痰前后气管导管位置有无移动等。

5. 吸痰　吸痰时遵守无菌操作原则，术者戴无菌手套，如有需要可戴防护眼镜、隔离衣等。吸痰管经人工气道插入气管/支气管时应关闭负压源，待吸痰管插入到气管/支气管深部后，再开放负压吸引，边吸引边退出吸痰管，吸痰管宜旋转式返出，而非反复抽插式吸痰。每次吸痰的吸引时间约10~15s，如痰液较多，可在一次吸引后通气/吸氧至少10s（最好能吸氧1min左右）再吸引，避免连续吸引，以防产生低氧血症和肺膨胀不全等。吸痰完成后，应继续给予纯氧约2min，待血氧饱和度恢复正常或超过94%后，再将吸氧浓度调至吸痰前水平。目前不少多功能呼吸机有专用的吸纯氧键，按压该键后，会自动提供纯氧约2min（具体时间因厂品不同而异）。吸除气道内的痰后，再吸除患者口鼻中的分泌物（特别是经口气管插管或吞咽功能受影响者）。

五、并发症

气管内吸引主要并发症包括低氧血症或缺氧、气管/支气管黏膜组织损伤、心搏骤停、呼吸骤停、心律失常、肺膨胀不全、支气管收缩/痉挛、感染、支气管/肺出血、引起颅内压增高、影响机械通气疗效、高血压、低血压。这些并发症大多是吸引不当所致，规范的操作，可大大降低有关并发症的风险。

（李艳霞）

第六节　鼻胃管技术

一、昏迷患者的鼻饲新法

昏迷患者意识丧失，吞咽反射迟钝或消失，不能主动配合插胃管行鼻饲治疗，因此改进昏迷患者的胃管插入法，对保证患者的营养，维持其生命活动，预防鼻饲并发症至关重要。

1. 导尿管代替胃管法　适用于无躁动的昏迷患者。

操作方法：将消毒导尿管插入患者食管上1/3~1/2处，使之与食管平行，用注射器抽吸1ml温开水缓慢注入管内，然后给患者翻身1次，观察有无恶心、呕吐、呛咳等症状。若无，可缓注100ml鼻饲液，再仔细观察，无异常者方可固定行鼻饲。

2. 气管导管引导插胃管法　适用于气管切开后或插管困难的昏迷患者。

操作方法：先向鼻孔内滴入数滴1%普鲁卡因及呋麻滴鼻液，然后插入16号消毒导尿管并从口腔引出，再将柔软的28~30号鼻腔气管涂以润滑油插入导尿管中慢慢插入鼻腔，让患者头后仰，提起导尿管两端后，缓慢送管，然后拔导尿管将鼻腔气管导管缓慢向食管方向推进，同时使患者头前屈，当气管导管进入15cm左右（成人）时，即已达食管口，可将气管导管继续推入鼻腔5cm，接着将适宜的胃管涂以润滑油插入气管导管内，通过导管将胃管插入约45cm时，抽吸胃液，有胃液后可将气管导管退出，保留胃管并加以固定。

3. 表面麻醉下插胃管法　适用于小儿和不合作的昏迷患者。

操作方法：插入胃管前行表面喷雾麻醉，患者取平卧位，头后仰25°~35°，于患者深吸气末，将盛有1%丁卡因或1%利多卡因的喷雾器，喷射患者喉部，每次0.5~0.8ml。约喷3~5分钟，共2~3次，然后插入胃管。

二、冷冻插胃管法

临床上为昏迷患者和不合作的患者插胃管有一定的困难，利用冷冻麻醉的原理，用冰块先将口腔黏膜进行冷冻，然后再行插管，效果较满意。

具体做法是：在正常插管的用物中加开口器1个，备2cm×3cm×2cm大小的冰块2~3块（用水冲融棱角），大棉球数个。患者取仰卧位，用开口器帮助患者开口，将冰块放入口腔黏膜处。待冰块融化时，用大棉球或吸引器将水及时吸出，以免呛入气管引起窒息。5~6分钟后，由于黏膜遇冷血管收缩，且感觉消失，即可行插管术。

三、食管癌术后吻合瘘患者的鼻饲插管法

吻合口瘘是食管癌术后极严重的并发症之一，病死率较高，而营养的及时供给则是配合治疗，促进康复的关键。为吻合口瘘的患者采用此种鼻饲插管法，不仅避免了空肠造瘘术给患者机体造成的损伤，而且能保证营养的及时补充。

操作方法：取得患者合作后，护士将患者推至造影室。嘱患者吞服钡剂20ml，在X线下显示吻合口瘘的部位。将导丝插入鼻饲管内，用胶布将两者固定牢固，以防导丝突出鼻饲管外，患者平卧位，由造影室医生操纵X线机，同时护士在X线下将鼻饲管缓缓插入患者食管，接近瘘口时，动作应缓慢轻柔，慢慢通过瘘口。再将鼻饲管继续插入约15cm，缓慢将导丝退出，此时用注射器抽取20ml钡剂注入鼻饲管内，在X线下证实鼻饲管确在十二指肠内，便可将鼻饲管固定在鼻翼上，同时在鼻饲管上做一个标记，以便日后验证鼻饲管有无脱出。

此方法的优点为患者愿意接受，且活动自如，可免除造瘘的痛苦，并及时补充营养。带管期间不得更换导管，置管时间最长达31天鼻饲管无变质。由此管灌食，患者有饱腹感，无须额外补液，可灌注多种流质食物，达到营养需要，从而减少费用。

四、胃管舒适剂的配制与应用

放置胃管是腹部手术前及腹部外科常用的一项护理操作。在插管过程中胃管对咽喉部刺激较大，出现恶心呕吐等反应，甚至插管不成功，使用胃管舒适剂可以解除上述烦恼，起到了快速麻醉和良好的润滑作用。

1. 处方配制　达克罗宁10g，西黄芪胶18g，甘油120ml，单糖浆100ml，5%对羟基苯甲酸乙酯醇溶液10ml，食用香精适量，蒸馏水加至1 000ml。

取西黄芪胶置乳钵内，加入甘油和5%对羟基苯甲酸乙酯醇溶液研磨均匀，使其充分湿润，然后少量分次加入溶有达克罗宁的蒸馏水约600ml，摇匀加入单糖浆及食用香精，充分研磨均匀，最后加蒸馏水至1 000ml，移于玻璃瓶中，强振摇均匀即可。

2. 用法与用量　每次4~5ml，儿童酌减，于插管前嘱患者徐徐咽下，1~2分钟后患者感口舌麻木时即可插管。

3. 作用与优点　如下所述。

（1）本品处方中的达克罗宁为一种较理想的表面麻醉药，不但具有毒性低、穿透力强、麻醉显效快及作用时间长的特点，还兼有止痛、止痒及杀菌作用。西黄芪胶和甘油则可使本品保持适宜的流动性和黏稠度，使之具有良好的润滑性能，起到保护上消化道黏膜，防止插管损伤的作用。加入单糖浆既可配合西黄芪胶和甘油调节黏稠度，又可起到矫味和增强口感的作用。食用香精则可使本品气味芳香，对羟基苯甲酸乙酯为防腐剂。

（2）本品具有麻醉作用快，黏度适中，能较好地黏附于咽喉壁，服用后即可产生表面黏膜麻醉作用，并能抑制唾液分泌，有利操作。

（3）润滑性能好，服用后能附着于咽喉及食管壁，使胃管与食管保持良好的润滑性，故阻力小，缩短了插管时间，消除了患者的不适感。

（4）用量小，使用方便，只需嘱患者自行服用即可。

（5）无不良反应，且气味香甜，口感好，患者乐于接受。

五、小儿胃管留置长度新论

小儿胃管留置长度，长期以来常规的测量方法是以耳垂－鼻尖－剑突体表标志来计算的。但是在临床实践中发现按此测量方法留置的胃管，仅达贲门附近而起不到胃管的胃肠减压作用。

近年来有人研究了小儿胃管留置长度的测量方法，提出了不能将成人胃管留置长度的测量方法用于小儿，在插管技术上也不能将成人操作方法按比例缩小应用于小儿的观点。进一步的研究表明，小儿胃管留置长度的测量应以发际－脐的体表标志测量，但随小儿年龄的增长，实际胃管留置长度又接近常规体表测量长度。

临床实践表明，应用新的测量方法，胃管可到达胃体部，胃肠减压效果令人满意，值得推广。

（李艳霞）

第七节　洗胃术

洗胃（gastric lavage）是一种清除胃内物方法，主要是消除胃内摄入过多的药物或毒物。

一、适应证

洗胃主要是在摄入过量药物或毒物后1~2小时内、在无禁忌的情况下清除胃内容物，已知或疑有胃排空延迟如摄入抗胆碱能药或鸦片类摄入时或毒物为片剂尚未完全溶解或排空时，超过2小时仍可考虑洗胃。

具体来说，洗胃主要适于以下情况：

（1）农药中毒：有机磷酸酯类、有机氯类或氨基甲酸酯类农药等，这仍是我国最常见的毒物中毒。

（2）明显或高危病死率的药物：β阻滞剂、钙通道阻滞剂、氯喹、秋水仙碱、氰化物、重金属、杂环类抗抑郁药、铁、百草枯、水杨酸盐、亚硒酸。

（3）活性炭难吸收的物质：重金属、铁、锂、有毒醇类。

（4）形成凝结块：肠溶制剂、铁、酚噻嗪类、水杨酸盐。

（5）无抗毒剂或治疗无效者：钙通道阻滞剂、秋水仙碱、百草枯、亚硒酸。

（6）其他不明原因摄入中毒又无洗胃禁忌者。

二、禁忌证

意识进行性恶化且无气道保护性反射者是绝对禁忌证，如必须洗胃者，应在洗胃前先作气管插管做好气道保护和通气，而后再考虑洗胃。腐蚀性物质摄入者禁忌洗胃；局部黏膜损害可能引起插管穿孔，应权衡利弊后进行；较大片剂、大块异物、有锐利边缘的异物禁忌洗胃；烃类如苯、N己烷、杀虫剂等摄入是洗胃的相对禁忌；少数情况下有严重上气道或上胃肠道异常如狭窄、畸形或新近完成移植等限制进行插胃管。呕吐可排出胃内毒物，反复呕吐已排出大量毒物者，洗胃应权衡利弊；其他相对禁忌包括凝血功能障碍者、摄入无毒或低毒物质者等。

三、洗胃器械

洗胃器械包括：脉氧仪、心电监护仪、无创血压监测仪、防毒服装、开口器或牙垫、经口气道、呕吐盆、吸引源、吸引管、大注射器（50~100ml）、清水或生理盐水、球形吸引装置或自动洗胃机、水溶性润滑剂、经口洗胃管、必要的复苏装置和药物。

1. 胃管插入深度估算方法　如下所述。

（1）根据不同身高估算经鼻或经口胃管插入的长度（cm）：方法见图1-1。

（2）根据体表标志估算胃管插管深度：①传统的也是临床上最常用的估算方法采用图1-2中A的方法，即经鼻插入胃管的深度为"耳垂经鼻翼至剑突的距离"。②或按照图1-2中B的方法，即经鼻插入胃管的深度为"左口角或鼻翼经耳郭至肋缘的距离"。③按照耳垂经剑突至脐的距离来估算。

通常经口插入胃管的深度比经鼻胃管插入更短些，插入深度具体估算方法可参照上述四种方法，并根据不同患者的实际情况和临床医生个人经验综合确定，不宜完全教条。

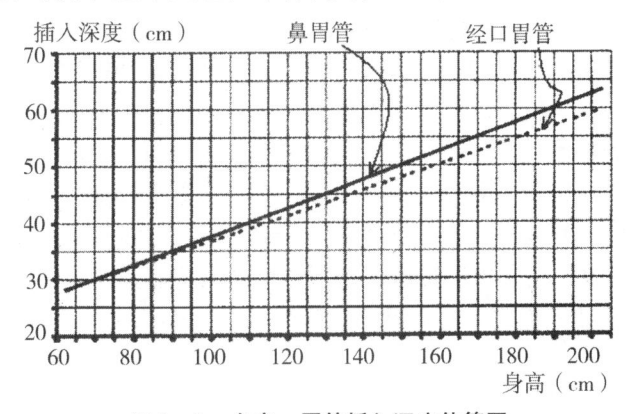

图1-1　身高-胃管插入深度估算图

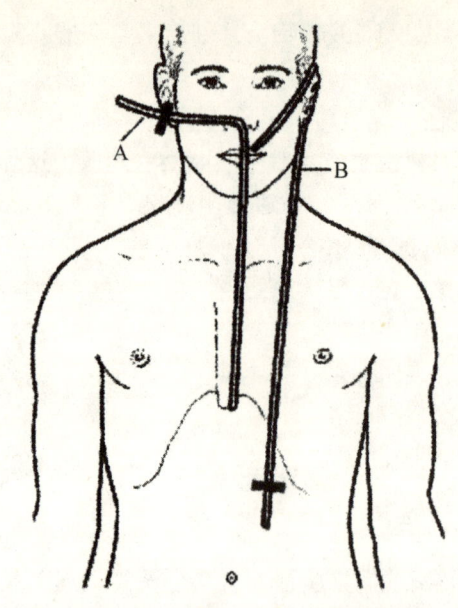

A.耳垂经鼻翼至剑突的距离；B.左口角或鼻翼经耳郭至肋缘的距离

图1-2 体表标志估算胃管插入深度

2. 胃管选择　成人一般选择法氏30~50号胃管，青少年选择法氏30~34号胃管，儿童可选择法氏24号胃管，新生儿和婴儿一般禁忌洗胃或充分权衡利弊后请儿科专家指导处理。值得注意的是，如拟洗出胃内容物，应经口插入大口径胃管，经鼻插入胃管仅适于向胃内灌溶液或吸出稀薄胃内容物，很难吸出胃内残渣类物质，更不可能吸出未溶解的药片或药丸等。

3. 洗胃液　通常用清水或生理盐水洗胃，但儿童避免使用清水洗胃，否则易导致电解质紊乱。某些特殊物质可能需要特定的洗胃液，如氟化物摄入宜用15~30mg/L的葡萄糖酸钙溶液（可产生不溶性的氟化钙而起解毒作用）；甲醛摄入宜用10mg/L的醋酸铵水溶液；铁剂摄入宜用2%的碳酸氢钠生理盐水溶液（可产生碳酸亚铁）；草酸摄入宜用5~30g/L的葡萄糖酸钙溶液（可产生不溶性的草酸钙）；碘摄入宜用75g/L的淀粉溶液等。但无特殊洗胃液时，仍考虑使用清水或生理盐水进行洗胃。

四、洗胃操作

1. 胃管插入　患者取Trendelenburg位（垂头仰卧位），头低15°~20°，这种体位有利于最大限度地排出胃内容物，仰卧位或侧卧位增加误吸风险。胃管插入和确认方法参见"经鼻胃管插入"。插入胃管后应常规地抽吸有无胃内容物，而后再注入50ml气体听诊左上腹部有无吹气音或气过水声，只有完全确认胃管在位后才可开始洗胃。虽然X线是最可靠的确认方法，但由于条件限制，有时无法在洗胃时拍摄X线片。另外，插管和洗胃时最好行心电监护、脉氧监测和无创血压监测。

2. 洗胃　灌洗液温度最好与体温相当，但临床上很难做到，灌洗液温度与室温一样是合适的。洗胃前应尽量抽空胃内容物，再向胃内灌入洗胃液。每次最大灌入液量为300ml左右（儿童可按10~15ml/kg计算，最大也不超过300ml）。灌入量过大会导致呕吐、误吸，促进胃内容物向下进入十二指肠或空肠，加快毒物进一步吸收。至洗出液澄清、无颗粒物或无明显药物气味方可停止洗胃，洗胃液总量一般需数升，有时需10 000ml或更多。必要时洗胃后可向胃管内灌入活性炭（30g+240ml生理盐水或清水）。

五、并发症

从插胃管开始直至洗胃后6~8小时均应监测有无并发症。一般很少发生严重并发症，但如未经认真确认或插管者操作不熟练，并发症的发生风险大大增加。

洗胃相关性并发症包括：心律失常、电解质异常、脓胸、食管撕裂或穿孔、胃穿孔、低体温、喉痉挛、鼻或口或咽喉损伤、气胸、误吸、梨状隐窝穿孔、误插入气管内、胃管阻塞等。

为防误吸，洗胃液量不宜过大，通常每次不超过300ml；由于经口胃管较粗且弹性差，插管时不应过大用力插入或粗暴插管。一旦发现严重并发症如气管内插管、穿孔等应立即拔管并给予机械通气或请外科专家会诊处理。

（吴小威）

第八节 清洁肠道新方法

传统的肠道准备效果虽满意，但需限制饮食，进流质饮食，口服泻药及清洁灌肠等。一般从术前1~2天即开始准备，且影响患者休息。全肠道灌洗法不仅可以减少饮食的限制，缩短肠道准备时间，而且还避免了灌肠的不适，清洁肠道效果更为满意。

一、常规操作

1. 操作方法 如下所述。
（1）术前1天午餐后禁食。
（2）给患者留置胃管后，嘱其坐在靠椅上，椅座有一个直径为22cm的圆孔，下置便桶。
（3）灌肠液准备，每升灌肠液含 NaCl 6.3g、$NaHCO_3$ 2.5、KCl 0.75g，pH 在 8.4 左右，渗透压为 294mOsm/L，温度为 39~41℃。
（4）将灌洗液流入胃管，速度为 3 000~4 000ml/h，倘若用输入泵可调节在 70~75 滴/分钟。
（5）当灌洗至 40~60 分钟时，患者出现强烈的排便感，可自行排便。90 分钟后排出液已近乎无色，此后再持续 1 小时，总共需 2~3 小时，总灌入量为 8~12L。

2. 注意事项 如下所述。
（1）灌洗过程中如出现恶心、呕吐，可用甲氧氯普胺肌内注射，以促使胃排空，同时应稍减慢灌洗速度。
（2）灌肠后可发生水、钠潴留，表现为体重增加，血容量增加和血细胞比容下降。水分大多在32小时内全部排出。灌洗前后测体重，血电解质，以了解水钠潴留情况。灌洗液内不应加入葡萄糖，因其可增加水分及钠的吸收。必要时可给予呋塞米以排出潴留的水与钠。
（3）全肠道灌洗准备的肠道，清洁度高，利于手术操作，术后无腹胀和排便时间延迟，并可减少创面感染机会。如果在灌洗至最后 7 000~8 000ml 液体中，每 1 000ml 加入新霉素 1g 和甲硝唑 0.5g，可明显减少肠腔内细菌数目。
（4）灌洗也可口服进行，但速度难以控制。
（5）全肠灌洗：适用于年龄小于 65 岁，无充血性心力衰竭，无水、钠潴留表现，无高血压病史，无消化道梗阻，无肾功能衰竭者。精神障碍与体质过度衰弱者不宜采用。

二、甘露醇溶液清洁肠道法

口服甘露醇溶液代替清洁灌肠法，是利用甘露醇溶液在肠道内不被吸收，形成高渗的特点，从而使肠腔内水分增加，有利于软化粪便，增大肠内容物的容积，刺激肠壁，促进蠕动，从而加速排便，起到清洁肠道的作用。口服甘露醇清洁肠道法，简单方便，患者痛苦小，临床效果理想。但由于其清洁肠道的效果与使用方法及患者胃肠道情况有密切关系，在选用时要慎重。

1. 方法 如下所述。
（1）一般患者宜用7%甘露醇溶液1 000ml，温度为 10~20℃，10 分钟内服完，服后 15~30 分钟，即可自行排便。1~3 小时内排便 2~5 次，可达到肠道的清洁。
（2）对药物作用或对寒冷较敏感的患者，宜用5%甘露醇溶液600ml，温度30℃。
（3）对大便干燥或使用过解痉药物的患者，宜用10%甘露醇溶液850ml，温度 10~20℃。

2. 注意事项　如下所述。

（1）以上患者在服药时均需注意控制饮食，服药前2小时禁食。

（2）服药速度不宜过快，避免引起呕吐。

（3）服药后应散步，活动（卧床者应多翻身）。

（4）排便前尽量少讲话，以避免吞咽气体。

三、几种特殊患者灌肠法

1. 直肠癌、肠管下端狭窄患者灌肠法　护士应首先了解癌肿部位及大小方能插管。插管动作要轻柔，避免穿破肿瘤。患者取侧卧位，护士戴手套后用右手示指轻轻插入患者肛门找到狭窄处的空隙，左手取肛管顺右手示指方向慢慢插入10~15cm，然后慢慢退出右手指。从肛管注入液状石蜡，边灌注边向肠腔内探索性送管至肿瘤上方。灌肠毕拔出肛管，擦净肛门，患者平卧5~10分钟后排便。

2. 会阴陈旧性Ⅲ度撕裂修补术前灌肠法　会阴Ⅲ度撕裂患者，其肛门括约肌也受到损伤，所以当灌入液体后即自行流出，为保障术前清洗肠道顺利，故对此种患者取平卧位，臀部适度抬高，操作者用戴上手套的左手食、中指同时插入阴道，并紧贴直肠后壁，然后右手将肛管插入直肠内，其深度比一般灌肠深3~5cm，左手食、中指压紧肛管，起到肛门括约肌作用，采用低压力灌注，灌肠袋距离肛门约30cm，采用此方法可取得较满意的效果。

3. 先天性巨结肠症的灌肠法　先天性巨结肠症大多由于腰骶部副交感神经在发育过程中停止，造成直肠与乙状结肠交界处或降结肠以上肠壁肌间神经丛的神经节细胞缺如或减少，致使该段肠管失去正常蠕动，只能收缩，经常处于痉挛状态形成机械性狭窄，以致粪便通过困难淤积而成。

操作方法：患者取左侧卧位，用戴手套的手持肛管，涂油后插入肛门，向左上后方缓慢插入，经直肠达乙状结肠上段，距肛门约30cm，如有气体与粪便溢出，表明插管已越过痉挛段。用冲洗器注入50ml液体，待1~2分钟后抽出，依次反复地缓慢冲洗。注意冲洗时压力勿高，以免引起肠腔过度扩张，导致肠穿孔。同时用左手按摩腹部，使结肠内残存粪便及气体尽量排出，直到腹部柔软后，再拔出肛管。

4. 腹部人造肛门灌肠法　腹部人造肛门的灌肠不同于普通患者经肛门的灌肠方法。

操作方法：患者取平卧位，身体偏向人工肛门侧35°，铺橡胶单，置便盆于人造肛门下方，若腹及会阴部刀口未愈，用敷料加以保护隔离，防止肠内容物污染创口。戴口罩、手套，配制灌肠液0.1%肥皂水，选18号肛管外涂液状石蜡，排出灌肠器内气体后用止血钳夹紧肛管。左小手指或示指涂液状石蜡后，轻轻插入人造肛门口内待肠痉挛波过后，将肛管慢慢插入肠管内，插入时如遇阻力可先灌入少量流体，予以润滑，然后边旋转边轻轻插入。当插入10cm后打开止血钳进行灌洗，一次量为600~1 000ml。灌洗完毕后不可将肛管立即取出，相对固定肛管于肠内，同时反复上下移动肛管，刺激肠蠕动，使肠内容物不流出。在灌肠过程中，若流动中的肠内容物突然中断，说明肛管被粪便阻塞，应挤压肛管或用50ml注射器抽吸灌肠液进行加压通肛管，如果仍不通畅，应重新更换肛管或小手指插入人造肛门口进行扩张，诱导肠内容物排出。

（吴小威）

第九节　导尿术

一、适应证

导尿是临床上最常用的泌尿外科和非泌尿道疾病的诊断和治疗措施之一。其适应证包括：外科手术、急诊和危重患者，常需导尿观察尿量变化；急慢性阻塞性尿潴留或神经性膀胱，需导尿缓解症状；膀胱功能不全者，导尿用作排尿后残余尿量评估；导尿留取非污染尿标本检查作为泌尿系感染的重要诊断手段（多为女性患者）；其他如利用导尿作为逆行性膀胱造影和尿动力学检查的方法。

二、禁忌证

导尿唯一的绝对禁忌证是确定性或疑似下尿道损伤或断裂者，主要见于骨盆骨折或盆腔创伤者，多表现为会阴部血肿、尿道口出血或前列腺高位骑跨（high-riding）。只有尿道连续性得到确认后，方可进行导尿术，非创伤者镜下或肉眼血尿并非导尿的禁忌证。相对禁忌证如尿道狭窄、近期尿道或膀胱手术、狂躁或不合作者等。

三、主要器械

消毒剂如聚维酮碘，水溶性润滑剂如甘油，无菌巾，无菌棉球及纱布，无菌手套，连接管，无菌盐水，10ml 注射器，尿量计，接尿器（或接尿袋），固定胶带等。

四、导尿管选择

成人常用 Foley-16 或 18 号导尿管，儿童多用 5~8 号导尿管。尿道狭窄者宜选择较小导尿管如 Foley-12 或 14 号，而有血尿者应选择相对较大的导尿管如 Foley-20 至 24 号，以免导尿管被血块阻塞。多数导尿管为乳胶管，如条件允许，对乳胶过高敏或过敏者可选用硅胶管，有高危感染风险者，可选用银合金涂层的抗菌导尿管。

五、操作前准备

操作前先向患者作适当解释，消除顾虑，取得其充分合作。患者多取仰卧位或半卧位，双大腿可略外展。男性包茎者应翻开包皮暴露尿道口，清除包皮垢。然后用浸有消毒液的棉球或海绵块消毒，注意，在消毒时，应以尿道口为中心向外消毒。消毒后常规铺无菌巾或洞巾，导尿管外涂润滑剂备用。

六、导尿操作

（一）男性患者导尿术

术者戴无菌手套，消毒铺巾后，一手握阴茎，使之垂直向上，另一手持带有滑润剂的导尿管，自尿道口插入，导尿管至少插入大部分或见尿液流出，见有尿液自导尿管流出后仍应继续推入导尿管数厘米，而后将导尿管外端接上接尿袋，用 10ml 注射器抽取无菌生理盐水注入球囊管，再将向外牵拉导尿管，直到遇到阻力，固定导尿管于一侧大腿上，完成导尿（图 1-3）。

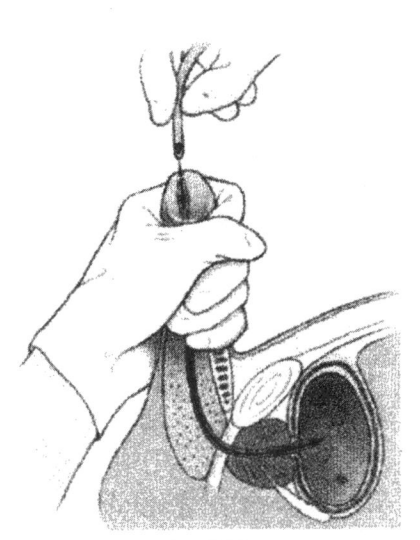

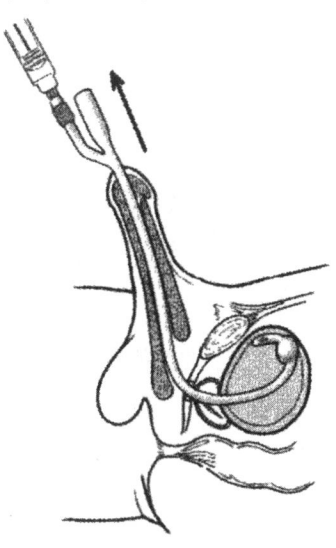

A. 导尿管插入　　B. 充填球囊后外拉

图 1-3　男患者导尿管插入方法示意图

有时导尿管插入阻力较大，可能是在前列腺膜部狭窄或尿导尿管硬度较大，致使导管前端阻于前列腺膜部前方的尿道后皱襞处，此时可用手指在前列腺下方轻托尿道或适当旋转导尿管方向，便于导尿管前端顺利进入尿道前列腺部（图1-4）。

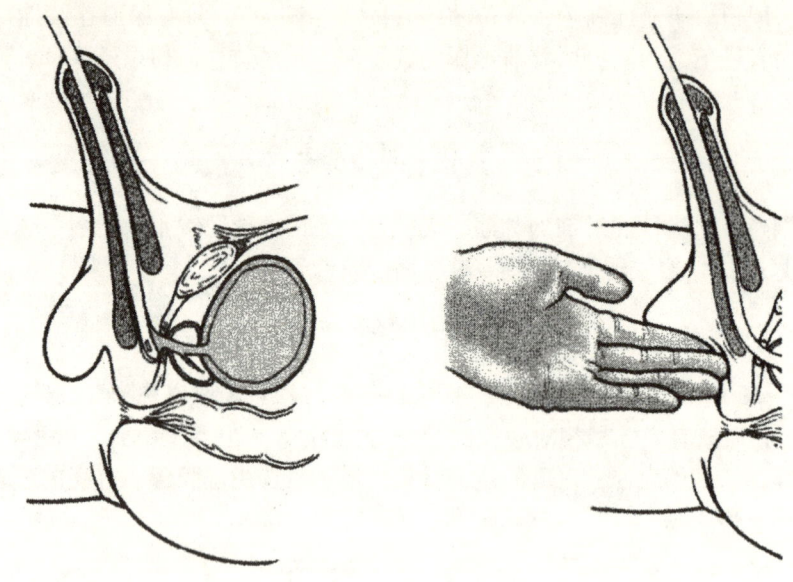

A.前端阻于前列腺膜部的后皱襞处　　B.用手指轻托前列腺膜部后皱襞

图1-4　男患者导尿管插入遇阻解决方法示意图

（二）女患者导尿术

患者取仰卧位，双大腿略向外展或呈膀胱截石位，用手指撑开阴唇后自尿道口向周围消毒并常规铺无菌巾。术者用一手拇、示指分别撑开两侧小阴唇，另一手持导尿管自尿道口插入导尿管（图1-5），见尿液处导尿管外流时，继续向内插入导尿管数厘米，用注射器抽取10ml无菌生理盐水，向球囊导管内注入生理盐水，而后向外牵拉导尿管，直到遇到阻力即可，而后固定导尿管于一侧大腿根部即完成导尿。

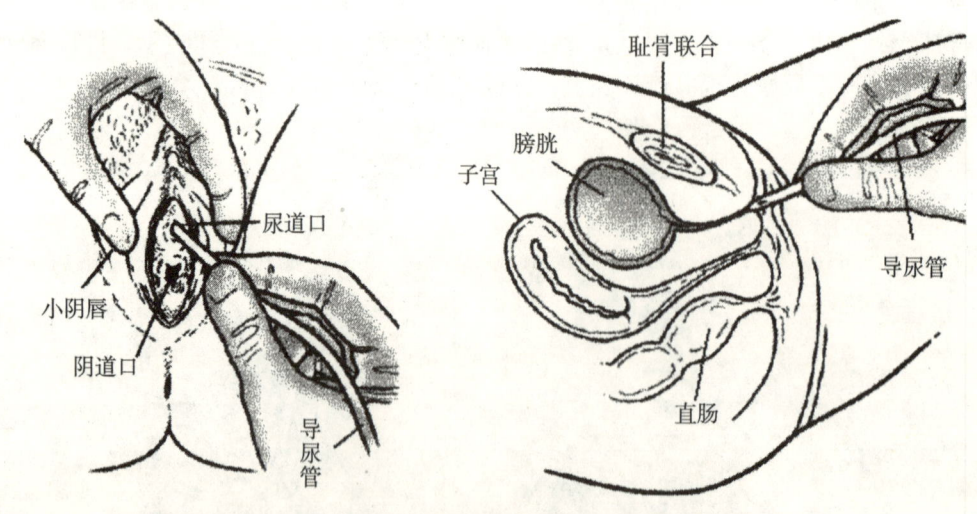

拇、食指分别撑开两侧小阴唇，自尿道口插入导尿管

图1-5　女性导尿方法示意图

七、并发症

导尿的主要并发症包括造成假通道、尿道穿孔、出血、感染。尿道炎是最常见的并发症，发生率达

3%~10%。每个导尿管留置口,特别多见于尿道狭窄或前列腺肥大者,主要是无症状性菌尿;附睾炎、膀胱炎和肾盂肾炎是少见并发症,多见于长期留置导尿管并发感染者。减少感染的最有效方法是尽可能减少导尿管的留置时间,严格无菌操作。导尿者无需常规预防性使用抗生素,但感染高危风险者如免疫功能受抑、经尿道前列腺切除术、肾移植者等,需要预防性使用抗生素。医源性创伤可导致尿道狭窄、出血和血尿,少量出血大多是自限性的,无需特殊处理,但出血较多者,应给予止血药如立止血1KU肌内注射或静脉注射,凝血功能障碍应处理原发病。包茎者导尿后包皮未复原易致包皮嵌顿。

（牛 芹）

第十节 排尿异常护理新技术

一、成人尿失禁的护理

排尿失去了控制,尿液不由自主地流出或排出,称尿失禁。当膀胱的神经传导受阻或神经功能受损,均可使膀胱括约肌失去作用,而出现尿失禁。

1. 尿失禁的种类 包括以下几种。
（1）紧迫性尿失禁：是一种与突然和强烈排尿欲有关的不随意尿失禁。
（2）张力性尿失禁：是一种在咳嗽、打喷嚏、大笑或做其他可增加腹压的生理活动时出现的不随意尿失禁。
（3）充盈性尿失禁：是一种因膀胱过度扩张而引起的不随意尿失禁。
（4）功能性尿失禁：是由下尿道以外的因素所致,如生理和功能性的慢性损伤。

2. 尿失禁的护理 如下所述。
（1）行为疗法：①膀胱训练：嘱患者抑制紧迫排尿的感觉,力争延迟排尿,制定排尿时间表,训练定时排尿,开始间歇为2~3小时,夜间可不做硬性规定,以后逐渐延长排尿间歇时间,直至排尿正常。此训练需持续数日,适用于不稳定膀胱所致尿失禁,对张力性尿失禁也有效。②行为训练：根据患者自然排尿规律来定时排尿。与膀胱训练不同的是,训练不要求患者延迟排尿和抑制紧迫感。③鼓励排尿：护理人员定时检查、询问并鼓励患者到卫生间排尿。④骨盆训练：使阴道周围肌和肛门括约肌作"吸入"动作,但要避免腹肌、臀肌及大腿内侧肌收缩,收缩和松弛交替进行各占10秒,每日作30~90次,持续6周。主要用于张力性尿失禁。⑤阴道圆锥训练：将一定重量的圆锥物顶部塞入阴道,然后收缩会阴肌,将其保留在阴道内15分钟以上,每日2次。
（2）药物疗法：普鲁苯辛、双环维林治疗,经上述行为疗法无效的,其病因明确的尿失禁者。苯丙醇胺、雌激素可治疗张力性尿失禁。
（3）器械疗法：①导尿：采用留置尿管持续导尿或定时放尿。②阴茎夹：对短期括约肌失调患者可使用阴茎夹,每3小时放松排尿1次。③阴道环：适用于其他疗法无效的年老体弱者,使用时须经常检查并在专业人员指导下使用。

二、前列腺肥大患者的导尿方法

前列腺肥大患者伴急性尿潴留,在行常规导尿术中由于前列腺近尿道段弯曲、伸长,在导尿时需强制插管,尿道因受到强烈刺激引起反射性平滑肌痉挛,加重尿道狭窄,常致导尿失败而行膀胱造瘘术。为了减轻患者痛苦,介绍几种导尿方法。

1. 第一种方法 患者取侧卧位,垫高臀部成30°角,用前列腺尿管常规方法导尿即可。
2. 第二种方法 个别患者用上法仍不能插入,可行耻骨上膀胱穿刺抽尽尿液后即可顺利插入导尿管。前列腺肥大尿潴留插导尿管困难是由于平卧时高度充盈的膀胱向腹腔下陷,后尿道被扭曲,致正常男性尿道呈反"S"形方向改变,插入的导尿管头部顶住前列腺膜部的前壁,不能前进所致。
3. 第三种方法 物品准备同男患者导尿术用物。另加灭菌液状石蜡1瓶,5ml注射器一具及0.1%

丁卡因药液4~5ml。其操作方法是按男患者常规导尿术消毒后铺孔巾，左手用消毒纱布将阴茎向上提起与腹壁成60°角，伸直尿道有利于药液顺利通过。在助手的协助下用注射器抽吸4~5ml 0.1%丁卡因药液，取下针头，直接从尿道外口缓慢推入，左手不放，再用原空针直接抽吸3~4ml液状石蜡直接从尿道外口缓慢推入尿道，然后按常规导尿术进行插管导尿。

三、高龄女患者导尿术

女患者导尿因尿道短直，插管比较容易，但对一些老年尤其是高龄女患者导尿，往往会遇到寻找尿道口困难的问题。这里要讲的从阴道前壁中寻找尿道口的方法既准确可靠又无痛苦。

操作方法：常规消毒外阴后戴无菌手套，左手示指、中指并拢，轻轻伸入阴道1.5~2cm时，屈曲指端关节将阴道前壁拉紧外翻，即在外翻的黏膜中找到尿道口。变异的尿道口一般陷入不深，手指无须伸入阴道过深。导尿管置入方向不是直进，顺翻转阴道前壁所造成的尿道弧度慢慢插入即可。

四、处女膜异常患者的导尿术

由于处女膜肥厚或新婚后处女膜破裂时方向特殊改变，其中的一块处女膜破裂后上翘到尿道口下方或尿道口发生粘连，使之扯拉变形，或者破裂后处女膜堵在尿道口下方，宛如门槛遮盖尿道口，阻碍排尿，引起尿频、尿急及尿路感染，故又有处女膜伞病之称。因此，这种患者导尿时往往直接看不到尿道口，须戴无菌手套，消毒后于前庭中将正常位置尿道口处的处女膜往上翻，或将"隆起"的前庭黏膜上、下、左、右轻轻拨开，即可见尿道口而顺利导尿。

五、尿道处女膜融合症患者的导尿术

正常尿道口与阴道口之间距离应在0.5~1.0cm以上，如两者之间距离先天较近或无前庭组织隔开，尿道开口于阴道内，称之为尿道处女膜融合症。这类患者导尿时也应将前庭组织往上推，阴道前壁往外拉，才能正确辨认尿道口而顺利导尿。

六、膀胱灌注新方法

干扰素膀胱灌注方法是近几年来治疗浅表性膀胱癌采用的一种新方法。膀胱灌注方法的正确实施，是保证和提高干扰素疗效的重要因素之一。

1. 膀胱灌洗前的准备　如下所述。

(1) 灌洗时间最好是上午，当日早晨少饮水或禁水，使尿量减少以防止膀胱内干扰素灌注液过早地被尿液稀释，保证药物对癌细胞有效的治疗浓度。

(2) 在膀胱灌注前应使膀胱排空。

(3) 尿道外口常规消毒。

2. 灌洗方法　如下所述。

(1) 干扰素灌注液的配制：干扰素200万U，用注射用水40ml溶解，现用现配，不可放置过久。

(2) 先用注射器经尿道外口向膀胱内注入空气50ml，使膀胱膨胀，膀胱黏膜皱襞扩展，以使干扰素灌注液充分与黏膜上皮接触。

(3) 采用膀胱冲洗器或注射器，直接经尿道外注入法，将配制干扰素灌注液注入膀胱。因干扰素尿道黏膜无刺激性，避免采用导尿管对尿道黏膜造成机械性损伤。

(4) 灌注液注入后，立即用左手示指、中指和拇指夹住尿道外口，再用注射器或膀胱冲洗器经尿道外口注入5~10ml空气，使残留在尿道内的灌注液进入膀胱内，防止尿道内的干扰素灌注液外溢流失。

3. 注意事项　如下所述。

(1) 灌注后尽量让患者延长排尿时间以增加干扰素对膀胱黏膜的作用。

(2) 嘱患者多变动体位，使干扰素能充分与膀胱黏膜接触。

(3) 为了使膀胱内肿瘤部位能充分与干扰素接触，让患者采取下述相应体位：①肿瘤位于膀胱前壁者多采用俯卧位。②肿瘤位于膀胱顶部者采取仰卧位，臀部垫高。③肿瘤位于膀胱后壁者采用平卧位或半卧位。④肿瘤位于膀胱左侧或右侧壁者则采用左侧或右侧卧位。⑤肿瘤位于膀胱颈部尿道内口部位者采用站立体位。

七、气囊导尿管导尿法

应用气囊导尿管经尿道持续留置导尿这一技术已经取代一般导尿管，具有操作简单，患者痛苦少，固定简单，不易脱落的特点。气囊导尿管多系天然胶精制而成，具有结构合理、导管柔顺、性能良好、弹性适中、表面光滑的特点。

（一）结构

气囊导尿管尖端2.5~4cm处，设有气囊1~2个，管腔末端由2~3个腔组成，以供向气囊内注气、注水、冲洗、引流之用。加之气囊强度高，密封性好，腔囊气体不泄漏、安全、可靠且具有多种功能。

1. 种类　如下所述。
(1) 双腔单囊导尿管，又称止血双腔导尿管、氟莱导尿管。
(2) 双腔单囊女性导尿管。
(3) 三腔单囊，尖端弯头导尿管，又称前列腺导尿管。
(4) 三腔单囊导尿管。
(5) 三腔双囊导尿管。

2. 型号　气囊导尿管分大小不等型号，以供临床不同年龄、性别以及不同病种选用。

（二）按照男女常规导尿术准备用物

另备气囊导尿管1条，无菌注射水或生理盐水250ml，10~30ml注射器1具。

（三）操作方法

(1) 按照男女常规导尿术中的操作步骤进行。
(2) 插管时将导尿包内的一般导尿管改为气囊导尿管，注气或水检查气囊有无漏气，而后轻轻插入20cm见尿后再插入4cm，即根据需要注气或注水3ml、5ml、10ml、15ml、30ml。临床实践成人5~10ml，小儿3~5ml为宜，如成人系压迫止血作用，则10~15ml为宜，最多不超过30ml，注气或注水后轻轻向外拉至有阻力感为止，连接储尿袋，观察引流情况，整理用物。

（四）注意事项

(1) 严格无菌技术操作。
(2) 要根据患者病情、性别、年龄的不同，选择合适的导尿管型号。
(3) 操作时（插管前）应检查尿管管腔是否通畅，气囊有无漏气，注入气、液体量充盈情况。
(4) 对长期留置导尿管的患者应注意观察尿量、性质、尿液排出是否通畅等。
(5) 注意导管有无受压、扭曲、尿液外漏、气囊充盈情况，阻力感有无减少等。
(6) 保持尿道口的清洁，每日清洁1次，膀胱冲洗1周后开始每日1次，以防尿道隐形感染，注意倾听患者主诉。
(7) 留置导尿管每周更换1次，但更换新导尿管前与下次插管时，中间应间停4小时为宜。
(8) 注意患者主诉，如出现下腹部灼热感，不适感，排尿感发热等应注意膀胱炎的发生。

（牛　芹）

第十一节　自体回输技术

腹腔积液直接回输可达到补充血容量，减轻腹内压，改善肾血流量和组织灌注的目的，是治疗肝硬化顽固性腹腔积液的一项措施。

一、常规操作

1. 操作方法 如下所述。

(1) 腹腔穿刺置管引流腹腔积液：患者为仰卧位，取患者的一侧下腹为穿刺点，常规消毒皮肤、铺治疗巾。局部麻醉后用20号针头内置硅胶管行腹腔穿刺，将硅胶管送入腹腔15~18cm后退出穿刺针头，留置硅胶管于腹腔，用胶布在穿刺点1cm处将硅胶管固定于腹壁。穿刺点涂抗生素软膏、覆盖无菌纱布。腹外的硅胶管与平针头相接，一次性输血器塑料接头与针栓相连接，输血器上端的针头插入引流瓶塞内，引流瓶塞上另插一排气管，从而形成一套密闭的引流装置。调节引流速度，以60~80滴/分钟的速度，24小时排放腹腔积液不超过2 500ml为宜。

(2) 腹腔积液直接输入：收集完第1瓶腹腔积液后即开始回输，将收集的腹腔积液倒入开放式输液器内，从静脉血管中直接输入。开始20~30滴/分钟，30分钟后，如无不良反应则逐渐调至60~80滴/分钟。在输入1 000ml腹腔积液中加地塞米松5mg，庆大霉素8万U，肝素50mg，以后每100ml腹腔积液中加地塞米松2.5mg，庆大霉素4万U，每隔100ml腹腔积液加入肝素125IU。这样引流与输入反复进行，直至腹腔积液消退或基本消退。

2. 注意事项 如下所述。

(1) 引流期间严密观察生命体征，如有回输反应、寒战、脉搏增快者，肌内注射盐酸异丙嗪25mg，墨菲滴管中加入地塞米松5mg，并减慢回输速度10~15滴/分钟。

(2) 引流速度与回输速度应保持一致，24小时内控制在2 500ml左右。若患者感到疲劳，可暂时停止引流回输腹腔积液，用无菌0.9% NaCl 2~3ml冲洗硅胶管，用无菌实心玻璃乳头塞住平头针栓；将针栓连同腹腔外的硅胶管盘于无菌纱布内，用胶布固定于腹壁，以待再次使用。

(3) 准确记录出入量：当回输达2 000~3 000ml时，对尿量无明显增加者，应给予小剂量呋塞米肌内注射或静滴，防止血容量过度增加，诱发食管静脉曲张破裂出血。

(4) 保持引流通畅，防止硅胶管扭曲。引流回输全过程严格无菌操作，预防感染。

二、自体胆汁回输法

胆汁是脂肪分解吸收以及脂溶性维生素吸收所必需的，且有经肝肠循环促进肝胆汁分泌的作用。对术后胆汁引流者，采用鼻、十二指肠管胆汁回输，临床效果良好。

1. 操作方法 如下所述。

(1) 置管：①传统方法：选用外径为0.2cm，长110cm左右的硅胶管为十二指肠营养管。术前将营养管之一端嵌入胃管的侧孔中随胃管插入胃中，在手术过程中由术者将营养管置入十二指肠。②改良法：术后将营养管用细导尿管（7号导尿管）经鼻腔导入口腔后抽出口外，在营养管的口腔端系上包有糖球的指套，并在该指套上剪2~3个小口，嘱患者饮水吞咽糖球，使之随食管蠕动及重力进入胃内，然后经胃肠将营养管引入十二指肠，置管长度约57cm（同十二指肠引流），经抽吸十二指肠液检验或经B超证实之。

(2) 胆汁回输：一般术后3天肠蠕动恢复，将引流胆汁作常规检查及细菌培养，确认无脓细胞及致病菌的方可使用。将胆汁置入消毒输液瓶中，输液管接1个16号大针头插入营养管滴入，每日2次，原则是引流多少输入多少。当T管胆汁引流停止，营养管即终止。若该引流的胆汁中有絮块状凝固物时需用无菌纱布过滤，以防阻塞滴管或营养管。

2. 注意事项 如下所述。

(1) 观察滴入速度和温度，缓慢滴入，每分钟30滴左右，从少量开始逐渐加快。温度以37~40℃为宜，加温方法可将滴管经保温瓶加温后滴入肠管。每次使用后营养管以温盐水冲淡，保持清洁通畅。

(2) 严密观察恶心、呕吐、腹疼、腹泻等症状，温度的改变和速度过快，容易导致消化道强烈收缩，蠕动增强而出现上述反应。

(3) 注意观察T管胆汁引流量、性质、颜色及黏稠度，避免阻塞，保持通畅。无菌引流袋应每隔

48小时更换1次，同时将引流胆汁复检1次，保持无菌，避免污染。

（4）营养管固定要牢固，严防脱出或咽下。采用双固定法，将营养管的鼻孔部分用胶布常规固定鼻翼侧，然后在胶布前方用一丝线统一圈扎住，结扎线的两端经耳结于枕部或分别结圈挂在两耳郭后。勿使营养管扭曲挤压，营养管与胆汁滴入管相接处用纱布包好夹于耳郭上。

（5）插入瓶与输液管24小时更换1次，严格无菌、防止肠道感染。

（张　冬）

第十二节　有创血压测定法

有创血压测定法是指将导管插入动脉内，通过血压换能器的作用，连续性地测定血压波形的方法。此方法测得的血压比袖带式间接测得的血压更为准确。主要用于危重患者、心脏手术后的患者等。测定装置由监护仪、血压换能仪、压力冲洗装置及各种管道组成。

（一）测定前的准备

1. 用物准备　有创血压监护仪、血压换能器、动脉针、压力冲洗装置、加压袋、连接管、三通、输液器、肝素盐水（500ml 0.9% NaCl + 25mg 肝素）、动脉穿刺用物一套。

2. 血压换能器消毒　用1 : 1 000氯己定溶液浸泡30分钟后用无菌0.9% NaCl冲洗干净即可使用。也可用气体消毒，切勿用高压蒸汽灭菌法。

（二）操作步骤

（1）配制好肝素水，并将盛肝素水的软包装放入加压袋内。

（2）用连接管将换能器、三通、压力冲洗装置接通。

（3）换能器的压力帽内注入配制好的肝素0.9% NaCl，排尽气泡。

（4）将换能器置于与右心房相同的水平（腋中线水平处）。

（5）调试监护仪零点，即先将换能器盖内充满液体，排净空气，然后通过三通使换能器与大气相通，当检测仪数字显示零点或±1的时候，即可转动三通，使之与大气隔绝而与患者动脉插管相通。

（6）动脉穿刺置动脉导管，方法同静脉穿刺置管法，置管后连接冲洗管，迅速冲洗动脉套管内的血液。

（7）固定好动脉套管，并将测定回路与监护仪连接，即可出现压力波形。

（三）注意事项

（1）动脉测压管道持续缓慢滴注肝素盐水（3ml/h），以防止血液凝固。

（2）在测压、取血或调试零点等操作过程中，要防止进气，避免造成动脉内出现气栓。

（3）始终保持动脉测压管无菌，防止感染：①所用针头、管道、三通均应一次性处理。②皮肤穿刺部位，用透明无菌膜覆盖，防止污染，便于观察。③取血、测压及冲洗管道等操作均应严格遵守无菌技术规程。④取血标本的部位，应距针头较近。如距离过长，反复抽血及冲洗，则容易引起血行感染。

（4）定时检查测压回路的连接口，避免因脱落而血液外流，导致生命危险。

（5）随时注意动脉压波形：如果测压回路中进入气泡，压力波形是歪的。如果测压回路内有血栓形成，压力波形消失，监护仪零调试不良，压力波形不变，但测得血压值有误。

（6）定时观察动脉穿刺部位远端皮肤的颜色和温度有无异常变化。如果疑有动脉血运受到影响时，应立即拔出测压管并进行相应恢复血运的处理。

（张　冬）

第二章

呼吸内科疾病护理

第一节 成人支气管哮喘

支气管哮喘（bronchial asthma）简称哮喘，是由多种细胞（如嗜酸粒细胞、肥大细胞、T 淋巴细胞、中性粒细胞、气道上皮细胞等）和细胞组分参与的气道慢性炎症性疾病。主要特征包括气道慢性炎症，气道对多种刺激因素呈现的高反应性，广泛多变的可逆性气流受限以及随病程延长而导致的一系列气道结构的改变，即气道重塑。临床表现为反复发作的喘息、气急、胸闷或咳嗽等症状，常在夜间及凌晨发作或加重，多数患者可自行缓解或经治疗后缓解。根据全球和我国哮喘防治指南提供的资料，经过长期规范化治疗和管理，80% 以上的患者可以达到哮喘的临床控制。鉴于全球许多国家和地区的哮喘患病率和病死率呈上升趋势，哮喘也引起了世界卫生组织（WHO）和各国政府的重视。1995 年由 WHO 和美国国立卫生院心、肺、血液研究所组织多国专家共同制定的《哮喘防治的全球创议》（global initiative for asthma，CINA），经过不断更新，已成为指导全世界哮喘病防治工作的指南。

一、流行病学

哮喘是世界上最常见的慢性疾病之一，全球约有 3 亿哮喘患者。各国哮喘患病率从 1%～31% 不等，我国约为 0.5%～5%，且呈上升趋势。一般认为发达国家哮喘患病率高于发展中国家，城市高于农村。哮喘死亡率为 1.6～36.7/10 万，多与哮喘长期控制不佳、最后一次发作时治疗不及时有关，其中大部分是可预防的。我国已成为全球哮喘病死率最高的国家之一。

二、病因及发病机制

1. 病因　哮喘是一种复杂的、具有多基因遗传倾向的疾病，其发病具有家族集聚现象，亲缘关系越近，患病率越高。近年来，点阵单核苷酸多态性基因分型技术，也称全基因组关联研究（GWAS）的发展给哮喘的易感基因研究带来了革命性的突破。目前采用 GWAS 鉴定了多个哮喘易感基因位点，如 5q12，22，23，17q12～17.9q24 等。具有哮喘易感基因的人群发病与否受环境因素的影响较大，深入研究基因－环境相互作用将有助于揭示哮喘发病的遗传机制。

环境因素包括变应原（油漆、饲料、活性染料），食物（鱼、虾、蛋类、牛奶），药物（阿司匹林、抗生素）和非变应原性因素，如大气污染、吸烟、运动、肥胖等。

2. 发病机制　哮喘的发病机制不完全清楚，目前可概括为免疫－炎症机制、神经调节机制及其相互作用。

（1）气道免疫－炎症机制

1）气道炎症形成机制：气道慢性炎症反应是由多种炎症细胞、炎症介质和细胞因子共同参与、相互作用的结果。

当外源性变应原通过吸入、食入或接触等途径进入机体后被抗原递呈细胞（如树突状细胞、巨噬细胞、嗜酸性粒细胞）内吞并激活 T 细胞。一方面，活化的辅助性 T 细胞（主要是 Th_2 细胞）产生白细胞介素（IL）如 IL-4、IL-5、IL-10 和 IL-13 等进一步激活 B 淋巴细胞，后者合成特异性 IgE，并结合于肥大细胞和嗜碱粒细胞等细胞表面的 IgE 受体。若变应原再次进入体内，可与结合在细胞的 IgE 交联，使该细胞合成并释放多种活性介质导致平滑肌收缩、黏液分泌增加、血管通透性增高和炎症细胞浸润等。炎症细胞在介质的作用下又可分泌多种介质，使气道病变加重，炎症浸润增加，产生哮喘的临床症状，这是一个典型的变态反应过程。另一方面，活化的 Th（主要是 Th_2）细胞分泌的 IL 等细胞因子，可以直接激活肥大细胞、嗜酸粒细胞及肺泡巨噬细胞等多种炎症细胞，使之在气道浸润和聚集。这些细胞相互作用可以分泌出许多种炎症介质和细胞因子，如组胺、前列腺素（PG）、白三烯（LT）、血小板活化因子（PAF）、嗜酸粒细胞趋化因子（ECF）、中性粒细胞趋化因子（NCF）、转化生长因子（TGF）等，构成了一个与炎症细胞相互作用的复杂网络，使气道收缩，黏液分泌增加，血管渗出增多，进一步加重气道慢性炎症。嗜酸粒细胞在哮喘发病中不仅发挥着终末效应细胞的作用，还具有免疫调节作用。TH17 细胞在以中性粒细胞浸润为主的激素抵抗型哮喘和重症哮喘发病中起到了重要作用。

根据变应原吸入后哮喘发生的时间，可分为早发型哮喘反应、迟发型哮喘反应和双相型哮喘反应。早发型哮喘反应几乎在吸入变应原的同时立即发生反应，15~30min 达高峰，2h 后逐渐恢复正常。迟发型哮喘反应约 6h 左右发病，持续时间长，可达数天。约半数以上患者出现迟发型哮喘反应。

2）气道高反应性（airway hyper responsiveness，AHR）：是指气道对各种刺激因子如变应原、理化因素、运动、药物等呈现的高度敏感状态，表现为患者接触这些刺激因子时气道出现过强或过早的收缩反应。AHR 是哮喘的基本特征，可通过支气管激发试验来量化和评估，有症状的哮喘患者几乎都存在 AHR。目前普遍认为气道炎症是导致气道高反应性的重要机制之一，当气道受到变应原或其他刺激后，由于多种炎症细胞、炎症介质和细胞因子的参与，气道上皮的损害和上皮下神经末梢的裸露等，从而导致气道高反应性。AHR 常有家族倾向，受遗传因素的影响。AHR 为支气管哮喘患者的共同病理生理特征，然而出现 AHR 者并非都是支气管哮喘，如长期吸烟、接触臭氧、病毒性上呼吸道感染、慢性阻塞性肺疾病（COPD）等也可出现 AHR，但程度相对较轻。

3）气道重构（airway remodeling）：是哮喘的重要病理特征，表现为气道上皮细胞黏液化生、平滑肌肥大/增生、上皮下胶原沉积和纤维化、血管增生等，多出现在反复发作、长期没有得到良好控制的哮喘患者。气道重构的发生主要与持续存在的气道炎症和反复的气道上皮损伤/修复有关。除了炎症细胞参与气道重构外，TGF-β、血管内皮生长因子、白三烯、基质金属蛋白酶-9、解聚素-金属蛋白酶-33 等多种炎症介质也参与了气道重构的形成。

(2) 神经调节机制：神经因素也被认为是哮喘发病的重要环节。支气管受复杂的自主神经支配。除胆碱能神经、肾上腺素能神经外，还有非肾上腺素能非胆碱能（NANC）神经系统。支气管哮喘与 β-肾上腺素受体功能低下和迷走神经张力亢进有关，并可能存在有 α-肾上腺素能神经的反应性增加。NANC 能释放舒张支气管平滑肌的神经介质如血管活性肠肽（VIP）、一氧化氮（NO）及收缩支气管平滑肌的介质如 P 物质、神经激肽，两者平衡失调，则可引起支气管平滑肌收缩。此外，从感觉神经末梢释放的 P 物质、降钙素基因相关肽、神经激肽 A 等导致血管扩张、血管通透性增加和炎症渗出，此即神经源性炎症。神经源性炎症能通过局部轴突反射释放感觉神经肽而引起哮喘发作。

三、临床表现

1. 症状　典型症状为发作性伴有哮鸣音的呼气性呼吸困难或发作性胸闷和咳嗽。症状可在数分钟内发生，并持续数小时至数天，可经平喘药物治疗后缓解或自行缓解。夜间及凌晨发作或加重是哮喘的重要临床特征。有些青少年，其哮喘症状在运动时出现，称为运动性哮喘。此外，临床上还存在没有喘息症状的不典型哮喘，患者可表现为发作性咳嗽、胸闷或其他症状。对以咳嗽为唯一症状的不典型哮喘称为咳嗽变异性哮喘（cough variant asthma，CVA）。对以胸闷为唯一症状的不典型哮喘称为胸闷变异性哮喘（chest tightness variant asthma，CTVA）。

2. 体征　发作时胸部呈过度充气状态，有广泛的哮鸣音，呼气音延长。但非常严重哮喘发作，哮鸣音反而减弱，甚至完全消失，表现为"沉默肺"，是病情危重的表现。非发作期体检可无异常发现，故未闻及哮鸣音，不能排除哮喘。

3. 并发症　发作时可并发气胸、纵隔气肿、肺不张；长期反复发作和感染可并发慢支、肺气肿、支气管扩张、间质性肺炎、肺纤维化和肺源性心脏病。

四、辅助检查

1. 痰液检查　部分患者痰涂片在显微镜下可见较多嗜酸粒细胞。

2. 肺功能检查

（1）通气功能检测：在哮喘发作时呈阻塞性通气功能改变，呼气流速指标均显著下降，1秒钟用力呼气容积（FEV_1）、1秒率［1秒钟用力呼气量占用力肺活量比值（$FEV_1/FVC\%$）］以及最高呼气流量（PEF）均减少。肺容量指标可见用力肺活量正常或下降、残气量增加、功能残气量和肺总量增加，残气量占肺总量百分比增高。其中以$FEV_1/FVC<70\%$或FEV_1低于正常预计值的80%为判断气流受限的最重要指标。缓解期上述通气功能指标可逐渐恢复。病变迁延、反复发作者，其通气功能可逐渐下降。

（2）支气管激发试验（bronchial provocation test，BPT）：用以测定气道反应性。常用吸入激发剂为乙酰胆碱、组胺，其他激发剂包括变应原、单磷酸腺苷、甘露醇、高渗盐水等，也有用物理激发因素如运动、冷空气等作为激发剂。观察指标包括FEV_1、PEF等。结果判断与采用的激发剂有关，通过剂量反应曲线计算使FEV_1下降20%的吸入药物累积剂量（$PD20-FEV_1$）或累积浓度（$PC20-FEV_1$），可对气道反应性增高的程度作出定量判断。如FEV_1下降≥20%，可诊断为激发试验阳性。BPT适用于在非哮喘发作期、FEV_1在正常预计值70%以上的患者。

（3）支气管舒张试验（bronchial dilation test，BDT）：用以测定气道可逆性。有效的支气管舒张药可使发作时的气道痉挛得到改善，肺功能指标好转。常用吸入型的支气管舒张剂如沙丁胺醇、特布他林及异丙托溴铵等。吸入支气管舒张剂20min后重复测定肺功能，舒张试验阳性诊断标准：①FEV_1较用药前增加12%或以上，且其绝对值增加200mL或以上；②PEF较治疗前增加60L/min或增加≥20%。

（4）呼气峰流速（PEF）及其变异率测定：PEF可反映气道通气功能的变化。哮喘发作时PEF下降。由于哮喘有通气功能时间节律变化的特点，监测PEF日间、夜间变异率有助于哮喘的诊断和病情评估。若昼夜PEF变异率≥20%，提示存在可逆性的气流受限。

3. 动脉血气分析　哮喘发作时由于气道阻塞且通气分布不均，通气/血流比值失衡，可致肺泡-动脉血氧分压差（$A-aDO_2$）增大；严重发作时可有缺氧，PaO_2降低，由于过度通气可使$PaCO_2$下降，pH上升，表现呼吸性碱中毒。若病情进一步发展，气道阻塞严重，可有缺氧及CO_2滞留，表现呼吸性酸中毒；当$PaCO_2$较前增高，即使在正常范围内也要警惕严重气道阻塞的发生。若缺氧明显，可并发代谢性酸中毒。

4. 胸部X线/CT检查　早期在哮喘发作时可见两肺透亮度增加，呈过度通气状态；在缓解期多无明显异常如并发呼吸道感染，可见肺纹理增加及炎性浸润阴影。同时要注意肺不张、气胸或纵隔气肿等并发症的存在。胸部CT在部分患者可见支气管壁增厚、黏液阻塞。

5. 特异性变应原的检测　外周血变应原特异性IgE增高，结合病史有助于病因诊断；血清总IgE测定对哮喘诊断价值不大，但其增高的程度可作为重症哮喘使用抗IgE抗体治疗及调整剂量的依据。体内变应原试验包括皮肤变应原试验和吸入变应原试验，前者可通过皮肤点刺等方法进行。

五、诊断要点

1. 诊断标准

（1）反复发作喘息、气急、胸闷或咳嗽，多与接触变应原、冷空气、物理、化学性刺激、病毒性上呼吸道感染、运动等有关。

（2）发作时在双肺可闻及散在或弥漫性，以呼气相为主的哮鸣音，呼气相延长。

（3）上述症状可经治疗缓解或自行缓解。

(4) 除外其他疾病所引起的喘息、气急、胸闷和咳嗽。

(5) 临床表现不典型者（如无明显喘息或体征）应有下列三项中至少一项阳性：①支气管激发试验或运动试验阳性；②支气管舒张试验阳性；③昼夜PEF变异率≥20%。

符合（1）～（4）条或（4）、（5）条者，可以诊断为支气管哮喘。

2. 支气管哮喘的分期及控制水平分级　支气管哮喘可分为急性发作期、非急性发作期。

(1) 急性发作期：是指气促、咳嗽、胸闷等症状突然发生或症状加重，常有呼吸困难，以呼气流量降低为其特征，常因接触变应原等刺激物或治疗不当所致。哮喘急性发作时其程度轻重不一，病情加重可在数小时或数天内出现，偶尔可在数分钟内即危及生命，故应对病情作出正确评估，以便给予及时有效的紧急治疗。哮喘急性发作时严重程度可分为轻度、中度、重度和危重4级，见表2-1。

表2-1　哮喘急性发作的病情严重程度的分级

临床特点	轻度	中度	重度	危重
气短	步行、上楼时	稍事活动	休息时	
体位	可平卧	喜坐位	端坐呼吸	
讲话方式	连续成句	常有中断	单字	不能讲话
精神状态	可有焦虑/尚安静	时有焦虑/烦躁	常有焦虑/烦躁	嗜睡/意识模糊
出汗	无	有	大汗淋漓	
呼吸频率	轻度增加	增加	≥30次/分	
辅助呼吸肌活动及三凹征	常无	可有	常有	胸腹矛盾运动
哮鸣音	散在，呼吸末期	响亮/弥漫	响亮/弥漫	减弱或无
脉率（次/分）	<100	100~120	>120	脉率变慢或不规则
奇脉	无/<10mmHg	可有/10~25mmHg	常有>25mmHg	无
使用β₂激动剂PEF占预计值的百分比	>80%	60%~80%	<60或<100L/min 或作用时间<2小时	
PaO₂（mmHg）	正常	>60	<60	
PaCO₂（mmHg）	<45	<45	>45	
SaO₂（%）	>95	91~95	<90	

(2) 非急性发作期（亦称慢性持续期）：许多哮喘患者即使没有急性发作，但在相当长的时间内仍有不同频度和（或）不同程度地出现症状（喘息、咳嗽、胸闷等），肺通气功能下降。过去曾以患者白天、夜间哮喘发作的频度和肺功能测定指标为依据，将非急性发作期的哮喘病情严重程度分为间歇性、轻度持续、中度持续和重度持续4级，目前则认为长期评估哮喘的控制水平是更为可靠和有用的严重性评估方法，对哮喘的评估和治疗的指导意义更大。哮喘控制水平分为控制、部分控制和未控制3个等级，每个等级的具体指标见表2-2。

表2-2　非急性发作期哮喘控制水平的分级

A. 目前临床控制评估（最好四周以上）				
临床特征	控制（满足以下所有情况）	部分控制（出现以下任何1项临床特征）	未控制
日间症状	无（或≤2次/周）	>2次/周	任何一周出现部分控制表现≥3项*↑
活动受限	无	任何1次	
夜间症状/憋醒	无	任何1次	
对缓解药物治疗/急救治疗的需求	无（或≤2次/周）	>2次/周	

续 表

肺功能☆（PEF/FEV₁）	正常	<正常预计值或个人最佳值的80%	
急性发作	无	≥1次/年	任何一周出现1次

注：*患者出现急性发作后都必须对维持方案进行分析回顾，以确保治疗方案的合理性；↑依照定义，任何1周出现1次哮喘急性发作表明这周的哮喘没有得到控制；☆肺功能结果对5岁以下儿童的可靠性差。

六、治疗原则

目前尚无特效的治疗方法，但长期规范化治疗可使哮喘症状得到控制，减少复发乃至不发作。长期使用最少量或不用药物能使患者活动不受限制，并能与正常人一样生活、工作和学习。

1. 确定并减少危险因素接触 部分患者能找到引起哮喘发作的变应原或其他非特异刺激因素，立即使患者脱离并长期避免接触这些危险因素是防治哮喘最有效的方法。

2. 药物治疗 治疗哮喘药物主要分为两类：控制性药物和缓解性药物。控制性药物亦称抗炎药，主要用于治疗气道慢性炎症，需要长期使用。缓解性药物亦称解痉平喘药，通过迅速解除支气管痉挛从而缓解哮喘症状，按需使用。

（1）糖皮质激素：由于哮喘时病理基础是慢性非特异性炎症，糖皮质激素是当前控制哮喘发作最有效的药物。主要作用机制是抑制炎症细胞的迁移和活化；抑制细胞因子的生成；抑制炎症介质的释放；增强平滑肌细胞 β_2 受体的反应性。可分为吸入、口服和静脉用药。吸入治疗是目前推荐长期抗炎治疗哮喘的最常用方法。常用吸入药物有倍氯米松（beclomethasone，BDP）、布地奈德（budesonide）、氟替卡松（fluticasone）、莫米松（momethasone）等，后二者生物活性更强，作用更持久。通常需规律吸入1~2周以上方能生效。根据哮喘病情选择吸入不同ICS剂量。虽然吸入ICS全身不良反应少，但少数患者可出现口咽念珠菌感染、声音嘶哑或呼吸道不适，吸药后用清水漱口可减轻局部反应和胃肠吸收。长期吸入较大剂量ICS（>1 000μg/d）者应注意预防全身性不良反应，如肾上腺皮质功能抑制、骨质疏松等。为减少吸入大剂量糖皮质激素的不良反应，可采用低、中剂量ICS与长效 β_2 受体激动剂、缓释茶碱或白三烯调节剂联合使用。

口服剂：有泼尼松（强的松）、泼尼松龙（强的松龙）。用于吸入糖皮质激素无效或需要短期加强的患者。起始30~60mg/d，症状缓解后逐渐减量至≤10mg/d。然后停用，或改用吸入剂。不主张长期口服激素用于维持哮喘控制的治疗。

静脉用药：重度或严重哮喘发作时应及早应用激素。可选择琥珀酸氢化可的松，常用量100~400mg/d，注射后4~6h起作用，或甲泼尼龙，常用量80~160mg/d，起效时间更短2~4h。地塞米松因在体内半衰期较长、不良反应较多，宜慎用，一般10~30mg/d。无激素依赖倾向者，可在短期3~5天停药；有激素依赖倾向者应在症状缓解后逐渐减量，然后改口服和吸入制剂维持。

（2）β_2 受体激动剂：主要通过激动呼吸道的 β_2 受体，激活腺苷酸环化酶，使细胞内的环磷酸腺苷（cAMP）含量增加，游离 Ca^{2+} 减少，从而松弛支气管平滑肌，起到缓解哮喘的作用。分为短效 β_2 受体激动剂SABA（维持4~6h）和长效 β_2 受体激动剂LABA（维持10~12h），LABA又分为快速起效（数分钟起效）和缓慢起效（30min起效）两种。

SABA：是控制哮喘急性发作的首选药物。有吸入、口服和静脉三种制剂，首选吸入给药。吸入剂包括定量气雾剂（MDI）、干粉剂、雾化溶液。首选药物有沙丁胺醇（salbutamol）、特布他林（terbutaline）。SABA应按需间歇使用，不宜长期、单一应用。

LABA：这类 β_2 受体激动剂的分子结构中具有较长的侧链，舒张支气管平滑肌的作用可达12h以上。与ICS联合是目前最常用的哮喘控制性药物。常用的LABA有两种：①沙美特罗（salmaterol）：经气雾剂或碟剂装置给药，给药后30min起效，平喘作用维持12h以上，推荐剂量50μg，每日2次吸入。②福莫特罗（formoterol）：经都保装置给药，起效迅速，给药后3~5min起效，平喘作用维持8~12h以上。具有一定的剂量依赖性，推荐剂量4.5~9.0μg，每日2次吸入，也可按需用于哮喘急性发作的治疗。不推荐长期单独使用LABA，须与ICS联合应用。同前常用ICS加LABA的联合制剂有：氟替卡松/沙美特罗吸入干粉剂，布地奈德/福莫特罗吸入干粉剂。

（3）白三烯调节剂：通过调节白三烯的生物活性而发挥抗炎作用，同时可以舒张支气管平滑肌，是目前除ICS外唯一可单独应用的哮喘控制性药物。可作为轻度哮喘ICS的替代治疗药物和中、重度哮喘的联合治疗药物，尤其适用于阿司匹林哮喘、运动性哮喘和伴有过敏性鼻炎患者的治疗。常用药物有孟鲁司特（montelukast）10mg、每日1次。或扎鲁司特（zafirlukast）20mg、每日2次，不良反应通常较轻微，主要是胃肠道症状，少数有皮疹、血管性水肿、转氨酶升高，停药后可恢复正常。

（4）茶碱类：能抑制磷酸二酯酶，提高平滑肌细胞内的cAMP浓度，拮抗腺苷受体，增强呼吸肌的收缩力；增强气道纤毛清除功能和抗炎作用。是目前治疗哮喘的有效药物。

口服：用于轻、中度哮喘急性发作以及哮喘的维持治疗，常用药物包括氨茶碱和缓释茶碱，剂量为每日6~10mg/kg。口服缓释茶碱后昼夜血药浓度平稳，平喘作用可维持12~14h，尤其适用于控制夜间哮喘。联合应用茶碱、ICS和抗胆碱药物具有协同作用。

静脉：注射氨茶碱首次负荷剂量为4~6mg/kg，注射速度不宜超过0.25mg/(kg·min)，维持剂量为0.6~0.8mg/(kg·h)。每日最大用量一般不超过1.0g（包括口服和静脉给药）。静脉给药主要应用于重症哮喘。

茶碱的主要不良反应为胃肠道症状（恶心、呕吐），心血管症状（心动过速、心律失常、血压下降）及尿多，偶可兴奋呼吸中枢，严重者可引起抽搐乃至死亡。由于茶碱的"治疗窗"窄以及茶碱代谢存在较大的个体差异，最好在用药中监测血浆氨茶碱浓度，其安全有效浓度为6~15mg/L。发热、妊娠、小儿或老年，患有肝、心、肾功能障碍及甲状腺功能亢进者尤须慎用。合用西咪替丁（甲氰咪胍）、喹诺酮类、大环内酯类药物等可影响茶碱代谢而使其排泄减慢，应减少用药量。

（5）抗胆碱药：通过阻断节后迷走神经通路，降低迷走神经兴奋性而起舒张支气管作用，并有减少痰液分泌的作用。可与β_2受体激动剂联合吸入有协同作用，尤其适用于夜间哮喘及多痰的患者。分为短效抗胆碱能药物（SAMA，维持4~6h）和长效抗胆碱能药物（LAMA，维持24h）。

SAMA：主要用于哮喘急性发作的治疗，多与β_2受体激动剂联合应用。常用药如异丙托溴铵（ipratropine bromide），有MDI（每日3次，每次25~75μg）和雾化溶液（100~150μg/mL的溶液持续雾化吸入）两种剂型。不良反应少，少数患者有口苦或口干感。

LAMA：主要用于哮喘并发慢阻肺以及慢阻肺患者的长期治疗。常用药如噻托溴铵（tiotropium bromide）是近年发展的选择性M_1、M_2受体拮抗剂，作用更强，持续时间更久（可达24h）、不良反应更少，目前只有干粉吸入剂。

（6）抗IgE抗体：是一种人源化的重组鼠抗人IgE单克隆抗体，具有阻断游离IgE与IgE效应细胞表面受体结合的作用，但不会诱导效应细胞的脱颗粒反应。主要用于经吸入ICS和LABA联合治疗后症状仍未控制且血清IgE水平增高的重症哮喘患者。使用方法为每2周皮下注射1次，持续至少3~6个月。该药临床使用时间尚短，其远期疗效与安全性有待进一步观察。

（7）其他药物

1）抗组胺药物：口服第二代抗组胺药物（H_1受体拮抗剂）如酮替酚（ketotifen）、阿司咪唑、氯雷他定等具有抗变态反应作用，在哮喘治疗中的作用较弱。

2）其他口服抗变态反应药物：如曲尼斯特（tranilast）、瑞吡斯特（repirinast）等可应用于轻度至中度哮喘的治疗，其主要不良反应是嗜睡。

3. 急性发作期的治疗　急性发作的治疗目的是尽快缓解气道阻塞，纠正低氧血症，恢复肺功能，预防进一步恶化或再次发作，防止并发症。对所有急性发作的患者都要制定个体化的长期治疗方案。

（1）轻度：经MDI吸入SABA，在第1h每20min吸入1~2喷。随后轻度急性发作可调整为每3~4h吸入1~2喷。效果不佳时可加茶碱缓释片，或加用SAMA吸入。

（2）中度：吸入SABA（常用雾化吸入），第1h可持续雾化吸入。联合应用雾化吸入SAMA、激素混悬液。也可联合静脉应用茶碱类。如仍不能缓解,应尽早口服糖皮质激素,同时吸氧。

(3) 重度至危重度:持续雾化吸入 SABA,或联合雾化吸入 SAMA、激素混悬液以及静脉滴注茶碱类药物。吸氧。尽早静脉应用糖皮质激素,待病情得到控制和缓解后改为口服给药。注意维持水、电解质平衡,纠正酸碱失衡,当 pH 值 <7.20 且并发代谢性酸中毒时,应适当补碱。经上述治疗,临床症状和肺功能无改善甚至继续恶化者,应及时给予机械通气治疗,其指征包括呼吸肌疲劳、$PaCO_2 \geq$ 45mmHg、意识改变(需进行有创机械通气)。若并发气胸,在胸腔引流气体下仍可机械通气。此外应预防下呼吸道感染等。

4. 慢性持续期的治疗 慢性持续期的治疗应在评估和监测患者哮喘控制水平的基础上,定期根据长期治疗分级方案做出调整,以维持患者的控制水平。哮喘长期治疗分级方案分为5级(表2-3)。

表2-3 哮喘长期治疗方案

←降级   升级→

	第1级	第2级	第3级	第4级	第5级
	哮喘教育、环境控制				
	按需使用短效 β₂ 受体激动剂				
控制性药物		选用1种 低剂量 ICS 白三烯调节剂	选用1种 低剂量 ICS 加 LABA 中等剂量 ICS 或高剂量 ICS 低剂量 ICS 加白三烯调节剂 低剂量 ICS 加缓释茶碱	在第3级基础上选择1种或1种以上 中等剂量 ICS 或高剂量 ICS 加 LABA 白三烯调节剂 缓释茶碱	在第4级基础上增加1种 口服最小剂量糖皮质激素 抗 IgE 治疗

对哮喘患者进行哮喘知识教育和控制环境、避免诱发因素贯穿于整个治疗阶段。对于大多数未经治疗的持续性哮喘患者,初始治疗应从第2级治疗方案开始,如果初始评估提示哮喘处于严重未控制,治疗应从第3级方案开始。从第2级到第5级的治疗方案中都有不同的哮喘控制药物可供选择。而在每一步中缓解药物都应该按需使用,以迅速缓解哮喘症状。

5. 免疫疗法 分为特异性和非特异性两种。特异性免疫反应是指将诱发哮喘发作的特异性变应原(如螨、花粉、猫毛等)配制成各种不同浓度的提取液,通过前者皮下注射、舌下含服或其他途径给予对该变应原过敏的患者,使其对此种变应原的耐受性增高,当再次接触此变应原时,不再诱发哮喘发作,或发作程度减轻,又称脱敏疗法或减敏疗法。一般需治疗1~2年,若治疗反应良好,可坚持3~5年。非特异性免疫疗法,如注射卡介苗及其衍生物、转移因子、疫苗等生物制品抑制变应原反应的过程,有一定辅助的疗效。

咳嗽变异性哮喘(CVA)的治疗原则与典型哮喘治疗相同。疗程则可以短于典型哮喘。CVA 治疗不及时可发展为典型哮喘。

难治性哮喘,指采用包括吸入 ICS 和 LABA 两种或多种控制药物,规范治疗至少6个月,仍不能达到良好控制的哮喘。治疗包括:①首先排除患者治疗依从性不佳,并排除诱发加重或使哮喘难以控制的因素;②给予高剂量 ICS 联合/不联合口服激素,加用白三烯调节剂、抗 IgE 抗体联合治疗;③其他可选择的治疗包括免疫抑制剂(甲氨蝶呤、环孢素、金制剂),支气管热成形术等。

6. 哮喘的教育与管理 哮喘患者的教育与管理是提高疗效,减少复发,提高患者生活质量的重要措施。在医生指导下患者要学会自我管理、学会控制病情。应为每个初诊哮喘患者制订防治计划,应使患者了解或掌握以下内容:①相信通过长期、适当、充分的治疗,完全可以有效地控制哮喘发作;②了解哮喘的激发因素以及避免诱因的方法;③简单了解哮喘的本质和发病机制;④熟悉哮喘发作先兆表现及相应处理办法;⑤学会在家中自行监测病情变化,并进行评定,重点掌握峰流速仪的使用方法,坚持记录哮喘日记;⑥学会哮喘发作时进行简单的紧急自我处理方法;⑦了解常用平喘药物的作用、正确用量、用法、不良反应;⑧掌握正确的吸入技术(MDI 或 Spacer 用法);⑨知道什么情况下应去医院就诊；⑩与医生共同制定出防止复发、保持长期稳定的方案。

在此基础上采取一切必要措施对患者进行长期系统管理，包括鼓励哮喘患者与医护人员建立伙伴关系，通过规律的肺功能监测（包括 PEF）客观地评价哮喘发作的程度，避免和控制哮喘激发因素，减少复发，制定哮喘长期管理的用药计划，制定发作期处理方案和长期定期随访保健，改善患者的依从性，并根据患者病情变化及时修订防治计划。

七、护理评估

1. 病史

（1）患病及治疗经过：询问患者发作时的症状，如喘息、呼吸困难、胸闷或咳嗽的程度、持续时间、诱发或缓解因素。了解既往和目前的检查结果、治疗经过和病情严重程度。了解患者对所用药物的名称、剂量、用法、疗效、不良反应等知识的掌握情况，尤其是患者能否掌握药物吸入技术，是否进行长期规律的治疗，是否熟悉哮喘急性发作先兆和正确处理方法，急性发作时有无按医嘱治疗等。评估疾病对患者日常生活和工作的影响程度。

（2）评估与哮喘有关的病因和诱因：①有无接触变应原，室内是否密封窗户，是否使用地毯、化纤饰品，是否有空调等可造成室内空气流通减少的因素存在，室内有无尘螨滋生、动物皮毛和排泄物、花粉等。②有无主动或被动吸烟，吸入污染空气如臭氧、杀虫剂、油漆和工业废气等。③有无进食虾蟹、鱼、牛奶、蛋类等食物。④有无服用普萘洛尔、阿司匹林等药物史。⑤有无受凉、气候变化、剧烈运动、妊娠等诱发因素。⑥有无哮喘家族史。

（3）心理-社会状况：哮喘是一种气道慢性炎症性疾病，患者对环境多种激发因子易过敏，发作性症状反复出现，严重时可影响睡眠和体力活动。评估患者有无烦躁、焦虑、恐惧等心理反应；有无忧郁、悲观情绪，以及对疾病治疗失去信心等。评估家属对疾病知识的了解程度和对患者关心程度、经济情况和社区医疗服务状况等。

2. 身体评估

（1）一般状态：评估患者的生命体征和精神状态，有无嗜睡、意识模糊等意识状态改变，有无痛苦面容。观察呼吸频率和脉率的情况，有无奇脉。

（2）皮肤和黏膜：观察口唇、面颊、耳郭等皮肤有无发绀，唇舌是否干燥、皮肤有无多汗、弹性降低。

（3）胸部体征：胸部有无过度充气，观察有无辅助呼吸肌参与呼吸和三凹征出现。听诊肺部有无哮鸣音、呼气音延长，有无胸腹反常运动，但应注意轻度哮喘或非常严重哮喘发作时，可不出现哮鸣音。

3. 实验室及其他检查

（1）血常规：有无嗜酸性粒细胞和中性粒细胞增高。

（2）动脉血气分析：有无 PaO_2 降低，$PaCO_2$ 是否增高，有无呼吸性酸中毒、代谢性碱中毒。

（3）特异性变应原的检测：有无特异性 IgE 增高。

（4）痰液检查：涂片有无嗜酸性粒细胞，痰培养有无致病菌。

（5）肺功能检查：有无 FEV_1/FVC、$FEV_1\%$ 预计值 PEF 等下降，有无残气量、功能残气量和肺总量增加，有无残气/肺总量比值增高。

（6）X 线检查：有无肺透亮度增加，是否出现肺纹理增多和炎性浸润性阴影。注意观察有无气胸、纵隔气肿、肺不张等并发症的征象。

八、护理诊断/合作性问题

1. 气体交换受损　与支气管痉挛、气道炎症、气道阻力增加有关。
2. 清理呼吸道无效　与支气管黏膜水肿、分泌物增多、痰液黏稠、无效咳嗽有关。
3. 知识缺乏　缺乏正确使用定量雾化吸入器用药的相关知识。

4. 活动无耐力　与缺氧、呼吸困难有关。
5. 焦虑　与哮喘长期存在且反复急性发作有关。
6. 潜在并发症　呼吸衰竭、纵隔气肿等。

九、护理目标

（1）患者呼吸困难缓解，能进行有效呼吸。
（2）能够进行有效的咳嗽，排出痰液。
（3）能够正确使用定量雾化吸入器。

十、护理措施

1. 气体交换受损

（1）环境与体位：有明确过敏原者应尽快脱离，提供安静、舒适、温湿度适宜的环境，保持室内清洁、空气流通。根据病情提供舒适体位，如为端坐呼吸者提供床旁桌支撑，以减少体力消耗。病室不宜摆放花草，避免使用地毯、皮毛、羽绒或蚕丝织物等，整理床铺时避免尘埃飞扬。

（2）饮食护理：大约20%的成年患者和50%的患儿可因不适当饮食而诱发或加重哮喘，应提供清淡、易消化、足够热量的饮食，避免进食硬、冷、油煎食物；避免进食或饮用刺激性食物或饮料。若能找出与哮喘发作有关的食物，如鱼、虾、蟹、蛋类、牛奶等更应该避免食用。某些食物添加剂如酒石黄和亚硝酸盐可诱发哮喘发作，应当引起注意。有烟酒嗜好者戒烟酒。

（3）口腔与皮肤护理：哮喘发作时，患者常会大量出汗，应每天进行温水擦浴，勤换衣服和床单，保持皮肤的清洁、干燥和舒适。协助并鼓励患者咳嗽后用温水漱口，保持口腔清洁。

（4）心理护理：哮喘急性发作和重症发作的患者，通常会出现紧张、烦躁不安、甚至惊恐等情绪，应多巡视患者，耐心解释病情和治疗措施，给予心理疏导，用语言和非语言沟通安慰患者，消除患者过度紧张的心理，这对减轻哮喘发作的症状和控制病情有重要意义。

（5）用药护理：观察药物疗效和不良反应。

1）糖皮质激素：吸入药物治疗的全身性不良反应少，少数患者可出现声音嘶哑、咽部不适和口腔念珠菌感染，指导患者吸药后及时用清水含漱口咽部，选用干粉吸入剂或加用除雾器可减少上述不良反应。口服用药宜在饭后服用，以减少对胃肠道黏膜的刺激。气雾吸入糖皮质激素可减少其口服量，当用吸入剂替代口服剂时，通常需同时使用2周后再逐步减少口服量，指导患者不得自行减量或停药。

2）β_2受体激动剂：①指导患者按医嘱用药，不宜长期、规律、单一、大量使用，因为长期应用可引起β_2受体功能下降和气道反应性增高，出现耐药性。②指导患者正确使用雾化器，以保证药物的疗效。③静滴沙丁胺醇时应注意控制滴速2~4μg/min。用药过程观察有无心悸、骨骼肌震颤、低血钾等不良反应。

3）茶碱类：静脉注射时浓度不宜过高，速度不宜过快，注射时间宜在10min以上，以防中毒症状发生。不良反应有恶心、呕吐、心率失常、血压下降和呼吸中枢兴奋，严重者可致抽搐甚至死亡。用药时监测血药浓度可减少不良反应的发生，其安全浓度为6~15μg/mL。发热、妊娠、小儿或老年、有心、肝、肾功能障碍及甲状腺功能亢进者不良反应增加。合用西咪替丁、喹诺酮类、大环内酯类药物可影响茶碱代谢而使其排泄减慢，应加强观察。茶碱缓（控）释片有控释材料，不能嚼服，必须整片吞服。

4）其他：抗胆碱药吸入后，少数患者可有口苦或口干感。酮替芬有镇静、头晕、口干、嗜睡等不良反应，对高空作业人员、驾驶员、操纵精密仪器者应予以强调。白三烯调节剂的主要不良反应是轻微的胃肠道症状，少数有皮疹、血管性水肿、转氨酶升高，停药后可恢复。

（6）氧疗护理：重症哮喘患者常伴有不同程度的低氧血症，应遵医嘱给予鼻导管或面罩吸氧，吸氧流量为1~3L/min，吸入氧浓度一般不超过40%。为避免气道干燥和寒冷气流的刺激而导致气道痉挛，吸入的氧气应尽量温暖湿润。在给氧过程中，监测动脉血气分析。如哮喘严重发作，经一般药物治疗无效，或患者出现神志改变，$PaO_2 < 60mmHg$，$PaCO_2 > 50mmHg$ 时，应准备进行机械通气。

（7）病情观察：观察哮喘发作的前驱症状，如鼻咽痒、喷嚏、流涕、眼痒等黏膜过敏症状。哮喘发作时，动态观察患者意识状态、呼吸频率、节律、深度，是否有辅助呼吸肌参与呼吸运动等，监测呼吸音、哮鸣音变化，监测动脉血气分析和肺功能情况，了解病情和治疗效果，警惕气胸、呼吸衰竭等并发症的发生。哮喘严重发作时，如经治疗病情无缓解，需做好机械通气的准备工作。加强对急性期患者的监护，尤其夜间和凌晨是哮喘易发作的时间，应严密观察有无病情变化。

2. 清理呼吸道无效

（1）促进排痰：痰液黏稠者可定时给予蒸汽或氧气雾化吸入。指导患者进行有效咳嗽，协助叩背，以促进痰液排出。无效者可用负压吸引器吸痰。

（2）补充水分：哮喘急性发作时，患者呼吸增快、出汗，常伴脱水、痰液黏稠，形成痰栓阻塞小支气管加重呼吸困难。应鼓励患者每天饮水 2 500 ~ 3 000mL，以补充丢失的水分，稀释痰液。重症者应建立静脉通道，遵医嘱及时、充分补液，纠正水、电解质和酸碱平衡紊乱。

（3）病情观察：观察患者咳嗽情况、痰液性状和量。

3. 知识缺乏　缺乏正确使用定量雾化吸入器用药的相关知识。

（1）定量雾化吸入器（MDI）：MDI 的使用需要患者协调呼吸动作，正确使用是保证吸入治疗成功的关键。①介绍雾化吸入器具：根据患者文化层次、学习能力，提供雾化吸入器的学习资料。②演示 MDI 的使用方法：打开盖子，摇匀药液，深呼气至不能再呼时张口，将 MDI 喷嘴至于口中，双唇包住咬口，以慢而深的方式经口吸气，同时以手指按压喷药，至吸气末屏气 10s，使较小的雾粒沉降在气道远端，然后缓慢呼气，休息 3min 后可再重复使用 1 次。③反复练习使用：医护人员演示后，指导患者反复练习，直至患者完全掌握。④特殊 MDI 的使用：对不易掌握 MDI 吸入法的儿童或重症患者，可在 MDI 上加储药罐（spacer），可以简化操作，增加吸入到下呼吸道和肺部的药物量，减少雾滴在口咽部沉积引起刺激，增加雾化吸入疗效。

（2）干粉吸入器：常用的有都保装置和准纳器。

1）都保装置（turbuhaler）：即储存剂量型涡流式干粉吸入器，如普米克都保、奥克斯都保、信必可都保（布地奈德福莫特罗干粉吸入剂）。指导患者使用都保装置的方法：①旋转并拔出瓶盖，确保红色旋柄在下方。②拿直都保，握住底部红色部分和都保中间部分，向某一方向旋转到底，再向反方向旋转到底，即完成一次装药。在此过程中，您会听到一次"咔嗒"声。③先呼气（勿对吸嘴呼气），将吸嘴含于口中，双唇包住吸嘴用力深长地吸气，然后将吸嘴从嘴部移开，继续屏气 5s 后恢复正常呼吸。

2）准纳器：常用的有沙美特罗替卡松粉吸入剂（舒利迭）等。指导患者准纳器的使用方法：①一手握住准纳器外壳，另一手拇指向外推动准纳器的滑动杆直至发出咔哒声，表明准纳器已做好吸药的准备。②握住准纳器并使远离嘴，在保证平稳呼吸的前提下，尽量呼气。③将吸嘴放入口中，深深地平稳地吸气，将药物吸入口中，屏气约 10s。④拿出准纳器，缓慢恢复呼气，关闭准纳器（听到咔嗒声表示关闭）。

十一、护理评价

（1）患者呼吸频率、节律平稳，无呼吸困难和奇脉。

（2）能选择合适的排痰方法，排出痰液，咳嗽程度减轻，次数减少。

（3）能描述雾化吸入器的种类，适应证和注意事项，掌握正确使用方法。

十二、健康指导

1. 疾病知识指导　指导患者增加对哮喘的激发因素、发病机制、控制目的和效果的认识，以提高患者的治疗依从性。使患者懂得哮喘虽不能彻底治愈，但只要坚持充分的正规治疗，完全可以有效地控制哮喘的发作，即患者可达到没有或仅有轻度症状，能坚持日常工作和学习。

2. 避免诱因指导　针对个体情况，指导患者有效控制可诱发哮喘发作的各种因素，如避免摄入引起过敏的食物；避免接触引起过敏的花粉、香水、化妆品等物质；避免强烈的精神刺激和剧烈运动；避免持续的喊叫等过度换气动作；不养宠物、不用皮毛制成的衣物、被褥或枕头。定期清洗空调，更换窗帘、床单、枕头等物品；避免接触刺激性气体及预防呼吸道感染；戴围巾或口罩避免冷空气刺激；在缓解期应加强体育锻炼、耐寒锻炼受耐力训练以增强体质。

3. 病情监测指导　指导患者识别哮喘发作的先兆表现和病情加重的征象，学会哮喘发作时进行简单的紧急自我处理方法。学会利用峰流速仪来监测最大呼气峰流速（PEFR），做好哮喘日记，为疾病预防和治疗提供参考资料。峰流速仪的使用方法：取站立位，尽可能深吸一口气，然后用唇齿部分包住口含器后，以最快的速度，用1次最有力的呼气吹动游标滑动，游标最终停止的刻度，就是此次峰流速值。峰流速测定是发现早期哮喘发作最简便易行的方法，在没有出现症状之前，PEFR下降，提示将发生哮喘的急性发作。临床实验观察证实，每天测量PEFR并与标准PEFR进行比较，不仅能早期发现哮喘发作，还能判断哮喘控制的程度和选择治疗措施。如果PEFR经常有规律地保持在80%～100%，为安全区，说明哮喘控制理想；PEFR 50%～80%为警告区，说明哮喘加重，需及时调整治疗方案；PEFR<50%为危险区，说明哮喘严重，需要立即到医院就诊。

4. 用药指导　哮喘患者应了解自己所用各种药物的名称、用法、用量及注意事项，了解药物的主要不良反应及如何采取相应的措施来避免。指导患者或家属掌握正确的药物吸入技术，按医嘱合理用药，正确使用β_2受体激动剂和（或）糖皮质激素吸入剂。

5. 心理指导　精神心理因素在哮喘的发生发展过程中起重要作用，培养良好的情绪和战胜疾病的信心是哮喘治疗和护理的重要内容。哮喘患者的心理反应可有抑郁、焦虑、恐惧、性格改变等，给予心理疏导，使患者保持有规律的生活和乐观情绪，积极参加体育锻炼，最大程度地保持劳动能力，可有效减轻患者的不良心理反应。此外，患者常有社会适应能力下降、自信心下降、交际减少等表现，应指导患者充分利用社会支持系统，动员患者家属及朋友参与对哮喘患者的管理，为其身心康复提供各方面的支持。

（许家珍）

第二节　慢性阻塞性肺疾病

慢性阻塞性肺疾病（chronic obstructive pulmonary disease，COPD）简称慢阻肺，是以持续气流受限为特征的可以预防和治疗的疾病，其气流受限多呈进行性发展，与气道和肺组织对香烟烟雾等有害气体或有害颗粒的异常慢性炎症反应有关。急性加重和并发症影响患者整体疾病的严重程度。肺功能检查对确定气流受限有重要意义。在吸入支气管扩张剂后，第一秒用力呼气容积（FEV_1）占用力肺活量（FVC）百分比（FEV_1/FVC）<70%表明存在持续气流受限。

慢阻肺与慢性支气管炎和肺气肿（emphysema）有密切关系。慢性支气管炎是指在除外慢性咳嗽的其他已知原因后，患者每年咳嗽、咳痰持续3个月以上并连续2年者。肺气肿则指肺部终末细支气管远端气腔出现异常持久的扩张，并伴有肺泡壁和细支气管的破坏，而无明显的肺纤维化。当慢性支气管炎、肺气肿患者肺功能检查出现持续气流受限时，则能诊断为慢阻肺；如患者只有慢性支气管炎和（或）肺气肿，而无持续气流受限，则不能诊断为慢阻肺。

一些已知原因或具有特征病理表现的疾病也可导致持续气流受限，如支气管扩张症、肺结核纤维化病变、严重的间质性肺疾病、弥漫性细支气管炎以及闭塞性细支气管炎等，但均不属于慢阻肺。

COPD是呼吸系统疾病中的常见病和多发病，患病率和病死率均居高不下。1992年在我国北部和中部地区，对102 230名农村成人进行了调查，COPD的患病率为3%。近年来对我国7个地区20 245名成年人进行调查，COPD的患病率占40岁以上人群的8.2%。

因肺功能进行性减退，严重影响患者的劳动力和生活质量。COPD造成巨大的社会和经济负担，根据世界银行/世界卫生组织发表的研究，预计至2020年COPD将成为世界疾病经济负担的第五位。

一、病因及发病机制

本病的病因与慢性支气管炎相似。可能是多种环境因素与机体自身因素长期相互作用的结果。其发病机制为：

1. 炎症机制　气道、肺实质及肺血管的慢性炎症是COPD的特征性改变，中性粒细胞、巨噬细胞、T淋巴细胞等炎症细胞均参与了COPD发病过程。中性粒细胞的活化和聚集是COPD炎症过程的一个重要环节，通过释放中性粒细胞弹性蛋白酶、中性粒细胞组织蛋白酶G、中性粒细胞蛋白酶3和基质金属蛋白酶引起慢性黏液高分泌状态并破坏肺实质。

2. 蛋白酶-抗蛋白酶失衡　蛋白水解酶对组织有损伤、破坏作用；抗蛋白酶对弹性蛋白酶等多种蛋白酶具有抑制功能，其中α_1-抗胰蛋白酶（α_1-AT）是活性最强的一种。蛋白酶增多或抗蛋白酶不足均可导致组织结构破坏产生肺气肿。吸入有害气体、有害物质可以导致蛋白酶产生增多或活性增强，而抗蛋白酶产生减少或灭活加快；同时氧化应激、吸烟等危险因素也可以降低抗蛋白酶的活性。先天性α_1-抗胰蛋白酶缺乏，多见于北欧血统的个体，我国尚未见正式报道。

3. 氧化应激　有许多研究表明COPD患者的氧化应激增加。氧化物主要有超氧阴离子（O_2^-）、羟根（OH）、次氯酸（HClO）、H_2O_2和一氧化氮（NO）等。氧化物可直接作用并破坏许多生化大分子如蛋白质、脂质和核酸等，导致细胞功能障碍或细胞死亡，还可以破坏细胞外基质；引起蛋白酶-抗蛋白酶失衡；促进炎症反应，如激活转录因子NF-κB，参与多种炎症因子的转录，如IL-8、TNF-α、诱导型一氧化氮合酶（NOS）和环氧化物酶等。

4. 其他　如自主神经功能失调、营养不良、气温变化等都有可能参与COPD的发生、发展。

上述发病机制共同作用，产生两种重要病变：第一，小气道病变，包括小气道炎症、小气道纤维组织形成、小气道管腔黏液栓等，使小气道阻力明显升高。第二，肺气肿病变，使肺泡对小气道的正常牵拉力减小，小气道较易塌陷；同时，肺气肿使肺泡弹性回缩力明显降低。这种小气道病变与肺气肿病变共同作用，造成慢阻肺特征性的持续气流受限。

二、临床表现

1. 症状　起病缓慢、病程较长。主要症状：
（1）慢性咳嗽：随病程发展可终身不愈。常晨间咳嗽明显，夜间有阵咳或排痰。
（2）咳痰：一般为白色黏液或浆液性泡沫性痰，偶可带血丝，清晨排痰较多。急性发作期痰量增多，可有脓性痰。
（3）气短或呼吸困难：早期在劳力时出现，后逐渐加重，以致在日常活动甚至休息时也感到气短，是COPD的标志性症状。
（4）喘息和胸闷：部分患者特别是重度患者或急性加重时出现喘息。
（5）其他：晚期患者有体重下降，食欲减退等。

2. 体征　早期体征可无异常，随疾病进展出现以下体征。
（1）视诊：胸廓前后径增大，肋间隙增宽，剑突下胸骨下角增宽，称为桶状胸。部分患者呼吸变浅，频率增快，严重者可有缩唇呼吸等。
（2）触诊：双侧语颤减弱。
（3）叩诊：肺部过清音，心浊音界缩小，肺下界和肝浊音界下降。
（4）听诊：两肺呼吸音减弱，呼气延长，部分患者可闻及湿性啰音和（或）干性啰音。

3. 并发症
（1）慢性呼吸衰竭：常在COPD急性加重时发生，其症状明显加重，发生低氧血症和（或）高碳酸血症，可具有缺氧和二氧化碳潴留的临床表现。
（2）自发性气胸：如有突然加重的呼吸困难，并伴有明显的发绀，患侧肺部叩诊为鼓音，听诊呼吸音减弱或消失，应考虑并发自发性气胸，通过X线检查可以确诊。

(3) 慢性肺源性心脏病：由于 COPD 肺病变引起肺血管床减少及缺氧致肺动脉痉挛、血管重塑，导致肺动脉高压、右心室肥厚扩大，最终发生右心功能不全。

三、辅助检查

1. 肺功能检查　是判断持续气流受限的主要客观指标，对 COPD 诊断、严重程度评价、疾病进展、预后及治疗反应等有重要意义。

（1）使用支气管扩张剂后，$FEV_1/FVC<70\%$ 可确定为持续气流受限。

（2）肺总量（TLC）、功能残气量（FRC）和残气量（RV）增高，肺活量（VC）减低，表明肺过度充气。

2. 胸部 X 线检查　COPD 早期胸片可无变化，以后可出现肺纹理增粗、紊乱等非特异性改变，也可出现肺气肿改变。X 线胸片改变对 COPD 诊断特异性不高，主要作为确定肺部并发症及与其他肺疾病鉴别之用。

3. 胸部 CT 检查　CT 检查可见慢阻肺的小气道病变、肺气肿以及并发症的表现，但其主要临床意义在于排除其他具有类似症状的呼吸系统疾病。

4. 血气检查　对确定发生低氧血症、高碳酸血症、酸碱平衡失调以及判断呼吸衰竭的类型有重要价值。

5. 其他　COPD 并发细菌感染时，外周血白细胞增高，核左移。痰培养可能查出病原菌：常见病原菌为肺炎链球菌、流感嗜血杆菌、卡他莫拉菌、肺炎克雷白杆菌等。

四、诊断与稳定期病情严重程度评估

主要根据吸烟等高危因素史、临床症状、体征及肺功能检查等综合分析确定。肺功能检查见持续气流受限是 COPD 诊断的必备条件。吸入支气管扩张剂后 $FEV_1/FVC<70\%$ 为确定存在持续气流受限的界限。

目前多主张对稳定期慢阻肺采用综合指标体系进行病情严重程度评估。

1. 症状评估　可采用改良版英国医学研究委员会呼吸困难问卷（mMRC 问卷）进行评估（表 2-4）。

表 2-4　mMRC 问卷

mMRC 分级	呼吸困难症状
0 级	剧烈活动时出现呼吸困难
1 级	平地快步行走或爬缓坡时出现呼吸困难
2 级	由于呼吸困难，平地行走时比同龄人慢或需要停下来休息
3 级	平地行走 100m 左右或数分钟后需要停下来喘气
4 级	因严重呼吸困难而不能离开家，或在穿衣服、脱衣服时出现呼吸困难

2. 肺功能评估　可使用 GOLD 分级：慢阻肺患者吸入支气管扩张剂后 $FEV_1/FVC<70\%$。再依据其 FEV_1 下降程度进行气流受限的严重程度分级，见表 2-5。

3. 急性加重风险评估　在过去的 1 年中有 2 次或 2 次以上的急性加重或 $FFV_1\%$ pred<50%，均提示今后急性加重的风险增加。

依据上述症状、肺功能分级以及急性加重风险等，即可对稳定期慢阻肺患者病情严重程度进行综合性评估，并依据该评估结果选择稳定期的主要治疗药物（表 2-6）。

表 2-5　慢阻肺患者气流受限严重程度的肺功能分级

肺功能分级	患者肺功能 FEV_1 占预计值的百分比（$FEV_1\%$ pred）
GOLD 1 级（轻度）	$FEV_1\%$ pred≥80%
GOLD 2 级（中度）	50%≤$FEV_1\%$ pred<80%

续 表

肺功能分级	患者肺功能FEV$_1$占预计值的百分比（FEV$_1$% pred）
GOLD 3级（重度）	30%≤FEV$_1$% pred<50%
GOLD 4级（极重度）	FEV$_1$% pred<30%

表2-6 稳定期慢阻肺患者病情严重程度的综合性评估及其主要治疗药物

患者综合评估分组	特征	肺功能分级	上一年急性加重次数	mMRC分级	首选治疗药
A组	低风险，症状少	GOLD 1~2级	≤1次	0~1级	SAMA或SABA，必要时
B组	低风险，症状多	GOLD 1~2级	≤1次	≥2级	LAMA或LABA
C组	高风险，症状少	GOLD 3~4级	≥2次	0~1级	ICS加LABA，或LAMA
D组	高风险，症状多	GOLD 3~4级	≥2次	≥2级	ICS加LABA，或LAMA

注：SABA：短效β$_2$受体激动剂；SAMA：短效抗胆碱能药物；LABA：长效β$_2$受体激动剂；LAMA：长效抗胆碱能药物；ICS：吸入糖皮质激素。

五、治疗原则

1. 稳定期治疗

（1）教育和劝导患者戒烟；因职业或环境粉尘、刺激性气体所致者，应脱离污染环境。

（2）支气管舒张药：可根据患者病情严重程度选用。

1）β$_2$肾上腺素受体激动剂：短效β$_2$受体激动剂（SABA）主要有沙丁胺醇（salbutamol）、特布他林（terbutaline）等定量雾化吸入剂，数分钟内起效，疗效持续4~5h，每次100~200μg（1~2喷），24h内不超过8~12喷；长效β$_2$受体激动剂（LABA）主要有沙美特罗（salmeterol）、福莫特罗（formoterol）等，作用持续12h以上，每日吸入2次。

2）抗胆碱能药：短效抗胆碱药（SAMA）主要有异丙托溴铵（ipratropium bromide）定量雾化吸入剂，起效较沙丁胺醇慢，疗效持续6~8h，每次40~80μg，每日3~4次；长效抗胆碱药（LAMA）主要有噻托溴铵（tiotropium bromide），作用时间长达24h以上，每次吸入剂量18μg，每日1次。

3）茶碱类：包括短效和长效剂型。短效剂型如氨茶碱（aminophylline），常用剂量为每次100~200mg，每日3次；长效剂型如缓释茶碱（theophylline SR），常用剂量为每次200~300mg，每12h 1次。高剂量茶碱因其潜在的不良反应，不建议常规应用。吸烟、饮酒、服用抗惊厥药、利福平等可引起肝脏酶受损并缩短茶碱半衰期，降低疗效；高龄、持续发热、心力衰竭和肝功能明显障碍者，同时应用西咪替丁、大环内酯类药物、氟喹诺酮类药物和口服避孕药等均可能使茶碱血药浓度增加。由于此类药物的治疗浓度和中毒浓度相近，建议有条件的医院监测茶碱的血药浓度。

（3）糖皮质激素：对高风险患者（C组和D组），有研究显示长期吸入糖皮质激素与长效β$_2$肾上腺素受体激动剂联合制剂，可增加运动耐量、减少急性加重发作频率、提高生活质量，甚至有些患者的肺功能得到改善。目前常用剂型有沙美特罗加氟替卡松、福莫特罗加布地奈德。不推荐长期口服、肌内注射或静脉应用糖皮质激素治疗。

（4）祛痰药：对痰不易咳出者可应用。常用药物有盐酸氨溴索（ambroxol），30mg，每日3次，N-乙酰半胱氨酸（N-acetylcysteine）0.2g，每日3次，或羧甲司坦（carbocisteine）0.5g，每日3次。桃金娘油0.3g，每日3次。

（5）长期家庭氧疗（LTOT）：对COPD慢性呼吸衰竭者可提高生活质量和生存率。对血流动力学、运动能力、肺生理和精神状态均会产生有益的影响。LTOT指征：①PaO$_2$≤55mmHg，或SaO$_2$≤88%，有或没有高碳酸血症。②PaO$_2$ 55~60mmHg，或SaO$_2$<89%，并有肺动脉高压、心力衰竭所致水肿或红细胞增多症（血细胞比容>0.55）。一般用鼻导管吸氧，氧流量为1.0~2.0L/min，吸氧时间10~15h/

d。目的是使患者在静息状态下，达到 $PaO_2 \geq 60mmHg$ 和（或）使 SaO_2 升至90%以上。

2. 急性加重期治疗　急性加重是指咳嗽、咳痰、呼吸困难比平时加重或痰量增多或成黄痰；或者是需要改变用药方案。

（1）确定急性加重期的原因及病情严重程度，最多见的急性加重原因是细菌或病毒感染。

（2）根据病情严重程度决定门诊或住院治疗。

（3）支气管舒张药：药物同稳定期。

有严重喘息症状者可给予较大剂量雾化吸入治疗，如应用沙丁胺醇500μg或异丙托溴铵500μg，或沙丁胺醇1 000μg加异丙托溴铵250~500μg，通过小型雾化器给患者吸入治疗以缓解症状。

（4）低流量吸氧：发生低氧血症者可鼻导管吸氧，或通过文丘里（Venturi）面罩吸氧。鼻导管给氧时，吸入的氧浓度与给氧流量有关，估算公式为吸入氧浓度（%）=21+4×氧流量（L/min）。一般吸入氧浓度为28%~30%，应避免吸入氧浓度过高引起二氧化碳潴留。

（5）抗生素：当患者呼吸困难加重，咳嗽伴痰量增加、有脓性痰时，应根据患者所在地常见病原菌类型及药物敏感情况积极选用抗生素治疗。如给予β内酰胺类/β内酰胺酶抑制剂；第二代头孢菌素、大环内酯类或喹诺酮类。如门诊可用阿莫西林/克拉维酸、头孢唑肟0.25g每日3次、头孢呋辛0.5g每日2次、左氧氟沙星0.4g每日1次，莫西沙星或加替沙星0.4g每日1次；较重者可应用第三代头孢菌素如头孢曲松钠2.0g加于生理盐水中静脉滴注，每日1次。住院患者当根据疾病严重程度和预计的病原菌更积极地给予抗生素，一般多静脉滴注给药。如果找到确切的病原菌，根据药敏结果选用抗生素。

（6）糖皮质激素：对需住院治疗的急性加重期患者可考虑口服泼尼松龙30~40mg/d，也可静脉给予甲泼尼龙40~80mg每日一次。连续5~7天。

（7）祛痰剂：溴己新8~16mg，每日3次；盐酸氨溴索30mg，每日3次酌情选用。

如患者有呼吸衰竭、肺源性心脏病、心力衰竭，具体治疗方法可参阅有关章节治疗内容。

六、护理评估

评估有无吸烟、感染、理化刺激、过敏等发病因素，询问有无呼吸道防御功能降低、营养素缺乏、遗传易患因素等，了解有无诱发因素，如过度疲劳、受凉感冒、接触有害气体等。

七、护理诊断/合作性问题

1. 气体交换受损　与气道阻塞、通气不足、呼吸肌疲劳、分泌物过多和肺泡呼吸面积减少有关。
2. 清理呼吸道无效　与分泌物增多而黏稠、气道湿度减低和无效咳嗽有关。
3. 焦虑　与健康状况的改变、病情危重、经济状况有关。
4. 活动无耐力　与疲劳、呼吸困难、氧供与氧耗失衡有关。
5. 营养失调：低于机体需要量　与食欲降低、摄入减少、腹胀、呼吸困难、痰液增多有关。
6. 潜在并发症　自发性气胸、慢性肺源性心脏病、呼吸衰竭等。

八、护理措施

1. 气体交换受损

（1）休息与活动：中度以上COPD急性加重期患者应卧床休息，协助患者采取舒适体位，极重度患者宜采取身体前倾位，使辅助呼吸肌参与呼吸。视病情安排适当的活动，以不感到疲劳、不加重症状为宜。室内保持合适的温湿度，冬季注意保暖，避免直接吸入冷空气。

（2）病情观察：观察咳嗽、咳痰及呼吸困难的程度，监测动脉血气分析和水、电解质、酸碱平衡情况，警惕呼吸衰竭和自发性气胸等并发症的发生。

（3）氧疗护理：呼吸困难伴低氧血症者，遵医嘱实施控制性氧疗。一般采用鼻导管持续低流量吸氧，氧流量1~2L/min，应避免吸入氧浓度过高而引起二氧化碳潴留。提倡长期家庭氧疗，氧疗有效的指标：患者呼吸困难减轻、呼吸频率减慢、发绀减轻、心率减慢、活动耐力增加。

(4) 用药护理：遵医嘱应用抗生素、支气管舒张药和祛痰药，注意观察疗效及不良反应。

(5) 呼吸功能锻炼：COPD患者需要增加呼吸频率来代偿呼吸困难，这种代偿多数依赖于辅助呼吸肌参与呼吸，即胸式呼吸。然而胸式呼吸的效能低于腹式呼吸，患者容易疲劳，因此，护士应指导患者进行缩唇呼吸、膈式或腹式呼吸、吸气阻力器的使用等呼吸训练，以加强胸、膈呼吸肌的肌力和耐力，改善呼吸功能。

1) 缩唇呼吸：缩唇呼吸的技巧是通过缩唇形成的微弱阻力来延长呼气时间，增加气道压力，延缓气道塌陷。患者闭嘴经鼻吸气，然后通过缩唇（吹口哨样）缓慢呼气，同时收缩腹部（图2-1）。一吸气与呼气时间比为1：2或1：3。缩唇的程度与呼气流量：以能使距口唇15~20cm处、与口唇等高水平的蜡烛火焰随气流倾斜又不至于熄灭为宜。

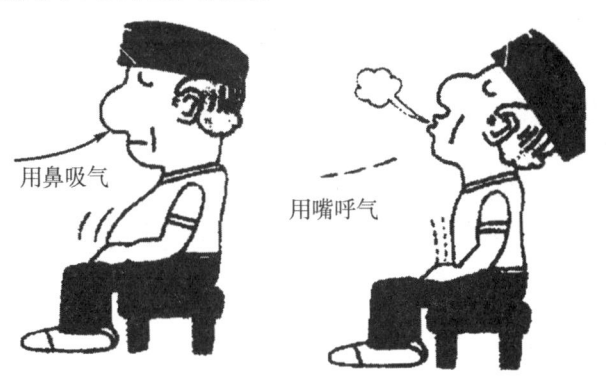

图2-1 缩唇呼吸方法

2) 膈式或腹式呼吸：患者可取立位、平卧位或半卧位，两手分别放于前胸部和上腹部。用鼻缓慢吸气时，膈肌最大程度下降，腹肌松弛，腹部凸出，手感到腹部向上抬起。呼气时经口呼出，腹肌收缩，膈肌松弛，膈肌随腹腔内压增加而上抬，推动肺部气体排出，手感到腹部下降（图2-2）。

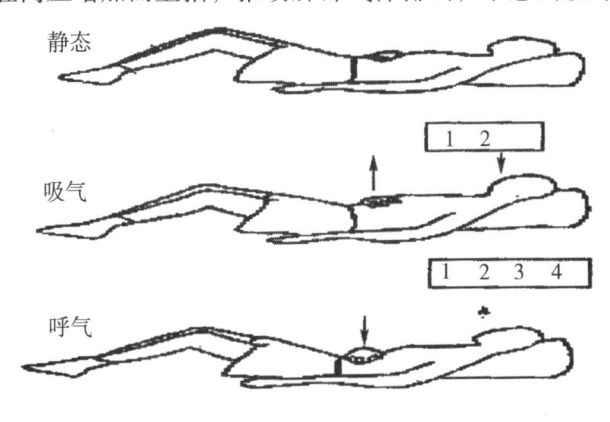

图2-2 膈式或腹式呼吸

另外，可以在腹部放置小枕头、杂志或书帮助训练腹式呼吸。如果吸气时，物体上升，证明是腹式呼吸。缩唇呼吸和腹式呼吸每天训练3~4次，每次重复8~10次。腹式呼吸需要增加能量消耗，因此只能在疾病恢复期或出院前进行训练。

2. 清理呼吸道无效

(1) 保持呼吸道通畅：及时清除呼吸道分泌物，保持呼吸道通畅，是改善通气、防止和纠正缺氧与二氧化碳潴留的前提。根据患者的情况选择合适的胸部物理治疗，必要时协助医生建立人工气道。

1) 湿化气道：痰多黏稠、难以咳出的患者需多饮水，以达到稀释痰液的目的。也可遵医嘱每天进行雾化吸入治疗。这种疗法适用于痰液黏稠不易咳出者。

2）有效咳痰：晨起时咳嗽，可排除夜间聚积在肺内的痰液；就寝前咳嗽排痰有利于患者的睡眠。咳嗽时，患者取坐位，头略前倾，双肩放松，屈膝，前臂垫枕，如有可能应使双足着地，有利于胸腔的扩展，增加咳痰的有效性。咳痰后恢复坐位，进行放松性深呼吸。深呼吸和有效咳痰还有助于防止和减少肺不张、肺炎的发生。

3）协助排痰：护士或家属协助给予胸部叩击和体位引流，有利于分泌物的排出。也可用特制的按摩器协助排痰。

4）机械吸痰：适用于痰液黏稠无力咳出、咳嗽反射减弱或消失及意识不清的患者。可经口、鼻或建立人工气道进行负压吸引。

（2）用药护理：注意观察药物疗效和不良反应。①止咳药：喷托维林是非麻醉性中枢镇咳药，不良反应有口干、恶心、腹胀、头痛等。②祛痰药：溴己新偶见恶心、转氨酶增高，消化性溃疡者慎用。盐酸氨溴索是润滑性祛痰药，不良反应较轻。

（3）病情观察：密切观察咳嗽、咳痰的情况，包括痰液的颜色、量及性状，以及咳痰是否顺畅。观察体温变化、呼吸困难情况。

3. 焦虑　与健康状况的改变、病情危重、经济状况有关。

（1）去除产生焦虑的原因：COPD 患者因长期患病、社会活动减少、经济收入降低等因素失去自信，易形成焦虑和抑郁的心理状态，部分患者因此不愿意配合治疗，护士应帮助患者消除导致焦虑的原因。

（2）帮助患者树立信心：护士应针对患者及其家属对疾病的认知和态度以及由此引起的心理、性格、生活方式等方面的改变，与患者和家属共同制定和实施康复计划，消除诱因、定期进行呼吸肌功能锻炼、坚持合理用药，减轻症状，增强战胜疾病的信心。

（3）指导患者放松技巧：教会患者缓解焦虑的方法，如听轻音乐、下棋、做游戏等娱乐活动，以分散注意力，减轻焦虑。

4. 活动无耐力　中、重度患者应休息，病情缓解后应逐渐增加全身活动。

九、护理评价

（1）患者有无咳嗽，以及能否有效地将痰咳出。听诊肺部呼吸音有无异常。患者痰液的性质和体温有无变化，感染是否得到有效控制。

（2）患者有无焦虑的心理改变。

（3）有无慢性呼吸衰竭、肺源性心脏病等并发症的出现。

十、健康指导

1. 疾病预防指导　避免各种致病因素，尤其是劝导患者戒烟是预防 COPD 的重要措施。还要避免或减少有害粉尘、烟雾或气体的吸入。防治呼吸道感染对预防 COPD 也十分重要。对于患有慢性支气管炎的患者应指导其进行肺通气功能的监测，及早发现慢性气流阻塞，及时采取措施。

2. 疾病知识指导　教会患者和家属了解虽然 COPD 是一种难以逆转的疾病，但如积极参与 COPD 的长期管理可减少急性发作，及时控制症状，延缓疾病进程。要指导患者依据呼吸困难与活动之间的关系，判断呼吸困难的严重程度，以便合理安排工作和生活。使患者理解康复锻炼的意义，发挥患者的主观能动性，制定个体化锻炼计划，进行腹式呼吸或缩唇呼吸训练等，以及步行、慢跑、气功等体育锻炼。以提高呼气相支气管内压，防止小气道过早陷闭，利于肺内气体的排出。指导患者识别使病情恶化的因素，吸烟者戒烟能有效延缓肺功能进行性下降。在呼吸道传染病流行期间，尽量避免到人群密集的公共场所。潮湿、大风、严寒气候时避免室外活动，根据气候变化及时增减衣物，避免受凉感冒。

3. 饮食指导　呼吸功的增加可使热量和蛋白质消耗增多，导致营养不良。应制定高热量、高蛋白、高维生素的饮食计划。正餐进食量不足时，应安排少量多餐，避免在餐前和进餐时过多饮水。腹胀的患者应进软食。避免进食产气食物,如汽水、啤酒、豆类、马铃薯和胡萝卜等;避免易引起便秘的食物,如油煎食物、干果、坚果等。

4. 心理指导　引导患者适应慢性疾病过程并以积极的心态对待疾病,培养生活兴趣,如听音乐、养花种草等爱好,以分散注意力,减少孤独感,缓解焦虑、紧张的精神状态。

5. 家庭氧疗指导　护士应指导患者和家属做到:①了解氧疗的目的、必要性及注意事项;②注意安全:供氧装置周围严禁烟火,防止氧气燃烧爆炸;③氧疗装置定期更换、清洁、消毒。

（许家珍）

第三章

心内科疾病护理

第一节 心力衰竭

在致病因素作用下,心功能必将受到不同程度的影响,即为心功能不全(heart insufficiency)。在疾病的早期,机体能够通过心脏本身的代偿机制以及心外的代偿措施,可使机体的生命活动处于相对恒定状态,患者无明显的临床症状和体征,此为心功能不全的代偿阶段。心力衰竭(heart failure),简称心衰,又称充血性心力衰竭,一般是指心功能不全的晚期,属于失代偿阶段,是指在多种致病因素作用下,心脏泵功能发生异常变化,导致心排血量绝对减少或相对不足,以致不能满足机体组织细胞代谢需要,患者有明显的临床症状和体征的病理过程。常见心力衰竭分类见图3-1。

近年来,很多学者将心力衰竭按危险因素和终末等级进行了分类,并指出新的治疗方式可以改善患者的生活质量。

(1) A和B阶段:指患者缺乏心力衰竭早期征象或症状,但存在有风险因素或心脏的异常,这些可能包括心脏形态和结构上的改变。

(2) C阶段:指患者目前或既往有过心力衰竭的症状,如气短等。

(3) D阶段:指患者目前有难治性心力衰竭,并适于进行特殊的进阶治疗,包括心脏移植。

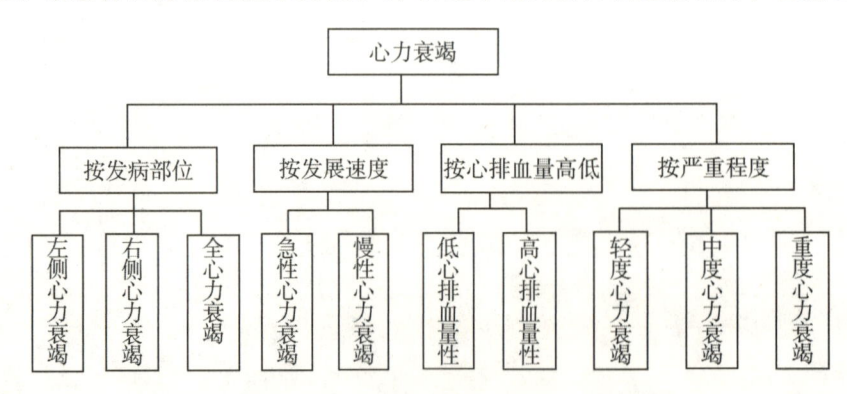

图3-1 心力衰竭的分类

一、病因与发病机制

(一)病因

1. **基本病因** 心力衰竭的关键环节是心排血量的绝对减少或相对不足,而心排血量的多少与心肌收缩性的强弱、前负荷和后负荷的高低以及心率的快慢密切相关。因此,凡是能够减弱心肌收缩性、使心脏负荷过度和引起心率显著加快的因素均可导致心力衰竭的发生。

2. 诱因

（1）感染：呼吸道感染为最多，其次是风湿热。女性患者中泌尿道感染亦常见。亚急性感染性心内膜炎也常诱发心力衰竭。

（2）过重的体力劳动或情绪激动。

（3）钠盐摄入过多。

（4）心律失常：尤其是快速性心律失常，如阵发性心动过速、心房颤动等。

（5）妊娠分娩。

（6）输液（特别是含钠盐的液体）或输血过快或过量。

（7）洋地黄过量或不足。

（8）药物作用：如利舍平类、胍乙啶、维拉帕米、奎尼丁、肾上腺皮质激素等。

（9）其他：出血和贫血、肺栓塞、室壁膨胀瘤、心肌收缩不协调，乳头肌功能不全等。

（二）发病机制

心脏有规律的协调的收缩与舒张是保障心排血量的重要前提，其中收缩性是决定心排血量的最关键因素，也是血液循环动力的来源。因此，心力衰竭发病的中心环节，主要是收缩性减弱，但也可见于舒张功能障碍，或二者兼而有之。心肌收缩性减弱的基本机制包括：①心肌结构破坏，导致收缩蛋白和调节蛋白减少。②心肌能量代谢障碍。③心肌兴奋－收缩耦联障碍。④肥大心肌的不平衡生长。

二、临床表现与诊断

（一）临床表现

1. 症状和体征　心力衰竭的临床表现与左右心室或心房受累有密切关系。左侧心力衰竭的临床特点主要是由于左心房和（或）左心室衰竭引起肺淤血、肺水肿；右侧心力衰竭的临床特点是由于右心房和（或）右心室衰竭引起体循环静脉淤血和钠水潴留。发生左侧心力衰竭后，右心也常相继发生功能损害，最终导致全心心力衰竭。出现右侧心力衰竭后，左心衰竭的症状可有所减轻。

2. 辅助检查

（1）X线：左侧心力衰竭可显示心影扩大，上叶肺野内血管纹理增粗，下叶血管纹理细，有肺静脉内血液重新分布的表现，肺门阴影增大，肺间质水肿引起肺野模糊，在两肺野外侧可见水平位的Kerley B线。

（2）心脏超声：利用心脏超声可以评价瓣膜、心腔结构、心室肥厚以及收缩和舒张功能等心脏完整功能参数。其对心室容积的测定、收缩功能和局部室壁运动异常的检出结果可靠。可检测射血分数，心脏舒张功能。

（3）血流动力学监测：除二尖瓣狭窄外，肺毛细血管楔嵌压的测定能间接反应左房压或左室充盈压，肺毛细血管楔嵌压的平均压，正常值为 <1.6kPa（12mmHg）。

（4）心脏核素检查：心血池核素扫描为评价左和右室整体收缩功能以及心肌灌注提供了简单方法。利用核素技术可以评价左室舒张充盈早期相。

（5）吸氧运动试验：运动耐量有助于评价其病情的严重性并监测其进展。运动时最大氧摄入量和无氧代谢阈（AT）。

（二）诊断

1. 急性心力衰竭（AHF）　AHF的诊断主要依靠症状和体征，辅以适当的检查，如心电图、胸部X线、生化标志物和超声心动图。

2. 慢性心力衰竭

（1）收缩性心力衰竭（SHF）：多指左侧心力衰竭，主要判定标准为心力衰竭的症状、左心腔增大、左心室收缩末容量增加和左室射血分数（LVEF）≤40%。近年研究发现BNP在心力衰竭诊断中具有较高的临床价值，其诊断心力衰竭的敏感性为94%，特异性为95%，为心力衰竭的现代诊断提供重要的方法。

（2）舒张性心力衰竭（DHF）：是指以心肌松弛性、顺应性下降为特征的慢性充血性心力衰竭，往往发生于收缩性心力衰竭前，约占心力衰竭总数的1/3，欧洲心脏病协会于1998年制定了原发性DHF的诊断标准，即必须具有以下3点：①有充血性心力衰竭的症状和体征。②LVEF≥45%。③有左心室松弛、充盈、舒张期扩张度降低或僵硬度异常的证据。这个诊断原则在临床上往往难以做到，因此Zile等经过研究认为只要患者满足以下2项就可以诊断为DHF。①有心力衰竭的症状和体征。②LVEF＞50%。

三、治疗原则

（一）急性心力衰竭

治疗即刻目标是改善症状和稳定血流动力学状态。

（二）慢性心力衰竭

慢性心力衰竭治疗原则：去除病因；减轻心脏负荷；增强心肌收缩力；改善心脏舒张功能；支持疗法与对症处理。治疗目的：纠正血流动力学异常，缓解症状；提高运动耐量，改善生活质量；防治心肌损害进一步加重；降低病死率。

1. 防治病因及诱因　如能应用药物和手术治疗基本病因，则心力衰竭可获改善。如高血压心脏病的降压治疗，心脏瓣膜病及先天性心脏病的外科手术矫治等。避免或控制心力衰竭的诱发因素，如感染，心律失常，操劳过度及甲状腺功能亢进纠正甲状腺功能。

2. 休息　限制其体力活动，以保证有充足的睡眠和休息。较严重的心力衰竭者应卧床休息。

3. 控制钠盐摄入　减少钠盐的摄入，可减少体内水潴留，减轻心脏的前负荷，是治疗心力衰竭的重要措施。在大量利尿的患者，可不必严格限制食盐。

4. 利尿药的应用　可作为基础用药。控制心力衰竭体液潴留的唯一可靠方法。应该用于所有伴有体液潴留的、有症状的心力衰竭患者。但对远期存活率、死亡率的影响尚无大宗试验验证；多与一种ACEI类或β受体阻滞药合用。旨在减轻症状和体液潴留的表现。

5. 血管扩张药的应用　是通过减轻前负荷和（或）后负荷来改善心脏功能。应用小动脉扩张药如肼屈嗪等，可以降低动脉压力，减少左心室射血阻力，增加心排血量。

6. 洋地黄类药物的应用　洋地黄可致心肌收缩力加强，可直接或间接通过兴奋迷走神经减慢房室传导。能改善血流动力学，提高左室射血分数，提高运动耐量，缓解症状；降低交感神经及肾素-血管紧张素-醛固酮（R-A-A）活性，增加压力感受器敏感性。地高辛为迄今唯一被证明既能改善症状又不增加死亡危险的强心药，地高辛对病死率呈中性作用。

7. 非洋地黄类正性肌力药物　虽有短期改善心力衰竭症状作用，但对远期病死率并无有益的作用。研究结果表明不但不能使长期病死率下降，其与安慰剂相比反而有较高的病死率。

8. 血管紧张素转换酶抑制药（ACEI类）　其作为神经内分泌拮抗药之一已广泛用于临床。可改善血流动力学，直接扩张血管；降低肾素、血管紧张素Ⅱ及醛固酮水平，间接抑制交感神经活性；纠正低血钾、低血镁，降低室性心律失常危险，减少心脏猝死（SCD）。

9. β受体阻滞药　其作为神经内分泌阻断药的治疗地位日显重要。21世纪慢性心力衰竭的主要药物是β受体阻滞药。可拮抗交感神经及R-A-A活性，阻断神经内分泌激活；减缓心肌增生、肥厚及过度氧化，延缓心肌坏死与凋亡；上调$β_1$受体密度，介导信号传递至心肌细胞；通过减缓心率而提高心肌收缩力；改善心肌松弛，增强心室充盈；提高心电稳定性，降低室性心律失常及猝死率。

四、常见护理问题

（一）有急性左侧心力衰竭发作的可能

1. 相关因素　左心房和（或）左心室衰竭引起肺淤血、肺水肿。

2. 临床表现　突发呼吸困难，尤其是夜间阵发性呼吸困难明显，患者不能平卧，只能端坐呼吸。呼吸急促、频繁，可达30-40次/min，同时患者有窒息感、面色灰白、口唇发绀、烦躁不安、大汗淋漓、皮肤湿冷、咳嗽、咳出浆液性泡沫痰，严重时咳出大量红色泡沫痰，甚至出现呼吸抑制、窒息、神志障碍、休克、猝死等。

3. 护理措施　急性左侧心力衰竭发生后的急救口诀：坐位下垂降前荷，酒精高氧吗啡静，利尿扩管两并用，强心解痉激素添。

（二）心排血量下降

1. 相关因素　与心肌收缩力降低、心脏前后负荷的改变、缺氧有关。
2. 临床表现　左、右侧心力衰竭常见的症状和体征均可出现。
3. 护理措施
（1）遵医嘱给予强心、利尿、扩血管药物，注意药效和观察不良反应以及毒性反应。
（2）保持最佳体液平衡状态：遵医嘱补液，密切观察效果；限制液体和钠的摄入量；根据病情控制输液速度，一般每分钟20~30滴。
（3）根据病情选择适当的体位。
（4）根据患者缺氧程度予（适当）氧气吸入。
（5）保持患者身体和心理上得到良好的休息：限制活动减少氧耗量；为患者提供安静舒适的环境，限制探视。
（6）必要时每日测体重，记录24h尿量。

（三）气体交换受损

1. 相关因素　与肺循环淤血，肺部感染，及不能有效排痰与咳嗽相关。
2. 临床表现
（1）劳力性呼吸困难、端坐呼吸、发绀（是指毛细血管血液内还原斑红蛋白浓度超过50g/L，是指皮肤、黏膜出现青紫的颜色，以口唇、舌、口腔黏膜、鼻尖、颊部、耳垂和指、趾末端最为明显）。
（2）咳嗽、咳痰、咯血。
（3）呼吸频率、深度异常。
3. 护理措施
（1）休息：为患者提供安静、舒适的环境，保持病房空气新鲜，定时通风换气。
（2）体位：协助患者取有利于呼吸的卧位，如高枕卧位、半坐卧位、端坐卧位。
（3）根据患者缺氧程度给予（适当）氧气吸入。
（4）咳嗽与排痰方法：协助患者翻身、拍背，利于痰液排出，保持呼吸道通畅。
（5）教会患者正确咳嗽、深呼吸与排痰方法：屏气3~5s，用力地将痰咳出来，连续2次短而有力地咳嗽。

1）深呼吸：首先，患者应舒服地斜靠在躺椅或床上，两个膝盖微微弯曲，垫几个枕头在头和肩部后作为支撑，这样的深呼吸练习，也可以让患者坐在椅子上，以患者的手臂做支撑。其次，护理者将双手展开抵住患者最下面的肋骨，轻轻挤压，挤压的同时，要求患者尽可能地用力呼吸，使肋骨突起，来对抗护理者手的挤压力。

2）年龄较大的心力衰竭患者排痰姿势：年龄较大、排痰困难的心衰患者，俯卧向下的姿势可能不适合他们，因为这样可能会压迫横膈膜，使得呼吸发生困难。可采取把枕头垫得很高，患者身体侧过来倚靠在枕头上，呈半躺半卧的姿势，这样将有助于患者排痰。

（6）病情允许时，鼓励患者下床活动，以增加肺活量。
（7）呼吸状况监测：呼吸频率、深度改变，有无呼吸困难、发绀。血气分析、血氧饱和度改变。
（8）使用血管扩张药的护理。
（9）向患者或家属解释预防肺部感染方法：如避免受凉、避免潮湿、戒烟等。

（四）体液过多

1. 相关因素　与静脉系统淤血致毛细血管压增高，R－A－A系统活性和血管加压素水平，升高使水、钠潴留，饮食不当相关。

2. 临床表现

（1）水肿：表现为下垂部位如双下肢水肿，为凹陷性，起床活动者以足、踝内侧和胫前部较明显。仰卧者则表现为骶部、腰背部、腿部水肿，严重者可发展为全身水肿，皮肤绷紧而光亮。

（2）胸腔积液：全心心力衰竭者多数存在，右侧多见，主要与体静脉压增高及胸膜毛细血管通透性增加有关。

（3）腹腔积液：多发生在心力衰竭晚期，常并发有心源性肝硬化，由于腹腔内体静脉压及门静脉压增高引起。

（4）尿量减少，体重增加。

（5）精神差，乏力，焦虑不安。

（6）呼吸短促，端坐呼吸。

3. 护理措施

（1）水肿程度的评估：每日称体重，一般在清晨起床后排空大小便而未进食前穿同样的衣服、用同样的磅秤测量。如1～2d内体重快速增加，应考虑是否有水潴留，可增加利尿药的用量，应用利尿药后尿量明显增加，水肿消退。体重下降至正常时，体重又称干体重。同时为患者记出入水量。在急性期出量大于入量，出入量的基本平衡，有利于防止或控制心力衰竭。出量为每日全部尿量、大便量、引流量，同时加入呼吸及皮肤蒸发量600～800mL。入量为饮食、饮水量、水果、输液等，每日总入量为1 500～2 000mL。

（2）体位：尽量抬高水肿的双下肢，以利于下肢静脉回流，减轻水肿的程度。

（3）饮食护理：予低盐、高蛋白饮食，少食多餐。按病情限制钠盐及水分摄入，重度水肿盐摄入量为1g/d、中度水肿3g/d、轻度水肿5g/d；还要控制含钠高的食物摄入，如腊制品、发酵的点心、味精、酱油、皮蛋、方便面、啤酒、汽水等。每日的饮水量通常一半量在用餐时摄取，另一半量在两餐之间摄入，必要时可给患者行口腔护理，以减轻口渴感。

（4）用药护理：应用强心苷和利尿药期间，监测水、电解质平衡情况，及时补钾。控制输液量和速度。

（5）保持皮肤清洁干燥，保持衣着宽松舒适，床单、衣服干净平整。观察患者皮肤水肿消退情况，定时更换体位，避免水肿部位长时间受压，避免在水肿明显的下肢深静脉输液，防止皮肤破损和压疮形成。

（五）活动无耐力

1. 相关因素　与心排血量减少，组织缺血、缺氧及胃肠道淤血引起食欲缺乏、进食减少有关。

2. 临床表现

（1）生活不能自理。

（2）活动持续时间短。

（3）主诉疲乏、无力。

3. 护理措施

（1）评估心功能状态。

（2）设计活动目标与计划，以调节其心理状况，促进活动的动机和兴趣。让患者了解活动无耐力原因及限制活动的必要性，根据心功能决定活动量。

（3）循序渐进为原则，逐渐增加患者的活动量，避免使心脏负荷突然增加。①抬高床头45°～60°，使患者半卧位。②病室内行走。③病区走廊内进行短距离的行走，然后逐渐增加距离。

（4）注意监测活动时患者心率、呼吸、面色、发现异常立即停止活动。

（5）在患者活动量允许范围内，让患者尽可能自理，为患者自理活动提供方便条件。①将患者的常用物品放置在患者容易拿到的地方。②及时巡视病房，询问患者有无生活需要，及时满足其需求。③教会患者使用节力技巧。

（6）教会患者使用环境中的辅助设，如床栏，病区走廊内、厕所内的扶手等，以增加患者的活动耐力。

（7）根据病情和活动耐力限制探视人次和时间。

（8）间断或持续鼻导管吸氧，氧流量2~3L/min，严重缺氧时4~6L/min为宜。

（六）潜在并发症：电解质紊乱

1. 相关因素

（1）全身血流动力学、肾功能及体内内分泌的改变。

（2）交感神经张力增高与R-A-A系统活性增高的代偿机制对电解质的影响。

（3）心力衰竭使Na^+-K^+-ATP酶受抑制，使离子交换发生异常改变。

（4）药物治疗可影响电解质：①袢利尿药及噻嗪类利尿药可导致低钾血症、低钠血症和低镁血症。②保钾利尿药如螺内酯可导致高钾血症。③血管紧张素转换酶抑制药（ACEI）可引起高钾血症，尤其肾功能不全的患者。

2. 临床表现

（1）低钾血症：轻度乏力至严重的麻痹性肠梗阻、肌肉麻痹、心电图的改变（T波低平、U波）、心律失常，并增加地高辛的致心律失常作用。

（2）低钠血症：轻度缺钠的患者可有疲乏、无力、头晕等症状，严重者可出现休克、昏迷，甚至死亡。

（3）低镁血症：恶心，呕吐，乏力，头晕，震颤，痉挛，麻痹，严重低镁可导致房性或室性心律失常。

（4）高钾血症：乏力及心律失常。高钾血症会引起致死性心律失常，出现以下ECG改变：T波高尖；P-R间期延长；QRS波增宽。

3. 护理措施

（1）密切监测患者的电解质，及时了解患者的电解质变化，尤其是血钾、血钠和血镁。

（2）在服用利尿药、ACEI等药物期间，密切观察患者的尿量和生命体征变化，观察患者有无因电解质紊乱引起的胃肠道反应、神志变化、心电图改变。

（3）一旦出现电解质紊乱，应立即报告医生，给予相应的处理

1）低钾血症：停用排钾利尿药及洋地黄制剂；补充钾剂，通常应用10%枸橼酸钾口服与氯化钾静脉应用均可有效吸收。传统观念认为严重低钾者可静脉补钾，静滴浓度不宜超过40mmol/L，速度最大为20mmol/h（1.5g/h），严禁用氯化钾溶液直接静脉推注。但新的观点认为在做好患者生命体征监护的情况下，高浓度补钾也是安全的。

高浓度静脉补钾有如下优点：能快速、有效地提高血钾的水平，防止低钾引起的心肌应激性及血管张力的影响；高浓度静脉补钾避免了传统的需输注大量液体，从而减轻了心脏负荷，尤其适合于心力衰竭等低钾血症患者。

高浓度补钾时的护理：①高浓度静脉补钾必须在严密的监测血清钾水平的情况下和心电监护下进行，需每1~2h监测1次血气分析，了解血清钾水平并根据血钾提高的程度来调整补钾速度，一般心力衰竭患者血钾要求控制在4.0mmol/L以上，>45mmol/L需停止补钾。②严格控制补钾速度，最好用微泵调节，速度控制在20mmol/h以内，补钾的通道严禁推注其他药物，避免因瞬间通过心脏的血钾浓度过高而致心律失常。③高浓度静脉补钾应在中心静脉管道内输注，严禁在外周血管注射，因易刺激血管的血管壁引起剧痛或静脉炎。④补钾期间应监测尿量>30mL/h，若尿量不足可结合中心静脉压（CVP）判断血容量，如为血容量不足应及时扩容使尿量恢复。⑤严密观察心电图改变，了解血钾情况，如T波低平，ST段压低，出现U波，提示低钾可能，反之T波高耸则表示有高钾血症的可能。⑥补钾的同

时也应补镁，因为细胞内缺钾的同时多数也缺镁，且缺镁也易诱发心律失常，甚至有人认为即使血镁正常也应适当补镁，建议监测血钾的同时也监测血镁的情况。

2）低钠血症：稀释性低钠血症患者对利尿药的反应很差，血浆渗透压低，因此选用渗透性利尿药甘露醇利尿效果要优于其他利尿药，联合应用强心药和袢利尿药。甘露醇100～250mL需缓慢静滴，一般控制在2～3h内静滴，并在输注到一半时应用强心药（毛花苷C），10～20min后根据患者情况静脉注射呋塞米100～200mg。

真性低钠血症利尿药的效果很差。应当采用联合应用大剂量袢利尿药和输注小剂量高渗盐水的治疗方法。补钠的量可以参照补钠公式计算。

补钠量（g）=（142mmol/L－实测血清钠）×0.55×体重（kg）/17

根据临床情况，一般第1天输入补充钠盐量的1/4～1/3，根据患者的耐受程度及血清钠的水平决定下次补盐量。具体方案1.4%～3.0%的高渗盐水150mL，30min内快速输入，如果尿量增多，应注意静脉给予10% KCl 20～40mL/d，以预防低钾血症。入液量为1 000mL，每天测定患者体重、24h尿量、血电解质和尿的实验室指标。严密观察心肺功能等病情变化，以调节剂量和滴速，一般以分次补给为宜。

3）低镁血症：有症状的低镁血症：口服2～4mmol/kg体重，每8～24h服1次。补镁的过程中应注意不要太快，如过快会超过肾阈值，导致镁从尿液排出。无症状者亦应口服补充。不能口服时，也可用50%硫酸镁20mL溶于50%葡萄糖1 000mL静滴，缓慢滴注。通常需连续应用3～5d才能纠正低镁血症。

4）高钾血症：出现高钾血症时，应立即停用保钾利尿药，纠正酸中毒；静注葡萄糖酸钙剂对抗高钾对心肌传导的作用，这种作用是快速而短暂的，一般数分钟起作用，但只维持不足1h。如ECG改变持续存在，5min后再次应用。为了增加钾向细胞内的转移，应用胰岛素10U加入50%葡萄糖50mL静滴可在10～20min内降低血钾，此作用可持续4～6h；应用袢利尿药以增加钾的肾排出；肾功能不全的严重高血钾（>7mmol/L）患者应当立即给予透析治疗。

（七）潜在的并发症：洋地黄中毒

1. 相关因素　与洋地黄类药物使用过量、低血钾等因素有关。

2. 临床表现

（1）胃肠道反应：一般较轻，常见食欲缺乏、恶心、呕吐、腹泻、腹痛。

（2）心律失常：服用洋地黄过程中，心律突然转变，是诊断洋地黄中毒的重要依据。如心率突然显著减慢或加速，由不规则转为规则，或由规则转为有特殊规律的不规则。洋地黄中毒的特征性心律失常有：多源性室性期前收缩呈二联律，特别是发生在心房颤动基础上；心房颤动伴完全性房室传导阻滞与房室结性心律；心房颤动伴加速的交接性自主心律呈干扰性房室分离；心房颤动频发交界性逸搏或短阵交界性心律；室上性心动过速伴房室传导阻滞；双向性交界性或室性心动过速和双重性心动过速。洋地黄引起的不同程度的窦房和房室传导阻滞也颇常见。应用洋地黄过程中出现室上性心动过速伴房室传导阻滞是洋地黄中毒的特征性表现。

（3）神经系统表现：可有头痛、失眠、忧郁、眩晕，甚至神志错乱。

（4）视觉改变：可出现黄视或绿视以及复视。

（5）血清地高辛浓度>2.0ng/mL。

3. 护理措施

（1）遵医嘱正确给予洋地黄类药物。

（2）熟悉洋地黄药物使用的适应证、禁忌证和中毒反应，若用药前心率<60/min，禁止给药。

用药适应证：心功能Ⅱ级以上各种心力衰竭，除非有禁忌证，心功能Ⅲ、Ⅳ级收缩性心力衰竭，窦性心律的心力衰竭。

用药禁忌证：预激综合征并心房颤动，二度或三度房室传导阻滞，病态窦房结综合征无起搏器保护者，低血钾。

洋地黄中毒敏感人群：老年人；急性心肌梗死（AMD）、心肌炎、肺心病、重度心力衰竭；肝、肾功能不全；低钾血症、贫血、甲状腺功能减退症。

使地高辛浓度升高的药物：奎尼丁、胺碘酮、维拉帕米。

（3）了解静脉使用毛花苷C的注意事项：需稀释后才能使用，成人静脉注射毛花苷C洋地黄化负荷剂量为0.8mg，首次给药0.2mg或0.4mg稀释后静脉推注，每隔2~4h可追加0.2mg，24h内总剂量不宜超过0.8~1.2mg。对于易于发生洋地黄中毒及24h内用过洋地黄类药物者应根据情况酌情减量或减半量给药。推注时间一般15~20min，推注过程中密切观察患者心律和心率的变化，一旦心律出现房室传导阻滞、长间歇、心率<60/min，均应立即停止给药，并通知医生。

（4）注意观察患者有无洋地黄中毒反应的发生。

（5）一旦发生洋地黄中毒，及时处理洋地黄制剂的毒性反应：①临床中毒患者立即停药，同时停用排钾性利尿药，重者内服不久时立即用温水、浓茶或1∶2 000高锰酸钾溶液洗胃，用硫酸镁导泻。②内服通用解毒药或鞣酸蛋白3~5g。③发生少量期前收缩或短阵二联律时可口服10%氯化钾液10~20mL，每日3~4次，片剂有发生小肠炎、出血或肠梗阻的可能，故不宜用。如中毒较重，出现频发的异位搏动，伴心动过速、室性心律失常时，可静脉滴注氯化钾，注意用钾安全。④如有重度房室传导阻滞、窦性心动过缓、窦房阻滞、窦性停搏、心室率缓慢的心房颤动及交界性逸搏心律等，根据病情轻重酌情采用硫酸阿托品静脉滴注、静脉注射或皮下注射。⑤当出现洋地黄引起的各种快速心律失常时如伴有房室传导阻滞的房性心动过速和室性期前收缩等患者，苯妥英钠可称为安全有效的良好药物，可用250mg稀释于20mL的注射用水或生理盐水中（因为强碱性，不宜用葡萄糖液稀释），于5~15min内注射完，待转为窦性心律后，用口服法维持，每次0.1g，每日3~4次。⑥出现急性快速型室性心律失常，如频发室性期前收缩、室性心动过速、心室扑动及心室颤动等，可用利多卡因50~100mg溶于10%葡萄糖溶液20mL，在5min内缓慢静脉注入，若无效可取低限剂量重复数次，间隔20min，总量不超过300mg，心律失常控制后，继以1~3mg/min静脉滴注维持。

除上述方法外，电起搏对洋地黄中毒诱发的室上性心动过速和引起的完全性房室传导阻滞且伴有阿-斯综合征者是有效而适宜的方法。前者利用人工心脏起搏器发出的电脉冲频率，超过或接近心脏的异位频率，通过超速抑制而控制异位心律；后者是采用按需型人工心脏起搏器进行暂时性右室起搏。为避免起搏电极刺激诱发严重心律失常，应同时合用苯妥英钠或利多卡因。

（八）焦虑

1. 相关因素　与疾病的影响、对治疗及预后缺乏信心、对死亡的恐惧有关。
2. 临床表现　精神萎靡、消沉、失望；容易激动；夜间难以入睡；治疗、护理欠合作。
3. 护理措施

（1）患者出现呼吸困难、胸闷等不适时，守候患者身旁，给患者以安全感。
（2）耐心解答患者提出的问题，给予健康指导。
（3）与患者和家属建立融洽关系，避免精神应激，护理操作要细致、耐心。
（4）尽量减少外界压力刺激，创造轻松和谐的气氛。
（5）提供有关治疗信息，介绍治疗成功的病例，注意正面效果，使患者树立信心。
（6）必要时寻找合适的支持系统，如单位领导和家属对患者进行安慰和关心。

五、健康教育

（一）心理指导

急性心力衰竭发作时，患者因不适而烦躁。护士要以亲切语言安慰患者，告知患者尽量做缓慢深呼吸，采取放松疗法，稳定情绪，配合治疗及护理，才能很快缓解症状。长期反复发病患者，需保持情绪稳定，避免焦虑、抑郁、紧张及过度兴奋，以免诱发心力衰竭。

（二）饮食指导

（1）提供令人愉快、舒畅的进餐环境，避免进餐时间进行治疗；饮食宜少食多餐、不宜过饱，在食欲最佳的时间进食，宜进食易消化、营养丰富的食物。控制钠盐的摄入，每日摄入食盐5g以下。对使用利尿药患者，由于在使用利尿药的同时，常伴有体内电解质的排出，容易出现低血钾、低血钠等电解质紊乱，并容易诱发心律失常、洋地黄中毒等，可指导患者多食香蕉、菠菜、苹果、橙子等含钾高的食物。

（2）适当控制主食和含糖零食，多吃粗粮、杂粮，如玉米、小米、荞麦等；禽肉、鱼类，以及核桃仁、花生、葵花子等硬果类含不饱和脂肪酸较多，可多用；多食蔬菜和水果，不限量，尤其是超体重者，更应多选用带色蔬菜，如菠菜、油菜、番茄、茄子和带酸味的新鲜水果，如苹果、橘子、山楂，提倡吃新鲜蔬菜；多用豆油、花生油、菜油及香油等植物油；蛋白质按2g/kg供给，蛋白尽量多用黄豆及其制品，如豆腐、豆干、百叶等，其他如绿豆、赤豆。

（3）禁忌食物：限制精制糖，包括蔗糖、果糖、蜂蜜等单糖类；最好忌烟酒，忌刺激性食物及调味品，忌油煎、油炸等烹调方法；少用猪油、黄油等动物油烹调；禁用动物脂肪高的食物，如猪肉、牛肉、羊肉及含胆固醇高的动物内脏、动物脂肪、蛋黄等；食盐不宜多用，每天2~4g；含钠味精也应适量限用。

（三）作息指导

减少干扰，为患者提供休息的环境，保证睡眠时间。有呼吸困难者，协助患者采取适当的体位。教会患者放松疗法如局部按摩、缓慢有节奏的呼吸或深呼吸等。根据不同的心功能采取不同的活动量。在患者活动耐力许可范围内，鼓励患者尽可能生活自理。教会患者保存体力，减少氧耗的技巧，在较长时间活动中穿插休息，日常用品放在易取放位置。部分自理活动可坐着进行，如刷牙、洗脸等。心力衰竭症状改善后增加活动量时，首先是增加活动时间和频率，然后才考虑增加运动强度。运动方式可采取半坐卧、坐起、床边摆动肢体、床边站立、室内活动、短距离步行。

（四）出院指导

（1）避免诱发因素，气候转凉时及时添加衣服，预防感冒。
（2）合理休息，体力劳动不要过重，适当的体育锻炼以提高活动耐力。
（3）进食富含维生素、粗纤维食物，保持大便通畅。少量多餐，避免过饱。
（4）强调正确按医嘱服药，不随意减药或撤换药的重要性。
（5）定期门诊随访，防止病情发展。

（王丽英）

第二节 高血压

高血压是一种以动脉压升高为主要特征，同时伴有心、脑、肾、血管等靶器官功能性或器质性损害以及代谢改变的全身性疾病。我国目前采用的高血压诊断标准是《2005年中国高血压诊治指南》，是在未用抗高血压药情况下，收缩压≥140mmHg和（或）舒张压≥90mmHg，按血压水平将高血压分为3级。收缩压≥140mmHg和舒张压<90mmHg单列为单纯性收缩期高血压。患者既往有高血压史，目前正在用抗高血压药，血压虽然低于140/90mmHg，亦应该诊断为高血压（表3-1）。

表3-1 高血压诊断标准

类别	收缩压（mmHg）	舒张压（mmHg）
正常血压	<120	<80
正常高值	120~139	80~89
高血压	≥140	≥90
1级高血压（轻度）	140~159	90~99
2级高血压（中度）	160~179	100~109
3级高血压（重度）	≥180	≥110
单纯收缩期高血压	≥140	<90

注：若患者的收缩压与舒张压分属不同的级别时，则以较高的分级为准。单纯收缩期高血压也可按照收缩压水平分为1、2、3级。

临床上高血压见于两类疾病，第一类为原发性高血压，又称高血压病，是一种以血压升高为主要临床表现而病因尚不明确的独立疾病（占所有高血压病患者的90%以上）。第二类为继发性高血压，又称症状性高血压，在这类疾病中病因明确，高血压是该种疾病的临床表现之一，血压可暂时性或持续性升高，如继发于急慢性肾小球肾炎、肾动脉狭窄等肾疾病之后的肾性高血压；继发于嗜铬细胞瘤等内分泌疾病之后的内分泌性高血压；继发于脑瘤等疾病之后的神经源性高血压等。

一、病因和发病机制

（一）病因

高血压的病因尚未完全明了，可能与下列因素有关。

(1) 遗传因素：调查表明，60%左右的高血压病患者均有家族史，但遗传的方式未明。某些学者认为属单基因常染色体显性遗传，但也有学者认为属多基因遗传。

(2) 环境因素：包括饮食习惯（如饮食中热能过高以至肥胖或超重，高盐饮食等）、职业、噪声、吸烟、气候改变、微量元素摄入不足和水质硬度等。

(3) 神经精神因素：缺少运动或体力活动，精神紧张或情绪创伤与本病的发生有一定的关系。

（二）发病机制

有关高血压的发病原理的学说较多，包括精神神经源学说、内分泌学说、肾源学说、遗传学说以及钠盐摄入过多学说等。各种学说各有其根据，综合起来认为高级神经中枢功能失调在发病中占主导地位，体液、内分泌因素、肾脏以及钠盐摄入过多也参与本病的发病过程。

外界环境的不良刺激以及某些不利的内在因素，引起剧烈、反复、长时间的精神紧张和情绪波动，导致大脑皮质功能障碍和下丘脑神经内分泌中枢功能失调。由此可通过下列几条途径促使周围小动脉痉挛，进而形成高血压：①皮质下血管舒缩中枢形成了以血管收缩神经冲动占优势的兴奋灶，引起细小动脉痉挛，外周血管阻力增加，血压增高。②大脑皮质功能失调可引起神经垂体释放更多的血管升压素，后者可直接引起小动脉痉挛，也可通过肾素－醛固酮系统，引起钠潴留，进一步促使小动脉痉挛。③大脑皮质功能失调也可引起垂体前叶促肾上腺皮质激素（ACTH）和肾上腺皮质激素分泌增加，促使钠潴留。④大脑皮质功能失调还可引起肾上腺髓质激素分泌增多，后者可直接引起小动脉痉挛，也可通过增加心排血量进一步加重高血压。

二、临床表现

（一）一般表现

大多数的高血压患者在血压升高早期仅有轻微的自觉症状，如头痛、头晕、失眠、耳鸣、烦躁、工作和学习精力不易集中，容易出现疲劳等。

（二）并发症

疼痛或出现颈背部肌肉酸痛紧张感。血压持久升高可导致心、脑、肾、血管等靶器官受损的表现。当出现心慌、气促、胸闷、心前区疼痛时表明心脏已受累；出现尿频、多尿、尿液清淡时表明肾脏受累；如果高血压患者突然出现神志不清、呼吸深沉不规则、大小便失禁等提示可能发生脑出血；如果是逐渐出现一侧肢体活动不利、麻木甚至麻痹应当怀疑是否有脑血栓的形成。

（三）高血压危险度分层

心血管危险因素和靶器官受损的情况：

(1) 低危组：男性年龄<55岁、女性年龄<65岁，高血压1级、无其他危险因素者，属低危组。典型情况下，10年随访中患者发生主要心血管事件的危险<15%。

(2) 中危组：高血压2级或1～2级同时有1～2个危险因素，患者应否给予药物治疗，开始药物治疗前应经多长时间的观察，医生需予十分缜密的判断。典型情况下，该组患者随后10年内发生主要心血管事件的危险15%~20%，若患者属高血压1级，兼有一种危险因素，10年内发生心血管事件危险约15%。

（3）高危组：高血压水平属1级或2级，兼有3种或更多危险因素、兼患糖尿病或靶器官损害或高血压水平属3级但无其他危险因素患者属高危组。典型情况下，他们随后10年间发生主要心血管事件的危险20%~30%。

（4）很高危组：高血压3级同时有1种以上危险因素或兼患糖尿病或靶器官损害，或高血压1~3级并有临床相关疾病。典型情况下，随后10年间发生主要心血管事件的危险≥30%，应迅速开始最积极的治疗。

（四）几种特殊高血压类型

1. 高血压危象　在高血压疾病发展过程中，因为劳累、紧张、精神创伤、寒冷所诱发，出现烦躁不安、心慌、多汗、手足发抖、面色苍白、异常兴奋等临床表现，可伴有心绞痛、心力衰竭，也可伴有高血压脑病的临床表现。血压升高以收缩压升高为主，往往收缩压>200mmHg。

2. 高血压脑病　在高血压疾病发展过程中，因为劳累、紧张、情绪激动等诱发，急性脑血液循环障碍，引起脑水肿和颅内压增高，出现头痛、呕吐、烦躁不安、心跳慢，视物模糊、意识障碍甚至昏迷等临床表现。血压升高以舒张压升高为主，往往舒张压>120mmHg。

3. 恶性高血压　又称急进性高血压，是指舒张压和收缩压均显著增高，病情进展迅速，常伴有视网膜病变，多见于青年人，常常出现头晕、头痛、视物模糊、心慌、气短、体重减轻等临床表现，舒张压常>130mmHg，易并发心、脑、肾等重要脏器的严重并发症，短时间内可因肾衰竭而死亡。

三、治疗

（一）药物治疗

临床上常用的降压药物主要有六大类：利尿药、α-受体阻断药、钙通道阻滞药（CCBs）、血管紧张素转换酶抑制药（ACED）、β-受体阻断药以及血管紧张素Ⅱ受体拮抗药（ARBs）。临床试验结果证实几种降血压药物，均能减少高血压并发症。

1. 治疗目标　抗高血压治疗的最终目标是减少心血管和肾脏疾病的发病率和病死率。多数高血压患者，特别是50岁以上者SBP达标时，DBP也会达标，治疗重点应放在SBP达标上。普通高血压患者降至140/90mmHg以下，糖尿病、肾病等高危患者降压目标是<130/80mmHg以下，老年高血压患者的收缩压降至150mmHg以下。

需要说明的是，降压目标是140/90mmHg以下，而不仅仅是达到140/90mmHg。如患者耐受，还可进一步降低，如对年轻高血压患者可降至130/80mmHg或120/80mmHg。

2. 治疗原则　高血压的治疗应全面考虑患者的血压升高水平、并存的危险因素、临床情况，以及靶器官损害，确定合理的治疗方案。对不同危险等级的高血压患者应采用不同的治疗原则。选择抗高血压药物时应考虑对其他伴随疾病存在有利和不利的影响。

（1）潜在的有利影响：噻嗪类利尿药有助于延缓骨质疏松患者的矿物质脱失。β-受体阻断药可治疗心房快速房性心律失常或心房颤动，偏头痛，甲亢（短期应用），特发性震颤或手术期高血压。CCBs治疗雷诺综合征和某些心律失常。α-受体阻断药可治疗前列腺疾病。

（2）潜在的不利影响：噻嗪类利尿药慎用于痛风或有明显低钠血症史的患者。β-受体阻断药禁用于哮喘、反应性气道疾病、二度或三度心脏传导阻滞。ACEI和ARBs不适于准备怀孕的妇女，禁用于孕妇。ACEI不适于有血管性水肿病史的患者。醛固酮拮抗药和保钾利尿药会导致高钾血症，应避免用于服药前血清钾超过5.0mEq/L的患者。

3. 治疗的有效措施

（1）降低高血压患者的血压水平是预防脑卒中及冠心病的根本，只要降低高血压患者的血压水平，就对患者有益处。

(2）由于大多数高血压患者需要两种或以上药物联合应用才能达到目标血压，故提倡小剂量降压药的联合应用或固定剂量复方制剂的应用。

(3）利尿药、β-受体阻断药、ACE抑制药、钙通道阻滞药、血管紧张素受体拮抗药及小剂量复方制剂均可作为初始或维持治疗高血压的药物。

(4）推荐应用每日口服1次，降压效果维持24h的降压药，强调长期有规律的抗高血压治疗，达到有效、平稳、长期控制的要求。

（二）非药物治疗

非药物治疗是高血压的基础治疗，主要通过改善不合理的生活方式，减低危险因素水平，进而使血压水平下降。对1级高血压患者，仅通过非药物治疗就有可能使血压降至正常水平。对于必须接受药物治疗的2、3级高血压患者，非药物治疗可以提高药物疗效，减少药物用量，从而降低药物的不良反应，减少治疗费用（表3-2）。

表3-2 防治高血压的非药物措施

措施	目标	收缩压下降范围
减重	减少热量，膳食平衡，增加运动，BMI保持（20~24）kg/m³	（5~20）mmHg/减重10kg
膳食限盐	北方首先将每人每日平均食盐量降至8g，以后再降至6g，南方可控制在6g以下	2~8mmHg
减少膳食脂肪	总脂肪<总热量的30%，饱和脂肪<10%，增加新鲜蔬菜每日400~500g，水果100g，肉类50~100g，鱼虾类50g蛋类每周3~4枚，奶类每日250g，每日食油20~25g，少吃糖类和甜食	-
增加及保持适当体力活动	一般每周运动3~5次，每次持续20~60min。如运动后自我感觉良好，且保持理想体重，则表明运动量和运动方式合适	4~9mmHg
保持乐观心态，提高应激能力	通过宣教和咨询，提高人群自我防病能力。提倡选择适合个体的体育、绘画等文化活动，增加老年人社交机会，提高生活质量	-
戒烟、限酒	不吸烟；不提倡饮酒，如饮酒，男性每日饮酒精量不超过25g，即葡萄酒小于100~150mL（相当于2~3两），或啤酒小于250~500mL（相当于0.5~1斤），或白酒小于25~50mL（相当于0.5~1两）；女性则减半量，孕妇不饮酒。不提倡饮高度烈性酒。高血压及心脑血管病患者应尽量戒酒	2~4mmHg

注：BMI：体重指数=体重/身高²（kg/m²）。

（三）特殊人群高血压治疗方案

1. **老年高血压** 65岁以上的老年人中2/3以上有高血压，老年人降压治疗强调平缓降压，应给予长效制剂，对可耐受者应尽可能降至140/90mmHg以下，但舒张压不宜低于60mmHg，否则是预后不佳的危险因素。

2. **糖尿病** 常合并血脂异常、直立性低血压、肾功能不全、冠心病，选择降压药应兼顾或至少不加重这些异常。

3. **冠心病** 高血压合并冠心病的患者发生再次梗死或猝死的机会要高于不合并高血压的冠心病患者，它们均与高血压有直接关系，应积极治疗。研究显示，伴有冠心病的高血压患者，不论选用β-受体阻断药还是钙通道阻滞药，作为控制血压的一线药物，最后结果是一样的。

4. **脑血管病** 对于病情稳定的非急性期脑血管病患者，血压水平应控制在140/90mmHg以下。急性期脑血管病患者另作别论。

5. **肾脏损害** 血肌酐<221μmol/L，首选ACEI，因其对减少蛋白尿及延缓肾病变的进展有利；血肌酐>265μmol/L应停用ACEI，可选择钙通道阻滞药、α-受体阻断药、β-受体阻断药。伴有肾脏损害或有蛋白尿的患者（24h蛋白尿>1g），控制血压宜更严格。

6. **妊娠高血压** 因妊娠早期的血管扩张作用，在妊娠20周前，轻度高血压的患者不需药物治疗，从16周至分娩通常使用的较为安全的药物包括：甲基多巴、β-受体阻滞药、肼屈嗪（短期），降低所有的心血管危险因素，须停止吸烟。改变生活方式产生的效果与量和时间有关，某些人的效果更好。

四、高血压病常见护理问题

（一）疼痛：头痛

1. 相关因素　与血压升高有关。
2. 临床表现　头部疼痛。
3. 护理措施

（1）评估患者头痛的情况，如头痛程度（长海痛尺）、持续时间、是否伴有恶心、呕吐、视物模糊等伴随症状。

（2）尽量减少或避免引起或加重头痛的因素，保持病室环境安静，减少探视，护理人员做到操作轻、说话轻、走路轻、关门轻，保证患者有充足的睡眠。

（3）向患者讲解引起头痛的原因，嘱患者合理安排工作和休息，避免劳累、精神紧张、情绪激动等，戒烟、酒。

（4）指导患者放松的技巧，如听轻音乐、缓慢呼吸等。

（5）告知患者控制血压稳定和坚持长期、规律服药的重要性，加强患者的服药依从性。

（二）活动无耐力

1. 相关因素　与并发心力衰竭有关。
2. 临床表现　乏力，轻微活动后即感呼吸困难、无力等。
3. 护理措施

（1）告知患者引起乏力的原因，尽量减少增加心脏负担的因素，如剧烈活动等。

（2）评估患者心功能状态，评估患者活动情况，根据患者心功能情况制定合理的活动计划。督促患者坚持动静结合，循序渐进增加活动量。

（3）嘱患者一旦出现心慌、呼吸困难、胸闷等情况应立即停止活动，保证休息，并一次作为最大活动量的指征。

（三）有受伤的危险

1. 相关因素　与头晕、视物模糊有关。
2. 临床表现　头晕、眼花、视物模糊，严重时可出现晕厥。
3. 护理措施

（1）警惕急性低血压反应，避免剧烈运动、突然改变体位，改变体位时动作应缓慢，特别是夜间起床时；服药后不要站立太久，因为长时间的站立会使腿部血管扩张，血流增加，导致脑部供血不足；避免用过热的水洗澡，防止周围血管扩张导致晕厥。

（2）如出现晕厥、恶心、乏力时应立即平卧，头低足高位，促进静脉回流，增加脑部的血液供应。上厕所或外出应有人陪伴，若头晕严重应尽量卧床休息，床上大小便。

（3）避免受伤，活动场所应灯光明亮，地面防滑，厕所安装扶手，房间应减少障碍物。

（4）密切检测血压的变化，避免血压过高或过低。

（四）执行治疗方案无效

1. 相关因素　与缺乏相应治疗知识和治疗长期性、复杂性有关。
2. 临床表现　不能遵医嘱按时服药。
3. 护理措施

（1）告知患者按时服药的重要性，不能血压正常时就自行停药。

（2）嘱患者定期门诊随访，监测血压控制情况。

（3）坚持服药的同时还要注意观察药物的不良反应，如使用利尿药时应注意监测血钾水平，防止低血钾；用β-受体阻断药应注意其抑制心肌收缩力、心动过缓、支气管痉挛、低血糖等不良反应；使用血管紧张素转换酶（ACE）抑制应注意其头晕、咳嗽、肾功能损害等不良反应。

（五）潜在并发症：高血压危重症

1. 相关因素　与血压短时间突然升高。
2. 临床表现　在高血压病病程中，患者血压显著升高，出现头痛、烦躁、心悸、气急、恶心、呕吐、视物模糊等。
3. 护理措施

（1）患者应进入加强监护室，绝对卧床休息，避免一切不良刺激，保证良好的休息环境。持续监测血压和尽快应用适合的降压药。

（2）安抚患者，做好心理护理，严密观察患者病情变化。

（3）迅速减压，静脉输注降压药，1h使平均动脉血压迅速下降但不超过25%，在以后的2~6h内血压降至160/（100~110）mmHg。血压过度降低可引起肾、脑或冠脉缺血。如果这样的血压水平可耐受和临床情况稳定，在以后24~48h逐步降低血压达到正常水平。

（4）急症常用降压药有硝普钠（静脉）、尼卡地平、乌拉地尔、二氮嗪、肼屈嗪、拉贝洛尔、艾司洛尔、酚妥拉明等。用药时注意效果以及有无不良反应，如静滴硝酸甘油等药物时应注意监测血压变化。

（5）向患者讲明遵医嘱按时服药，保证血压稳定的重要性，争取患者及家属的配合。

（6）告知患者如出现血压急剧升高、剧烈头痛。呕吐等不适应及时来院就诊。

（7）协助生活护理，勤巡视病房，勤询问患者的生活需要。

五、健康教育

高血压的健康教育就是根据文化、经济、环境和地理的差异，针对不同的目标人群采用多种形式进行信息的传播，公众教育应着重于宣传高血压的特点、原因和并发症的有关知识；它的可预防性和可治疗性，以及生活方式在高血压的预防和治疗中的作用。尤其应针对不同人群开展不同内容的健康教育。

（一）随访教育

1. 教育诊断　确定患者的目前行为状况、知识、技能水平和学习能力、态度和信念以及近期内患者首先要采取改变的问题。
2. 咨询指导　指导要具体化，行为改变从小量开始，多方面的参与支持，从各方面给患者持续的一致的正面的健康信息可加强患者行为的改变。要加强家庭和朋友的参与全体医务人员的参与。
3. 随访和监测　定期随访患者，及时评价和反馈，并继续设定下一步的目标，可使患者改变的行为巩固和持续下去。一旦开始应用抗高血压药物治疗，多数患者应每月随诊，调整用药直至达到目标血压。2级高血压或有复杂并发症的患者应增加随访的次数。每年至少监测1或2次血钾和肌酐。如血压已达标并保持稳定，可每隔3~6个月随访1次。如有伴随疾病如心力衰竭；或合并其他疾病如糖尿病；或实验室检查的需要均会影响随诊的频率。其他的心血管危险因素也应达到相应的治疗目标，并大力提倡戒烟。由于未控制的高血压患者服用小剂量阿司匹林脑出血的危险增加，只有在血压控制的前提下，才提倡小剂量阿司匹林治疗。

（二）饮食指导

在利尿药及其他降压药问世以前，高血压的治疗主要以饮食为主，随着药物学的发展，饮食治疗逐渐降至次要地位。然而近年来关于高血压病病因和发病机制的研究又促进入们重新评价营养在本病防治中的重要作用。其主要原因是由于：第一，高血压病作为一种常见病，其发生与环境因素，特别是与营养因素密切相关；第二，现有的各种降压药物均有一定的不良反应，而营养治疗不仅具有一定的疗效，而且合乎生理，因此更适宜于大规模人群的防治。

1. 营养因素在高血压痛防治中的作用

(1) 钠和钾的摄入与高血压病的发病和防治有关：首先，流行病学方面大量资料表明，高血压病的发病率与居民膳食中钠盐摄入量呈显著正相关；其次，临床观察发现，不少轻度高血压患者，只需中度限制钠盐摄入，即可使其血压降至正常范围。即使是重度或顽固性高血压病患者，低盐饮食也常可增加药物疗效，减少用药剂量。第三，动物实验表明，钠盐摄入过多可使小鸡和大鼠形成高血压，血压增高的程度与盐量成正比。进一步研究还表明，钠盐对血压的影响与遗传因素有关。通过近亲交配所产生的对盐敏感的大鼠，即使喂以钠盐不高的饲料，也可产生高血压。钠盐摄入过多引起高血压的机制尚未明了。据认为可能与细胞外液扩张，心排血量增加，组织过分灌注，以至造成周围血管阻力增加和血压增高。有人发现高血压患者小动脉中每单位干重所含钠盐较正常人为高，这可使动脉壁增厚，血管阻力增加，也可使血管的舒缩性发生改变。

钾不论动物实验或人体观察均提示其具有对抗钠所引起的不利作用。临床观察表明，氯化钾可使血压呈规律性下降，而氯化钠则可使之上升。

(2) 水质硬度和微量元素：软水地区高血压的发病率较硬水地区为高，这可能与微量元素镉有关。动物实验已证明，镉可引起大鼠的高血压，而当用镉的螯合剂时则可使其逆转。上海市高血压病研究所发现不论健康人或高血压患者的血压增高与血中镉含量的对数呈正相关。锌具有对抗镉的作用，其含量降低可使血压升高。此外，也有报道提到镁对高血压患者具有扩张血管作用，能使大多数类型患者的心排血量增加。

(3) 其他因素：包括热能、蛋白质、糖类和脂肪等也与本病的发生和防治有一定的联系。

2. 防治措施

(1) 限制钠盐摄入：健康成人每天钠的需要量仅为200mg（相当于0.5g食盐）。WHO建议每人每日食盐量不超过6g。我国膳食中约80%的钠来自烹调或含盐高的腌制品，因此限盐首先要减少烹调用盐及含盐高的调料，少食各种咸菜及盐腌食品。根据WHO的建议，北方居民应减少日常用盐一半，南方居民减少1/3。

(2) 减少膳食脂肪，补充适量优质蛋白质：有流行病学资料显示，即使不减少膳食中的钠和不减重，如果将膳食脂肪控制在总热量25%以下，P/S比值维持在1，连续40d可使男性SBP和DBP下降12%，女性下降5%。有研究表明每周吃鱼4次以上与吃鱼最少的相比，冠心病发病率减少28%。

建议改善动物性食物结构，减少含脂肪高的猪肉，增加含蛋白质较高而脂肪较少的禽类及鱼类。蛋白质占总热量15%左右，动物蛋白占总蛋白质20%。蛋白质质量依次为：奶、蛋；鱼、虾；鸡、鸭；猪、牛、羊肉；植物蛋白，其中豆类最好。

(3) 注意补充钾和钙：研究资料表明钾与血压呈明显负相关，中国膳食低钾、低钙，因此要增加含钾多、含钙高的食物，如绿叶菜、鲜奶、豆类制品等。这一点在使用利尿药，特别是当血钾含量偏低时尤为重要。

(4) 多吃蔬菜和水果：增加蔬菜或水果摄入，减少脂肪摄入可使SBP和DBP有所下降。素食者比肉食者有较低的血压，其降压的作用可能基于水果、蔬菜、食物纤维和低脂肪的综合作用。人类饮食应以素食为主，适当肉量最理想。

(5) 限制饮酒：尽管有研究表明非常少量饮酒可能减少冠心病发病的危险，但是饮酒和血压水平及高血压患病率之间却呈线性相关，大量饮酒可诱发心脑血管事件发作。因此不提倡用少量饮酒预防冠心病，提倡高血压患者应戒酒，因饮酒可增加服用降压药物的耐药性。如饮酒，建议每日饮酒量应为少量，男性饮酒的酒精不超过25g，即葡萄酒<100~150mL，或啤酒<250~500mL，或白酒<25~50mL；女性则减半量，孕妇不饮酒。不提倡饮高度烈性酒。WHO对酒的新建议是越少越好。

(三) 心理护理

1. 评估患者　通过问诊了解患者的家庭、社会、文化状况及行为，分析患者的心理，向患者解释造成高血压病最主要的原因及疾病的转归，再向患者说明高血压病可以控制，甚至可以治愈，从而以增强患者战胜疾病的信心。

2. 克服心理障碍　针对中年高血压患者存在的不良心理进行施护。麻痹大意心理：自以为年轻，身强力壮，采取无所谓的态度。针对这种心理首先要唤起患者对疾病的重视，使之认识到防治高血压病的重要性，在调养方法和注意事项上给予正确的引导，使之配合医师治疗，同时给患者制定个体化健康教育计划，并调动家属参与治疗活动，配合医护完成治疗任务，使之早日康复；焦虑、紧张、恐惧心理：一些患者，认为得了高血压病就是终身疾病，而且还会得心脑血管病，于是，久而久之产生焦虑恐惧心理。采取的措施是暗示诱导，应诱导患者使其注意力从一个客体转移到另一个客体，从而打破原来心理上存在的恶性循环，保持乐观情绪，轻松愉快地接受治疗，以达到防病治病的目的。

（四）正确测量血压

血压测量是诊断高血压及评估其严重程度的主要手段，目前主要用以下3种方法：

1. 诊所血压　是目前临床诊断高血压和分级的标准方法，由医护人员在标准条件下按统一的规范进行测量。具体要求如下：

（1）选择符合计量标准的水银柱血压计或者经国际标准BHS和AAMD检验合格的电子血压计进行测量。

（2）使用大小合适的袖带，袖带气囊至少应包裹80%上臂。大多数人的臂围25～35cm，应使用长35cm、宽12～13cm规格气囊的袖带；肥胖者或臂围大者应使用大规格袖带；儿童使用小规格袖带。

（3）被测量者至少安静休息5min，在测量前30min内禁止吸烟或饮咖啡，排空膀胱。

（4）被测量者取坐位，最好坐靠背椅，裸露右上臂，上臂与心脏处在同一水平。如果怀疑外周血管病，首次就诊时应测量左、右上臂血压。特殊情况下可以取卧位或站立位。老年人、糖尿病患者及出现直立性低血压情况者，应加测直立位血压。直立位血压应在卧位改为直立位后1min和5min时测量。

（5）将袖带缚于被测者的上臂，袖带的下缘应在肘弯上2.5cm，松紧适宜。将听诊器探头置于肱动脉搏动处。

（6）测量时快速充气，使气囊内压力达到桡动脉搏动消失后再升高30mmHg（4.0kPa），然后以恒定的速率[（2～6）mmHg/s]缓慢放气。在心率缓慢者，放气速率应更慢些。获得舒张压读数后，快速放气至零。

（7）在放气过程中仔细听取柯氏音，观察柯氏音第Ⅰ时相（第一音）和第Ⅴ时相（消失音）水银柱凸面的垂直高度。收缩压读数取柯氏音第Ⅰ时相，舒张压读数取柯氏音第Ⅴ时相。＜12岁儿童、妊娠妇女、严重贫血、甲状腺功能亢进、主动脉瓣关闭不全及柯氏音不消失者，以柯氏音第Ⅳ时相（变音）定为舒张压。

（8）血压单位在临床使用时采用毫米汞柱（mmHg），在我国正式出版物中注明毫米汞柱与千帕斯卡（kPa）的换算关系，1mmHg=0.133kPa。

（9）应相隔1～2min重复测量，取2次读数的平均值记录。如果收缩压或舒张压的2次读数相差5mmHg以上，应再次测量，取3次读数的平均值记录。

2. 自测血压

（1）对于评估血压水平及严重程度，评价降压效应，改善治疗依从性，增强治疗的主动参与，自测血压具有独特优点。且无白大衣效应，可重复性较好。目前，患者家庭自测血压在评价血压水平和指导降压治疗上已经成为诊所血压的重要补充。然而，对于精神焦虑或根据血压读数常自行改变治疗方案的患者，不建议自测血压。

（2）推荐使用符合国际标准的上臂式全自动或半自动电子血压计，正常上限参考值为135/85mmHg。应注意患者向医生报告自测血压数据时可能有主观选择性，即报告偏差，患者有意或无意选择较高或较低的血压读数向医师报告，影响医师判断病情和修改治疗。有记忆存储数据功能的电子血压计可克服报告偏差。血压读数的报告方式可采用每周或每月的平均值。家庭自测血压低于诊所血压，家庭自测血压135/85mmHg相当于诊所血压140/90mmHg。对血压正常的人建议定期测量血压（20～29岁，每2年测1次；30岁以上每年至少1次）。

3. 动态血压

（1）动态血压监测能提供日常活动和睡眠时血压的情况：动态血压监测提供评价在无靶器官损害的情况下（白大衣效应）高血压的可靠证据，也有助于评估明显耐药的患者，抗高血压药物引起的低血压综合征，阵发性高血压以及自主神经功能失调。动态血压测值常低于诊所血压测值。通常高血压患者清醒时血压≥135/85mmHg，睡眠时≥120/75mmHg。动态血压监测值与靶器官损害的相关性优于诊所血压。动态血压监测能提供血压升高占测量总数的百分比、整体血压负荷及睡眠时血压降低的程度。大多数人在夜间血压下降10%～20%，如果不存在这种血压下降现象，则其发生心血管事件的危险会增加。

（2）动态血压测量应使用符合国际标准的监测仪：动态血压的正常值推荐以下国内参考标准：24h平均值＜130/80mmHg，白昼平均值＜135/85mmHg，夜间平均值＜125/75mmHg。正常情况下，夜间血压均值比白昼血压值低10%～15%。

（3）动态血压监测在临床上可用于诊断白大衣性高血压、隐蔽性高血压、顽固难治性高血压、发作性高血压或低血压，评估血压升高严重程度，但是目前主要仍用于临床研究，例如评估心血管调节机制、预后意义、新药或治疗方案疗效考核等，不能取代诊所血压测量。

（4）动态血压测量时应注意以下问题：①测量时间间隔应设定一般为每30min测1次。可根据需要而设定所需的时间间隔。②指导患者日常活动，避免剧烈运动。测血压时患者上臂要保持伸展和静止状态。③若首次检查由于伪迹较多而使读数＜80%的预期值，应再次测量。④可根据24h平均血压，日间血压或夜间血压进行临床决策参考，但倾向于应用24h平均血压。

（五）适量运动

1. 运动的作用　运动除了可以促进血液循环，降低胆固醇的生成外，并能增强肌肉、骨骼，减少关节僵硬的发生，还能增加食欲，促进肠胃蠕动、预防便秘、改善睡眠。

2. 运动的形式　最好养成持续运动的习惯，对中老年人应包括有氧、伸展及增强肌力练习3类，具体项目可选择步行、慢跑、太极拳、门球、气功等。

3. 运动强度的控制　每个参加运动的人特别是中老年人和高血压患者在运动前最好了解一下自己的身体状况，以决定自己的运动种类、强度、频度和持续运动时间。运动强度必须因人而异，按科学锻炼的要求，常用运动强度指标可用运动时最大心率达到180（或170）减去年龄，如50岁的人运动心率为120～130/min，如果求精确则采用最大心率的60%～85%作为运动适宜心率，需在医师指导下进行。运动频度一般要求每周3～5次，每次持续20～60min即可，可根据运动者身体状况和所选择的运动种类以及气候条件等而定。

（六）在医生指导下正确用药

1. 减药　高血压患者一般须终身治疗。患者经确诊为高血压后若自行停药，其血压（或迟或早）终将回复到治疗前水平。但患者的血压若长期控制，可以试图小心、逐步地减少服药数或剂量。尤其是认真地进行非药物治疗，密切地观察改进生活方式进度和效果的患者。患者在试行这种"逐步减药"时，应十分仔细地监测血压。

2. 记录　一般高血压病患者的治疗时间长达数十年，治疗方案会有多次变换，包括药物的选择。最好建议患者详细记录其用过的治疗药物及疗效。医生则更应为经手治疗的患者保存充分的记录，随时备用。

3. 剂量的调整　对大多数非重症或急症高血压，要寻找其最小有效耐受剂量药物，也不宜降压太快。故开始给小剂量药物，经1个月后，如疗效不够而不良反应少或可耐受，可增加剂量；如出现不良反应不能耐受，则改用另一类药物。随访期间血压的测量应在每天的同一时间，对重症高血压，须及早控制其血压，可以较早递增剂量和合并用药。随访时除患者主观感觉外，还要做必要的化验检查，以了解靶器官状况和有无药物不良反应。对于非重症或急症高血压，经治疗血压长期稳定达1年以上，可以考虑减少剂量，目的为减少药物的可能不良反应，但以不影响疗效为前提。

（1）选择针对性强的降血压药：降血压药物品种很多，个体差异很大，同一种药物不同的患者服用后的效果会因人而异。对医生开的降血压药，护理人员和患者必须了解药物的名称、作用、剂量、用法、不良反应等，并遵照医嘱按时服药。

（2）合适的剂量：一般由小剂量开始，逐渐调整到合适的剂量。晚上睡觉前的治疗剂量，尤其要偏小，因入睡后如果血压降得太低，则易出现脑动脉血栓形成。药品剂量不能忽大忽小，否则血压波动太大，会造成实质性脏器的损伤。

（3）不能急于求成：如血压降得太低，常会引起急性缺血性脑血管病和心脏缺血性疾病的发生。

（4）不要轻易中断治疗：应用降血压药过程中，症状改善后，仍需坚持长期服药，也不可随意减少剂量，必须听从医生的治疗安排。

（5）不宜频繁更换降血压药物：各种降血压药，在人体内的作用时间不尽相同，更换降血压药时，往往会引起血压的波动，换降血压药必须在医生指导下进行，不宜多种药合用，以避免药物不良反应。

（6）患痴呆症或意识不清的老人，护理人员必须协助服药，并帮助管理好药物，以免发生危险。

（7）注意观察不良反应，必要时，采取相应的防范措施。若患者突然出现头痛、多汗、恶心、呕吐、烦躁、心慌等症状，家人协助患者立即平卧抬高头部，用湿毛巾敷在头部；测量血压，若血压过高，应用硝苯地平嚼碎舌下含服等，以快速降血压；如果半小时后血压仍不下降，且症状明显，应立即去医院就诊。

（王丽英）

第三节 心肌梗死

心肌梗死（myocardial infarction）是心肌缺血性坏死。为在冠状动脉病变基础上，发生冠状动脉供血急剧减少或中断，使相应的心肌严重而持久地急性缺血所致。

一、病因和发病机制

1. 病因　基本病因是冠状动脉粥样硬化（偶为冠状动脉痉挛、栓塞、炎症、先天性畸形、外伤、冠状动脉阻塞所致）。造成管腔狭窄和心肌供血不足，而侧支循环尚未建立时，下列原因加重心肌缺血即可发生心肌梗死。在此基础上，一旦冠状动脉血供进一步急剧减少或中断20～30min，使心肌严重而持久地急性缺血达0.5h以上，即可发生心肌梗死。

另心肌梗死发生严重心律失常、休克、心力衰竭，均可使冠状动脉血流量进一步下降，心肌坏死范围扩大。

2. 发病机制　冠状动脉病变：血管闭塞处于相应的心肌部位坏死。

二、临床表现

临床表现与梗死面积大小、梗死部位、侧支循环情况密切相关。

1. 先兆　多数患者于发病前数日可有前驱症状，如原有心绞痛近日发作频繁，程度加重，持续时间较久，休息或硝酸甘油不能缓解，甚至在休息中或睡眠中发作。表现为突发上腹部剧痛、恶心、呕吐、急性心力衰竭，或严重律失常。心电图检查可显示ST段一过性抬高或降低，T波高大或明显倒置。

2. 症状

（1）疼痛：最早出现症状。少数患者可无疼痛，起病即表现休克或急性肺水肿。有些患者疼痛部位在上腹部，且伴有恶心、呕吐、易与胃穿孔、急性胰腺炎等急腹症相混淆。

（2）全身症状：发热、心动过速、白细胞增高、红细胞沉降率增快，由坏死物质吸收所引起。一般在疼痛24～48h出现，程度与梗死范围呈正相关，体温38℃左右，很少超过39℃，持续约1周。

（3）胃肠道症状：疼痛可伴恶心、呕吐、上腹胀痛，与迷走神经受坏死物质刺激和胃肠道组织灌注不足等有关。

(4) 心律失常：75%~95%的患者伴有心律失常，以24h内为最多见，以室性心律失常最多。

(5) 休克：20%患者，数小时至1周内发生，主要原因如下。①心肌遭受严重损害，左心室排血量急剧降低（心源性休克）。②剧烈胸痛引起神经反射性周围血管扩张。③因呕吐、大汗、摄入不足所致血容量不足。

(6) 心力衰竭：主要是急性左侧心力衰竭。可在最初几天内发生，或在疼痛、休克好转阶段，为梗死后心脏舒缩力减弱或不协调所致。

急性心肌梗死引起的心力衰竭称为泵衰竭。按Killip分级法可分为：Ⅰ级，尚无明显心力衰竭；Ⅱ级，有左侧心力衰竭；Ⅲ级，有急性肺水肿；Ⅳ级，右心源性休克。

3. 体征

(1) 心脏体征：心率多增快，第一心音减弱，出现第四心音。若心尖区出现收缩期杂音，多为乳头肌功能不全所致。反应性纤维心包炎者，有心包摩擦音。

(2) 血压：均有不同程度的降低，起病前有高血压者，血压可降至正常。

(3) 其他：可有心力衰竭、休克体征、心律失常有关的体征。

三、治疗原则

心肌梗死的救治原则为：①挽救濒死心肌，防止梗死扩大，缩小心肌缺血范围。②保护、维持心脏功能。③及时处理严重心律失常、泵衰竭及各种并发症。

（一）监护及一般治疗（monitoring and general care）

(1) 休息：卧床休息1周，保持安静，必要时给予镇静药。

(2) 吸氧：持续吸氧2~3d，有并发症者需延长吸氧时间。

(3) 监测：在CCU进行ECG、血压、呼吸、监测5~7d。

(4) 限制活动：无并发症者，根据病情制定活动计划，详见护理部分。

(5) 进食易消化食物，不宜过饱，可少量多餐；保持大便通畅，必要时给予缓泻药。

（二）解除疼痛（relief of pain）

尽快止痛，可应用强力止痛药。

(1) 哌替啶（度冷丁）50~100mg紧急肌内注射。

(2) 吗啡5~10mg皮下注射，必要时1~2h后再注射一次以后每4~6h可重复应用，注意呼吸抑制作用。

(3) 轻者：可待因0.03~0.06g口服或罂粟碱0.03~0.06g肌内注射或口服。

(4) 试用硝酸甘油0.3mg，异山梨酯5~10mg舌下含用或静脉滴注，注意心率增快，Bp下降等不良反应。

(5) 顽固者，人工冬眠疗法。

（三）再灌注心肌（myocardial reperfusion）

意义：再通疗法是目前治疗AMI的积极治疗措施，在起病3~6h内，使闭塞的冠状动脉再通，心肌得到再灌注，挽救濒死的心肌，以缩小梗死范围，改善预后。

适应证：再通疗法只适于透壁心肌梗死，所以心电图上必须要有2个或2个以上相邻导联ST段抬高>0.1mV，方可进行再通治疗。心肌梗死发病后6h内再通疗法是最理想的；发病6~12h ST段抬高的AMI。

方法：溶栓疗法，紧急施行PTCA，随后再安置支架。

1. 溶栓疗法（thrombolysis）

(1) 溶栓的药物：尿激酶、链激酶、重组组织型纤维蛋白溶酶原激活药（rtPA）等。

(2) 注意事项：①溶栓期间进行严密心电监护，及时发现并处理再灌注心律失常。溶栓3h内心律失常发生率最高，84%心律失常发生在溶栓4h之内。前壁心肌梗死时，心律失常多为室性心律失常，如频发室性期前收缩、加速性室性自主心律、室性心动过速、心室颤动等；下壁梗死时，心律失常多发生窦性心动过缓、房室传导阻滞。②血压监测，低血压是急性心梗的常见症状，可由于心肌大面积梗死、心肌收缩力明显降低、心排血量减少所至，但也可能与血容量不足、再灌注性损伤、血管扩张药及合并出血等有关。一般低血压在急性心肌梗死后4h最明显。对单纯的低血压状态，应加强对血压的监测。在溶栓进行的30min内，10min测量1次血压；溶栓结束后3h内，30min测量1次；之后1h测量1次；血压平稳后根据病情延长测量时间。③用药期间注意出血倾向，在溶栓期间应严密观察患者有无皮肤黏膜出血、尿血、便血及颅内出血（观察瞳孔意识），输液穿刺部位有无瘀斑、牙龈出血等。溶栓后3d内每天检查1次尿常规、大便隐血和出凝血时间，溶栓次日复查血小板，应尽早发现出血性并发症，早期采取有效的治疗措施。

（3）不宜溶栓的情况：①年龄大于70岁。②ST段抬高，时间＞24h。③就诊时严重高血压（＞180/110mmHg）。④仅有ST段压低（如非Q心梗，心内膜下心梗）及不稳定性心绞痛。⑤有出血倾向、外伤、活动性溃疡病、糖尿病视网膜病变，脑出血史及6个月内缺血性脑卒中史，夹层动脉瘤，半个月内手术等。

（4）判断再通指标

1）第一，冠状动脉造影直接判断。

2）第二，临床间接判断血栓溶解（再通）指标：①ECG抬高的ST段于2h内回降＞50%。②胸痛2h内基本消失。③2h内出现再灌注性心律失常。④血清CK-MB酶峰值提前出现（14h内）。

2. 经皮冠状动脉腔内成形术

（1）补救性PTCA：经溶栓治疗，冠状动脉再通后又再堵塞，或再通后仍有重度狭窄者，如无出血禁忌，可紧急施行PTCA，随后再安置支架。预防再梗和再发心绞痛。

（2）直接PTCA：不进行溶栓治疗，直接进行PTCA作为冠状动脉再通的手段，其目的在于挽救心肌。

适应证：①对有溶栓禁忌或不适宜溶栓治疗的患者，以及对升压药无反应的心源性休克患者应首选直接PTCA。②对有溶栓禁忌证的高危患者，如年龄＞70岁、既往有AMI史、广泛前壁心肌梗死以及收缩压＜100mmHg、心率＞100/min或Killip分级＞Ⅰ级的患者若有条件最好选择直接PTCA。

（四）控制休克

最好根据血流动力学监测结果用药。

1. 补充血容量　估计血容量不足，中心静脉压下降者，用低分子右旋糖酐、10% GS 500mL或0.9% NS 500mL静脉滴入。输液后中心静脉压＞18cmH$_2$O，则停止补充血容量。

2. 应用升压药　补充血容量后血压仍不升，而心排血量正常时，提示周围血管张力不足，此时可用升压药物。多巴胺或间羟胺微泵静脉使用，两者亦可合用。亦可选用多巴酚丁胺。

3. 应用血管扩张药　经上述处理后血压仍不升，周围血管收缩致四肢厥冷时可使用硝酸甘油。

4. 其他措施　纠正酸中毒，保护肾功能，避免脑缺血，必要时应用糖皮质激素和洋地黄制剂。

5. 主动脉内球囊反搏术（intraaortic balloon pumping，IABP）　上述治疗无效时可考虑应用IABP，在IABP辅助循环下行冠脉造影，随即行PTCA、CABG。

（五）治疗心力衰竭

主要治疗左侧心力衰竭，见心力衰竭急性左侧心力衰竭的急救。

（六）其他治疗

有助于挽救濒死心肌，防止梗死扩大，缩小缺血范围，根据患者具体情况选用。

1. β-受体阻滞药、钙通道阻滞药，ACE抑制药的使用　改善心肌重构，防止梗死范围扩大改善预后。

2. 抗凝疗法　口服阿司匹林等药物。

3. 极化液疗法　有利于心脏收缩，减少心律失常，有利ST段恢复。极化液具体配置10% KCl 15mL+

胰岛素8U+10% GS 500mL。

4. 促进心肌代谢药物 维生素C、维生素B_6、1,6-二磷酸果糖、辅酶Q_{10}等。

5. 右旋糖酐40或羟乙基淀粉 降低血黏度，改善微循环。

（七）并发症的处理

1. 栓塞 溶栓或抗凝治疗。
2. 心脏破裂 乳头肌断裂、VSD者手术治疗。
3. 室壁瘤 影响心功能或引起严重心律失常者手术治疗。
4. 心肌梗死后综合征 可用糖皮质激素、阿司匹林、吲哚美辛等。

（八）右室心肌梗死的处理

表现为右侧心力衰竭伴低血压者治疗以扩容为主，维持血压治疗，不宜用利尿药。

四、常见护理问题

（一）疼痛

1. 相关因素 与心肌急剧缺血、缺氧有关。
2. 主要表现 胸骨后剧烈疼痛，伴烦躁不安、出汗、恐惧或有濒死感。
3. 护理措施

（1）绝对卧床休息（包括精神和体力）：休息即为最好的疗法之一，病情稳定无特殊不适，且在急性期均应绝对卧床休息，严禁探视，避免精神紧张，一切活动包括翻身、进食、洗脸、大小便等均应在医护人员协助下进行，避免生扯硬拽现象。如果患者焦虑、抑郁情绪严重并有睡眠障碍等表现时，应根据病情选择没有禁忌的镇静药物，如哌替啶等。

（2）做好氧疗管理：心肌梗死时由于持续的心肌缺血缺氧，代谢物积聚或产生多肽类致痛物等，刺激神经末梢，经神经传导至大脑产生痛觉，而疼痛使患者烦躁不安、情绪恶化，加重心肌缺氧，影响治疗效果。若胸闷、疼痛剧烈或症状不缓解、持续时间长，氧流量可控制在（5~6）L/min，待症状消失后改为（3~4）L/min，一般不少于72h，5d后可根据情况间断给氧。

（3）患者的心理管理：疾病给患者带来胸闷、疼痛等压抑的感觉，再加上环境的生疏，可使患者恐惧、紧张不安，而这又导致交感神经兴奋引起血压升高，心肌耗氧量增加，诱发心律失常，加重心肌缺血坏死，因此，我们应了解患者的职业、文化、经济、家庭情况及发病的诱因，关心体贴患者，消除紧张恐惧心理，让患者树立战胜疾病的信心，使患者处于一个最佳心理状态。

（二）恐惧

1. 相关因素 可与下列因素有关。①胸闷不适、胸痛、濒死感。②因病房病友病重或死亡。③病室环境陌生/监护、抢救设备。
2. 主要表现 心情紧张、烦躁不安。
3. 护理措施

（1）消除患者紧张与恐惧心理：救治过程中要始终关心体贴，态度和蔼，鼓励患者表达自己的感受，安慰患者，使之尽快适应环境，进入患者角色。

（2）了解患者的思想状况，向患者讲清情绪与疾病的关系，使患者明白紧张的情绪会加重病情，使病情恶化。劝慰患者消除紧张情绪，使患者处于接受治疗的最佳心理状态。

（3）向患者介绍救治心梗的特效药及先进仪器设备，肯定效果与作用，使患者得到精神上的安慰和对医护人员的信任。在治疗护理过程中做到忙而不乱，紧张而有序，迅速而准确。

（4）给患者讲解抢救成功的例子，使其树立战胜疾病的信心。

（5）针对心理反应进行耐心解释，真诚坦率地为其排忧解难，做好生活护理，给他们创造一个安静、舒适、安全、整洁的休息环境。

（三）自理缺陷

1. 相关因素　与治疗性活动受限有关。
2. 主要表现　日常生活不能自理。
3. 护理措施

（1）心肌梗死急性期卧床期间协助患者洗漱进食、大小便及个人卫生等生活护理。

（2）将患者经常使用的物品放在易拿取的地方，以减少患者拿东西时的体力消耗。

（3）将呼叫器放在患者手边，听到铃响立即给予答复。

（4）提供患者有关疾病治疗及预后的确切消息，强调正面效果，以增加患者自我照顾的能力和信心，并向患者说明健康程序，不要允许患者延长卧床休息时间。

（5）在患者活动耐力范围内，鼓励患者从事部分生活自理活动和运动，以增加患者的自我价值感。

（6）让患者有足够的时间，缓慢地进行自理活动或者在活动过程中提供多次短暂的休息时间；或者给予较多的协助，以避免患者过度劳累。

（四）便秘

1. 相关因素　与长期卧床、不习惯床上排便、进食量减少有关。
2. 主要表现　大便干结，超过2d未排大便。
3. 护理措施

（1）合理饮食：提醒患者饮食要节制，要选择清淡易消化、产气少、无刺激的食物。进食速度不宜过快、少食多餐。

（2）遵医嘱给予大便软化药或缓泻药。

（3）鼓励患者定时排便，安置患者于舒适体位排便。

（4）不习惯于床上排便的患者，应向其讲明病情及需要在床上排便的理由并用屏风遮挡。

（5）告知病患者排便时不要太用力，可用手掌在腹部按乙状结肠走行方向做环形按摩。

（五）潜在并发症：心力衰竭

1. 相关因素　与梗死面积过大、心肌收缩力减弱有关。
2. 主要表现　咳嗽、气短、心悸、发绀，严重者出现肺水肿表现。
3. 护理措施

（1）避免诱发心力衰竭的因素：上感、劳累、情绪激动、感染，不适当的活动。

（2）若突然出现急性左侧心力衰竭，应立即采取急救。

（六）潜在并发症：心源性休克

1. 相关因素　心肌梗死、心排血量减少。
2. 主要表现　血压下降，面色苍白、皮肤湿冷、脉细速、尿少。
3. 护理措施

（1）严密观察神志、意识、血压、脉搏、呼吸、尿量等情况并做好记录。

（2）观察患者末梢循环情况，如皮肤温度、湿度、色泽。

（3）注意保暖。

（4）保持输液通畅，并根据心率、血压、呼吸及用药情况随时调整滴速。

（七）潜在并发症：心律失常

1. 相关因素　与心肌缺血、缺氧、电解质失衡有关。
2. 主要表现　室性期前收缩、快速型心律失常、缓慢型心律失常。
3. 护理措施

（1）给予心电监护，监测患者心律、心率、血压、脉搏、呼吸及心电图改变，并做好记录。

（2）嘱患者尽量避免诱发心律失常的因素，如情绪激动、烟酒、浓茶、咖啡等。

(3) 向患者说明心律失常的临床表现及感受，若出现心悸、胸闷、胸痛、心前区不适等症状，应及时告诉医护人员。

(4) 遵医嘱应用抗心律失常药物，并观察药物疗效及不良反应。

(5) 备好各种抢救药物和仪器。如除颤器、起搏器，抗心律失常药及复苏药。

五、健康教育

（一）心理指导

本病起病急，症状明显，患者因剧烈疼痛而有濒死感，又因担心病情及疾病预后而产生焦虑、紧张等情绪，护士应陪伴在患者身旁，允许患者表达出对死亡的恐惧如呻吟、易怒等，用亲切的态度回答患者提出的问题。解释先进的治疗方法及监护设备的作用。

（二）饮食指导

急性心梗2~3d时以流质为主，每天总热能500~800kcal；控制液体量，减轻心脏负担，口服液体量应控制在1 000mL/d；用低脂、低胆固醇、低盐、适量蛋白质、高食物纤维饮食，脂肪限制在40g/d以内，胆固醇应<300mg/d；选择容易消化吸收的食物，不宜过热过冷，保持大便通畅，排便时不可用力过猛；病情稳定3d后可逐渐改半流质、低脂饮食，总热能1 000kcal/d左右。避免食用辛辣或发酵食物，减少便秘和腹胀。康复期低糖、低胆固醇饮食，多吃富含维生素和钾的食物，伴有高血压病或心力衰竭者应限制钠盐摄入量。

在食物选择方面，心梗急性期主食可用藕粉、米汤、菜水、去油过筛肉汤、淡茶水、红枣泥汤；选低胆固醇及有降脂作用的食物，可食用的有鱼类、鸡蛋清、瘦肉末、嫩碎蔬菜及水果，降脂食物有山楂、香菇、大蒜、洋葱、海鱼、绿豆等。病情好转后改为半流质，可食用浓米汤、厚藕粉、枣泥汤、去油肉绒、鸡绒汤、薄面糊等。病情稳定后，可逐渐增加或进软食，如面条、面片、馄饨、面包、米粉、粥等。恢复期饮食治疗按冠心病饮食治疗。

禁忌食物：凡胀气、刺激性流质不宜吃，如豆浆、牛奶、浓茶、咖啡等；忌烟酒及刺激性食物和调味品，限制食盐和味精用量。

（三）作息指导

保证睡眠时间，2次活动间要有充分的休息。急性期后1~3d应绝对卧床，第4~6天可在床上做上下肢被动运动。1周后，无并发症的患者可床上坐起活动。每天3~5次，每次20min，动作宜慢。有并发症者，卧床时间延长。第2周起开始床边站立→床旁活动→室内活动→完成个人卫生。根据患者对运动的反应，逐渐增加活动量。第2周后室外走廊行走，第3~4周试着上下1层楼梯。

（四）用药指导

常见治疗及用药观察如下。

1. **止痛** 使用吗啡或哌替啶止痛，配合观察镇静止痛的效果及有无呼吸抑制，脉搏加快。

2. **溶栓治疗** 溶栓过程中应配合监测心率、心律、呼吸、血压，注意胸痛情况和皮肤、牙龈、呕吐物及尿液有无出血现象，发现异常应及时报告医护人员，及时处理。

3. **硝酸酯类药** 配合用药时间及用药剂量，使用过程中要注意观察疼痛有无缓解，有无头晕、头痛、血压下降等不良反应。

4. **抑制血小板聚集药物** 药物宜餐后服。用药期间注意有无胃部不适，有无皮下、牙龈出血，定期检查血小板数量。

（五）行为指导

(1) 大便干结时忌用力排便，应用开塞露塞肛或服用缓泻药如口服酚酞等方法保持大便通畅。

(2) 接受氧气吸入时，要保证氧气吸入的有效浓度以达到改善缺氧状态的效果，同时注意用氧安全，避免明火。

(3) 病情未稳定时忌随意增加活动量，以免加重心脏负担，诱发或加重心肌梗死。

(4) 在输液过程中，应遵循医护人员控制的静脉滴注速度，切忌随意加快输液速度。

(5) 当患者严重气急，大汗，端坐呼吸，应取坐位或半坐卧位，两腿下垂，有条件者立即吸氧。并应注意用氧的安全。

(6) 当患者出现心脏骤停时，应积极处理。

(7) 指导患者3个月后性生活技巧

1) 选择一天中休息最充分的时刻行房事（早晨最好）。避免温度过高或过低时，避免饭后或酒后进行房事。

2) 如需要，可在性生活时吸氧。

3) 如果出现胸部不舒适或呼吸困难，应立即终止。

（六）病情观察指导

注意观察胸痛的性质、部位、程度、持续时间，有无向他处放射；配合监测体温、心率、心律、呼吸及血压及电解质情况，以便及时处理。

（七）出院指导

(1) 养成良好的生活方式，生活规律，作息定时，保证充足的睡眠。病情稳定无并发症的急性心肌梗死，6周后可每天步行、打太极拳。8~12周可骑车、洗衣等。3~6个月后可部分或完全恢复工作。但不应继续从事重体力劳动、驾驶员、高空作业或工作量过大。

(2) 注意保暖，适当添加衣服。

(3) 饮食宜清淡，避免饱餐，忌烟酒及减肥，防止便秘。

(4) 坚持按医嘱服药，随身备硝酸甘油，有多种剂型的药物，如片剂、喷雾剂，定期复诊。

(5) 心肌梗死最初3个月内不适宜坐飞机及单独外出，原则上不过性生活。

（白凤芝）

第四节　心律失常

一、疾病概述

（一）定义

心律失常是指各种原因引起的心脏冲动起源、频率、节律、传导速度或激动次序的异常。正常心脏在心脏内传导系统的作用下，以一定范围的频率有规律的收缩和舒张。心脏的传导系统包括窦房结、结间束、房室结、希氏束、左右束支及其分支和普肯耶纤维，收缩的冲动起源于窦房结，以一定顺序传导到心房与心室。如果心肌细胞的自律性、兴奋性、传导性改变，就会导致心脏的冲动形成和（或）传导异常而发生心律失常。

（二）病因

1. 各种器质性心脏病　几乎所有的心血管疾病都可以并发心律失常，如缺血性心脏病、风湿性心脏病、心肌疾病、肺心病、先天性心脏病、甲亢腺功能亢进性心脏病等。

2. 药物和电解质影响　药物如洋地黄毒苷、抗心律失常药物、麻醉药、阿托品等，酸碱平衡失调如血钾改变等。

3. 心外因素影响　如低氧血症、触电、溺水、发热、休克、剧烈运动或过度劳累、情绪紧张或激动、过度饮茶及咖啡、饮酒及吸烟等。

4. 其他　迷走神经张力增高、心脏手术或心导管检查等可引发心律失常。

（三）诊断及治疗要点

1. 诊断要点　心电图是诊断心律失常的最重要依据。

2. 治疗要点　心律失常的治疗原则是无症状者无需治疗，症状明显的心律失常应采取相应措施。积极治疗原发病，消除各种诱因；根据心律失常的类型应用抗心律失常药物如盐酸普萘洛尔、维拉帕米、胺碘酮、阿托品等，另外可采用非药物治疗如人工心脏起搏治疗、心脏电复律、射频消融术等。

二、疾病护理

（一）护理评估

1. 健康史

（1）评估心律失常的类型：按照心律失常发生的原理可分为冲动形成异常和冲动传导异常两大类。

1）冲动形成异常

A. 窦性心律失常：①窦性心动过速；②窦性心动过缓；③窦性心律不齐；④窦性停搏。

B. 异位心律：分为被动性异位心律和主动性异位心律。被动性异位心律又分为：①逸搏（房性、房室交界区性、室性）；②逸搏心律（房性、房室交界性、室性）；主动性异位心律分为：①期前收缩（房性、房室交界性、室性）；②阵发性心动过速（房性、房室交界性、室性）；③心房扑动和心房颤动；④心室扑动和心室颤动。

2）冲动传导异常

A. 生理性：干扰及房室分离。

B. 病理性：①窦房传导阻滞；②房内传导阻滞；③房室传导阻滞；④束支或分支阻滞或室内阻滞。

C. 房室间传导途径异常：预激综合征。

此外，临床上根据心律失常发作时心率的快慢分为快速性和缓慢性心律失常。前者包括期前收缩、心动过速、扑动与颤动等；后者包括窦性缓慢性心律失常、房室传导阻滞等。

（2）评估引起心律失常的病因和发作时的诱发因素，如咖啡、浓茶、过劳等。

（3）评估心律失常发作的频繁程度、起止方式、存在的症状及对患者造成的影响等。

（4）评估患者的诊疗经过。

2. 身体状况

（1）症状：心律失常的表现取决于其类型、发作持续时间的长短、心室率的快慢、对血流动力学的影响，也与引发心律失常的基础疾病的严重程度有关。

1）窦性心律失常：窦性心动过速患者可无症状或有心悸；窦性心动过缓患者多数无自觉症状，当心率过慢时心排血量不足，可出现头晕、乏力、胸闷、胸痛甚至猝死等症状。

2）期前收缩：偶发的期前收缩一般无症状，部分患者可有心悸或心跳漏跳感；频发的期前收缩可因心排血量降低可出现胸闷、乏力、心悸、气短、头晕等症状。

3）阵发性心动过速：①室上性阵发性心动过速的临床特点为突然发作、突然终止，可持续数秒、数小时甚至数日。患者症状的轻重与发作时心室率的快慢、持续时间的长短和原发病的轻重有关。有些患者发作时表现为心悸、胸闷、乏力，重者头晕、黑矇、晕厥、心绞痛和心力衰竭；②室性阵发性心动过速发作时如果持续时间超过30秒，常伴明显血流动力学障碍，引起心、脑、肾血流供应骤然减少而出现的一系列症状如心绞痛、呼吸困难、低血压、晕厥，抽搐、休克甚至猝死等。

4）扑动与颤动：①心房扑动与颤动。其症状轻重取决于心室率的快慢。心室率不快时多数患者无症状，心室率快多数患者出现心悸、胸闷、头晕、乏力等症状，严重者发生心力衰竭、休克、晕厥及心绞痛。心房纤颤还可诱发脑栓塞、肢体动脉栓塞等。②心室扑动与颤动。一旦发生，患者迅速出现意识丧失、抽搐、呼吸停顿甚至死亡。

5）房室传导阻滞：①一度房室传导阻滞除原发病症状外，常无其他症状。②二度Ⅰ型房室传导阻滞有心脏停搏感或心悸，二度Ⅱ型房室传导阻滞有乏力、头昏或活动后气急、短暂昏厥感。③三度房室传导阻滞的表现取决于心室率，若心室率过慢致脑缺血而出现阿-斯综合征。另外也可因组织器官血流灌注不足出现乏力、心绞痛、心力衰竭等。

(2) 体征

1) 窦性心律失常：窦性心动过速时心率大于100次/分，特点是逐渐发生、逐渐停止；窦性心动过缓时心率小于60次/分，常伴有窦性心律不齐。

2) 期前收缩：听诊时心律不齐，心搏提前出现，第一心音常增强，而第二心音相对减弱或消失，期前收缩后有较长的代偿间歇，桡动脉触诊有脉搏缺如。

3) 阵发性心动过速：阵发性室上性心动过速心律规则，第一心音强度一致；阵发性室性心动过速心律可略不规则，第一心音强度不一致。

4) 扑动与颤动：心房扑动听诊心律可规则亦可不规则。心房颤动时第一心音强弱不等，心室律绝对不规则，出现脉搏短绌，脉率小于心率；心室扑动与心室颤动时患者意识丧失、听诊心音消失、脉搏触不到、血压测不到，继之呼吸停止、发绀、瞳孔散大。

5) 房室传导阻滞：一度房室传导阻滞听诊第一心音减弱；二度Ⅰ型听诊有第一心音逐渐减弱和心搏脱漏，二度Ⅱ型听诊第一心音强度不变，有心搏脱漏；三度房室传导阻滞听诊时心率慢而规则，第一心音强弱不等，可听到大炮音。血压偏低，收缩压升高，脉压增大。

3. 心理－社会状况　心律失常发作时患者因心悸、胸闷、乏力、气促等躯体不适而紧张不安，症状加重时恐惧，反复发作时悲观。当患者需要进行电复律、心血管介入治疗及人工心脏起搏时，由于对治疗方法及自我护理缺乏认识而疑虑、信心不足。患者可因病情的持续和可能出现的并发症而过度关注自己的脉搏、心跳，思虑过度、忧伤或情绪低落。

4. 辅助检查

(1) 心电图：是诊断心律失常最重要的一项无创性检查技术。

1) 窦性心动过速（图3－2）：①窦性P波在Ⅰ、Ⅱ、aVF导联直立，在aVR导联倒置。②PP间期<1.06秒。③成人频率在100~150次/分。

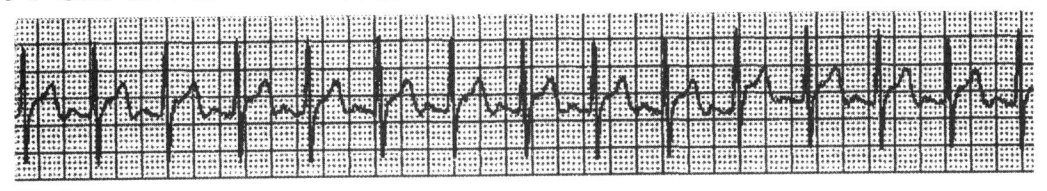

图3－2　窦性心动过速

2) 窦性心动过缓（图3－3）：①窦性P波在Ⅰ、Ⅱ、aVF导联直立，在aVR导联倒置。②PP间期>1.0秒。③成人频率在为40~60次/分，常伴窦性心律不齐。

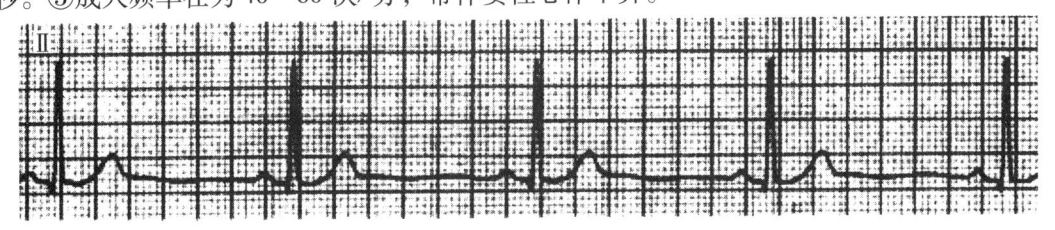

图3－3　窦性心动过缓

3) 窦性心律不齐（图3－4）：①窦性P波。②同一导联上最长与最短的PP间期之差>0.12秒。

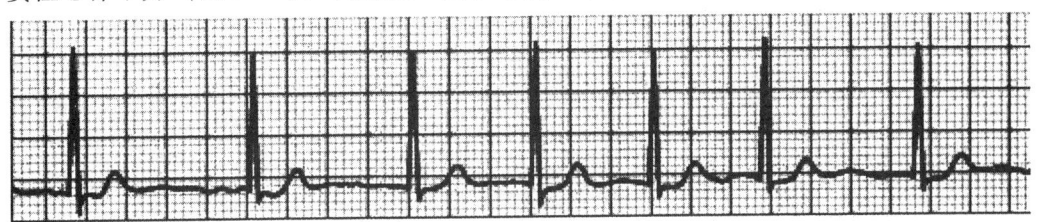

图3－4　窦性心律不齐

4) 期前收缩

A. 房性期前收缩（图3－5）：①提前发生的P波，形态与窦性P波不同。②P－R间期>0.12秒。

③P波后的QRS波群多数形态正常（无室内差异性传导时）。④期前收缩后代偿间歇多不完全。

B. 房室交界区性期前收缩（图3-6）：①提前出现QRS波群形态正常，当发生室内差异性传导，QRS波群形态可有变化。②提前出现的逆行P'波可位于QRS之前，P-R间期<0.12秒；之中或之后者，R-P间期<0.20秒。③期前收缩后多为完全性代偿间歇。

C. 室性期前收缩（图3-7）：①提前出现QRS波群，其前无P波。②提前出现的QRS波群宽大畸形，时限>0.12秒。③ST段、T波与QRS主波方向相反。④期前收缩后代偿间歇完全。

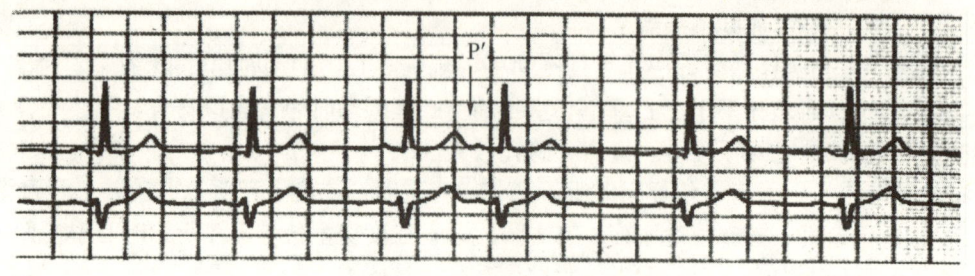

图3-5 房性期前收缩

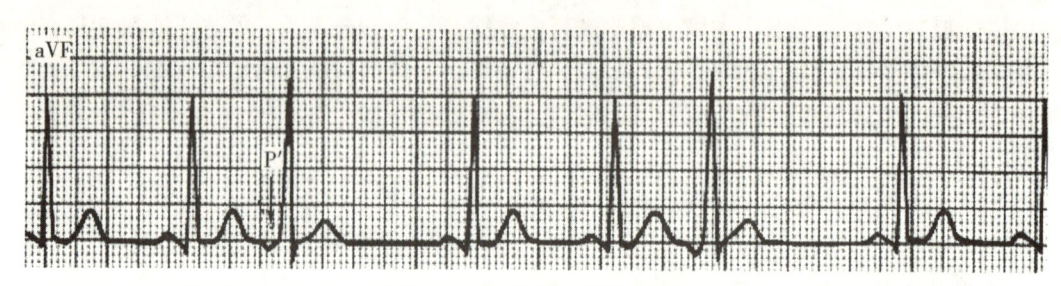

图3-6 房室交界性期前收缩

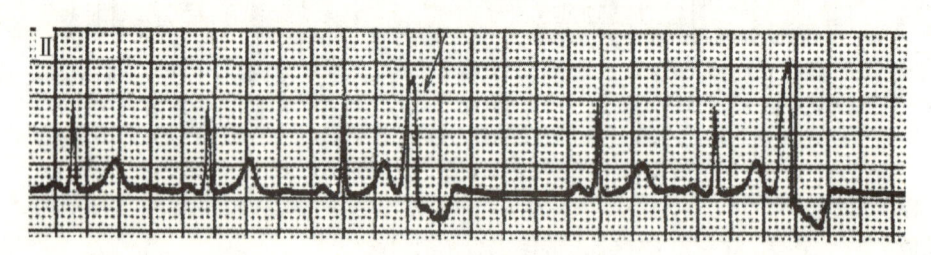

图3-7 室性期前收缩

5) 阵发性心动过速心电图特点

A. 阵发性室上性心动过速（图3-8）：①连续3个或3个以上快速均匀的QRS波群，形态和时限正常。②心室率150~250次/分，节律规则。③P波不易辨认，常埋于QRS波群内或无P波。④常伴有继发性ST-T改变。

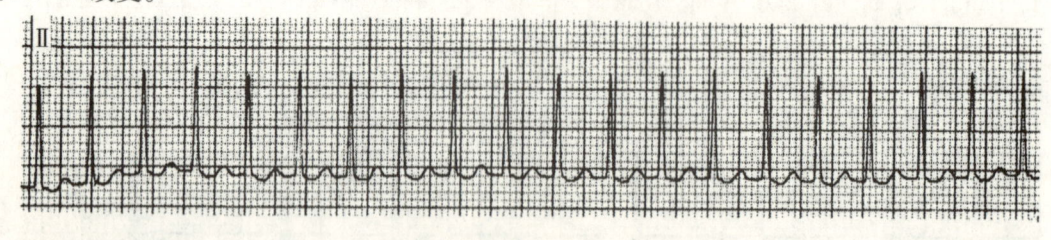

图3-8 阵发性室上速

B. 阵发性室性心动过速（图3-9）：①3个或3个以上室性期前收缩连续出现。②QRS波群宽大畸形，时限>0.12秒，ST-T改变，T波与QRS主波方向相反。③心室率140~200次/分，心律规则或略不规则。④如有P波，则与QRS波群无固定关系，房室分离；偶尔个别或所有心室激动逆传夺获心房。⑤突发突止，常可见心室夺获（室速发作时少数室上性冲动可下传心室，产生心室夺获，表现为在正常P波之后提前发生一次正常的QRS波群）和室性融合波，是确定室性心动过速诊断的最重要依据。

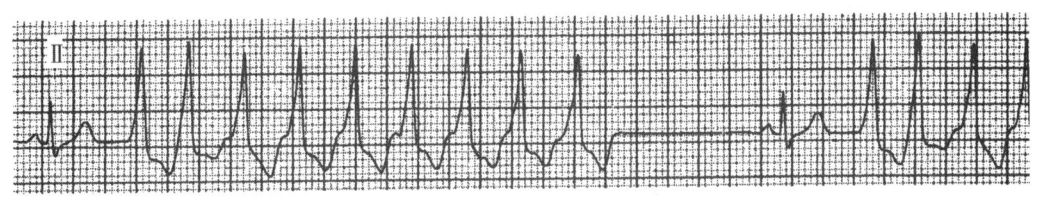

图3-9 阵发性室性心动过速

6）扑动与颤动心电图特点

A. 心房扑动（图3-10）：①P波消失，代之以间隔均匀、形状相识的锯齿状扑动波（F波），频率通常为250~350次/分。②F波与QRS波群以某种固定的比例传导，若比例关系固定时，心室率规则，若比例关系不确定则心室率不规则。③QRS波群正常。

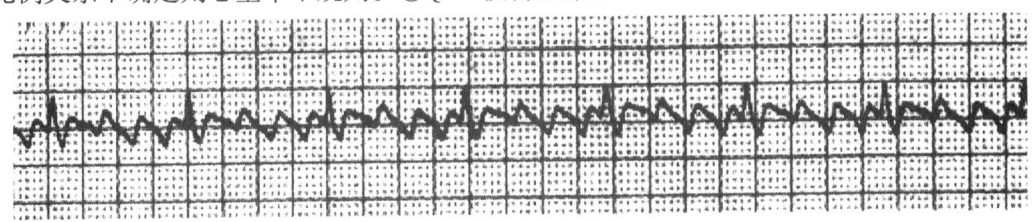

图3-10 心房扑动

B. 心房颤动（图3-11）：①P波消失，代之以大小不等、形态不一、间期不等的心房颤动波（f波），频率为350~600次/分。②心室律不规则，通常在100~160次/分。③QRS形态正常，间隔不等，振幅不等。④R-R间期绝对不等。

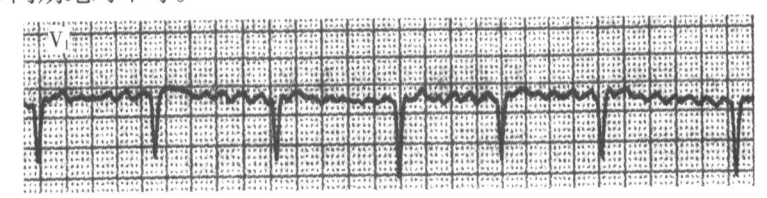

图3-11 心房颤动

C. 心室扑动（图3-12）：P-QRS-T波群消失，代之以匀齐、连续的大波幅的正弦波（室扑波）图形，其频率为150~300次/分。

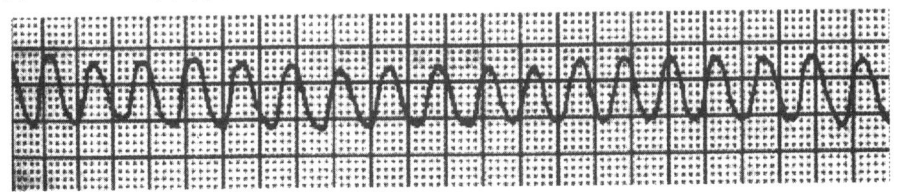

图3-12 心室扑动

D. 心室颤动（图3-13）：P-QRS-T波群消失，代之以形态、频率、振幅绝对不规则的室颤波，其频率为150~500次/分。

7）房室传导阻滞心电图特点

A. 一度房室传导阻滞（图3-14）：①每个心房冲动都能传导到心室，即每个P波后均有QRS波群。②P-R间期延长，成人>0.20秒。

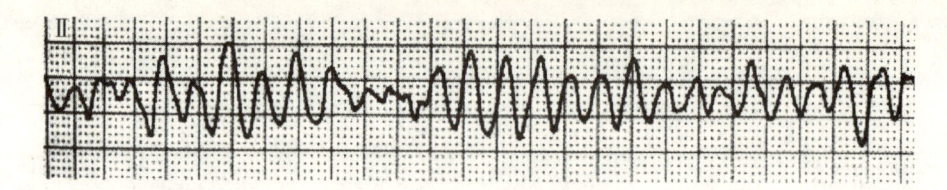

图 3-13 心室颤动

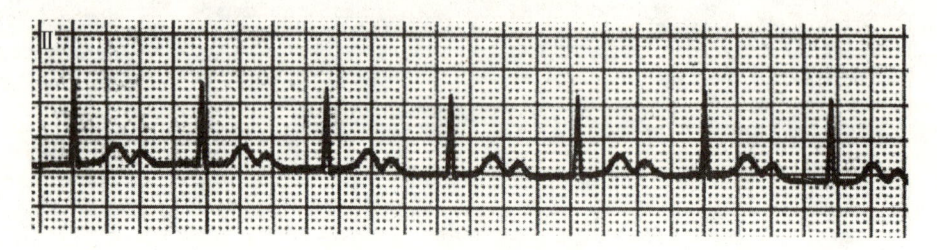

图 3-14 一度房室传导阻滞

B. 二度房室传导阻滞：分为Ⅰ型和Ⅱ型。①Ⅰ型又称莫氏Ⅰ型，或称文氏现象（图 3-15），P-R 间期进行性延长，相邻 R-R 间期进行性缩短，直至 P 波后 QRS 波脱漏，如此周而复始。包含受阻 P 波在内的 R-R 间期小于正常窦性 P-P 间期的两倍；形成房室传导比例为 3∶2 或 5∶4。②Ⅱ型又称莫氏Ⅱ型（图 3-16）：P-R 间期恒定不变，可正常也可延长；数个 P 波后就有 1 个 QRS 波群脱落，形成 2∶1 或 3∶1 不同比例的阻滞。

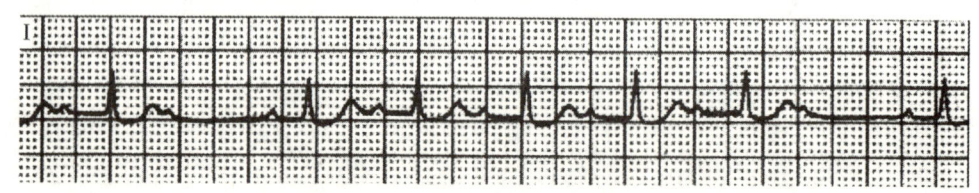

图 3-15 二度Ⅰ型房室传导阻滞

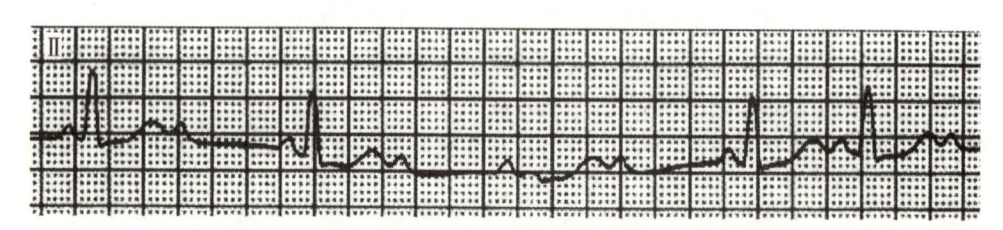

图 3-16 二度Ⅱ型房室传导阻滞

C. 三度房室传导阻滞，又称完全性房室传导阻滞：①心房与心室活动各自独立，P 波来自窦房结或异位心房节律，P-P 间隔相等；QRS 波群来自心室异位心律，R-R 间隔相等，形态随心室起搏点位置而变化。阻滞部位高，QRS 呈室上性（图 3-17）；阻滞部位较低，QRS 波群增宽（图 3-18）。②P 波频率（心房率）>QRS 波群频率（心室率），P 波与 QRS 波群无固定关系。

（2）其他检查：必要时可做动态心电图、临床电生理检查、影像学检查，对病因判断有一定的价值。

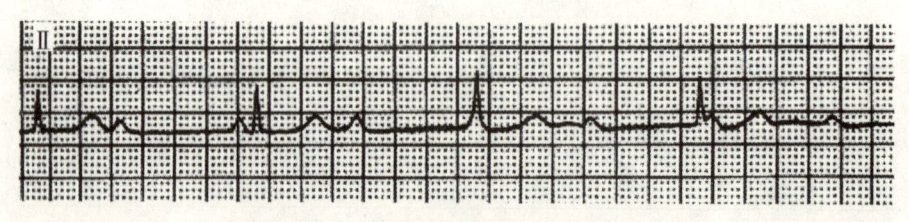

图 3-17 三度房室传导阻滞（阻滞部位高）

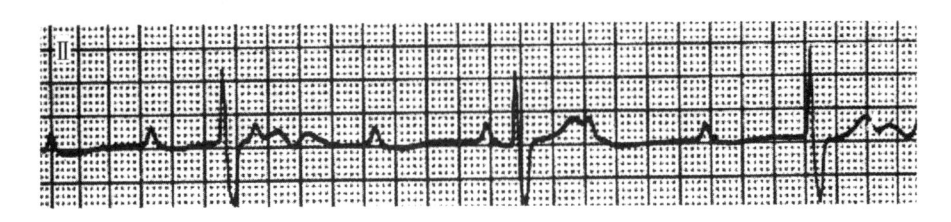

图 3-18 三度房室传导阻滞（阻滞部位低）

（二）护理诊断及合作性问题

1. 活动无耐力　与心律失常导致心输出量减少有关。
2. 焦虑　与心律不规则、有停顿感及心律失常反复发作、疗效不佳有关。
3. 有受伤的危险　与心律失常引起的头晕和晕厥有关。
4. 潜在并发症　猝死、脑栓塞、心脏骤停。

（三）护理措施

1. 一般护理

（1）休息与活动：根据病情合理安排休息和活动，无症状或症状较轻的患者鼓励正常工作和生活，但要避免过度劳累；有明显症状时应嘱患者采取高枕卧位、半卧位等，但尽量避免左侧卧位，因左侧卧位可使患者感觉到心脏的搏动而加重不适感。对阵发性室性心动过速、二度Ⅱ型及三度房室传导阻滞等严重心律失常发作时，患者应绝对卧床休息。

（2）饮食护理：选择低脂、富含维生素、清淡、易消化的食物，少食多餐，保持大便通畅，避免刺激性食物、浓茶、咖啡等。

2. 病情观察　严密观察病情，监测生命体征的变化，并做记录。注意观察患者的神志、皮肤黏膜颜色及温湿度、尿量等有无变化；对晕厥患者详细询问发作的诱因、时间及过程，注意心源性晕厥与排尿性晕厥、迷走血管性晕厥等的区别。

3. 配合治疗护理

（1）吸氧：对伴有气促、发绀等缺氧症状的患者，遵医嘱给予吸氧，2~4L/min。

（2）持续心电监护：向患者接受心电监护的目的和使用时的注意事项，严密观察心率、心律的变化，如发现频发室性期间收缩（大于 5 个/分）、阵发性室性心动过速、二度Ⅱ型或三度房室传导阻滞时，应立即报告医生，协助做好抢救。

（3）治疗配合

1）终止阵发性室上性心动过速发作：可首先使用机械刺激迷走神经的方法。①用压舌板刺激咽部，诱发恶心、呕吐反应；②深吸气后屏气，再用力做呼气动作；③进行颈动脉窦按摩，患者取仰卧位，先按摩右侧 5~10 秒钟，无效再按摩左侧，不能两侧同时进行，按摩的同时听诊心率，当心率减慢，立即停止；④压迫眼球，患者取平卧位，闭眼并眼球向下，用拇指在一侧眶下眼球上方向下向后压迫眼球，每次 10 秒钟，青光眼或高度近视者禁忌。

2）用药护理：遵医嘱给予抗心律失常药物，观察药物的疗效及不良反应：①奎尼丁，是最早应用的抗心律失常药物，由于其有较强的心脏毒性反应，使用前需监测血压、心率与心律，如有血压低于 90/60mmHg、心率慢于 60 次/分或心律不规则时，须暂停给药并与医生联系；②利多卡因，用于室性心律失常，用药过程中应密切观察有无意识模糊、血压降低、头晕、抽搐和呼吸抑制等毒性反应，静脉注射 1h 之内的总量不得超过 300mg；③胺碘酮，是急性心肌缺血、梗死并发室性心动过速的首选药物，常见的不良反应有胃肠道反应、甲状腺功能障碍、眼部碘沉着和肺部纤维化等，所以长期服用该药的患者需定时检查甲状腺功能、肝功能、X 线胸片等；④普罗帕酮，易致恶心、口干、头痛等，常饭后服用；⑤维拉帕米，静脉推注用于终止阵发性室上性心动过速，常见的不良反应有低血压、心动过缓和房室阻滞等。

3）诊疗操作的配合：了解如经食管心脏调搏术、心脏电复律和人工心脏起搏等诊疗手段的目的、疗效及操作过程，能向患者解释其检查或治疗的作用及注意事项，使患者积极配合检查及治疗，并做好相应的护理。

4. 心理护理 护士应与患者多沟通，向患者介绍心律失常常见的病因、诱因及其可治性，解除患者的思想顾虑；评估其焦虑的程度，向患者解释焦虑可加重心脏负荷、诱发或加重心律失常，指导患者采取放松技巧，缓解焦虑情绪；鼓励家属多探视患者；在特殊护理操作及特殊治疗前向患者做必要的解释；鼓励患者参加力所能及的活动或适当的娱乐，如读书、看报、听音乐等，以分散注意力；经常巡视病房，了解患者的需要，解决其问题，让患者的情绪稳定，树立战胜疾病的信心。

（四）护理目标评价

患者心悸减轻或消失，活动耐力有所增加；能获得有关心律失常的检查和治疗的知识，心率、心律转为正常，焦虑减轻或消失；无受伤情况发生。评价是否达到以上护理目标。

三、健康指导

（1）向患者及家属介绍心律失常的常见原因、诱因及防治知识；指导患者合理安排休息与活动，注意劳逸结合、生活规律；无器质性心脏病者，应积极参加体育锻炼，调整自主神经功能；有器质性心脏病者，则根据心功能情况适当活动；有晕厥史的患者应避免从事有危险的工作如驾驶、高空作业等，头晕、黑矇时应平卧，以免晕厥发作时摔伤。

（2）指导患者进食低脂、易消化食物，少食多餐，避免饱餐，避免刺激性食物如咖啡、可乐、浓茶、烈酒等，戒烟；心动过缓者应避免屏气、用力的动作，如用力排便等，以免因兴奋迷走神经而加重心动过缓。

（3）遵医嘱按时按量服药，不可随意增减药量或撤换药物，教会患者观察药物疗效和不良反应，有异常时及时就医；教会患者及家属测量脉搏的方法，嘱患者每日至少测量脉搏1次，每次应在1分钟以上；教会患者及家属心肺复苏技术以备紧急需要时应用；对安装人工心脏起搏器的患者及家属做好相应的指导；定期随访，定期复查心电图，以及早发现病情变化。

（白凤芝）

第五节 心绞痛

心绞痛（angina pectoris）是冠状动脉供血不足，心肌急剧的、暂时的缺血与缺氧引起的综合征。其特点为阵发性的前胸压榨性疼痛感觉，主要位于胸骨后部，可放射至左上肢，常发生于劳累或情绪激动时，持续数分钟，休息或服用硝酸酯制剂后消失。本病多见于男性，多数患者在40岁以上，劳累、情绪激动、饱食、受寒、阴雨天气、急性循环衰竭等为常见的诱因。

一、病因

1. 基本病因 对心脏予以机械性刺激并不引起疼痛，但心肌缺血、缺氧则引起疼痛。当冠状动脉的"供血"与心肌的"需氧"出现矛盾，冠状动脉血流量不能满足心肌代谢需要时，引起心肌急剧的、暂时的缺血、缺氧时，即产生心绞痛。

2. 其他病因 除冠状动脉粥样硬化外，主动脉瓣狭窄或关闭不全、梅毒性主动脉炎、肥厚性心肌病、先天性冠状动脉畸形、风湿性冠状动脉炎，都可引起冠状动脉在心室舒张期充盈障碍，引发心绞痛。

二、临床表现与诊断

（一）临床表现

1. 症状和体征 具体如下。

（1）部位：典型心绞痛主要在胸骨体上段或中段之后，可波及心前区，有手掌大小范围，可放射至左肩、左上肢前内侧,达无名指和小指;不典型心绞痛疼痛可位于胸骨下段、左心前区或上腹部,放射至颈、下颌、左肩胛部或右前胸。

(2)性质:胸痛为压迫、发闷,或紧缩性,也可有烧灼感。发作时,患者往往不自觉地停止原来的活动,直至症状缓解。

(3)诱因:典型的心绞痛常在相似的条件下发生。以体力劳累为主,其次为情绪激动。登楼、平地快步走、饱餐后步行、逆风行走,甚至用力大便或将臂举过头部的轻微动作,暴露于寒冷环境、进冷饮、身体其他部位的疼痛,以及恐怖、紧张、发怒、烦恼等情绪变化,都可诱发。晨间痛阈低,轻微劳力如刷牙、剃须、步行即可引起发作;上午及下午痛阈提高,则较重的劳力亦可不诱发。

(4)时间:疼痛出现后常逐步加重,然后在3~5min内逐渐消失,一般在停止原活动后缓解。一般为1~15min,多数3~5min,偶可达30min的,可数天或数星期发作1次,亦可1d内发作多次。

(5)硝酸甘油的效应:舌下含有硝酸甘油片如有效,心绞痛应于1~2min内缓解,对卧位型心绞痛,硝酸甘油可能无效。在评定硝酸甘油的效应时,还要注意患者所用的药物是否已经失效或接近失效。

2. 体征 平时无异常体征,心绞痛发作时常见心律增快、血压升高、表情焦虑、皮肤冷或出汗,有时出现第四或第三奔马律。可有暂时性心尖部收缩期杂音,是乳头肌缺血以致功能失调引起二尖瓣关闭不全所致。

(二)诊断

1. 冠心病诊断 具体如下。

(1)据典型的发作特点和体征,含用硝酸甘油后缓解,结合年龄和存在冠心病易患因素,除外其他原因所致的心绞痛,一般即可建立诊断。

(2)心绞痛发作时心电图:绝大多数患者ST段压低0.1mV(1mm)以上,T波平坦或倒置(变异型心绞痛者则有关导联ST段抬高),发作过后数分钟内逐渐恢复。

(3)心电图无改变的患者可考虑做负荷试验,发作不典型者,诊断要依靠观察硝酸甘油的疗效和发作时心电图的改变;如仍不能确诊,可多次复查心电图、心电图负荷试验或24h动态心电图连续监测,如心电图出现阳性变化或负荷试验诱发心绞痛发作亦可确诊。

(4)诊断有困难者可考虑行选择性冠状动脉造影或做冠状动脉CT,考虑施行外科手术治疗者则必须行选择性冠状动脉造影。冠状动脉内超声检查可显示管壁的病变,对诊断可能更有帮助。

2. 近年对确诊心绞痛的患者主张进行仔细的分型诊断 根据世界卫生组织"缺血性心脏病的命名及诊断标准",现将心绞痛作如下归类。

(1)劳累性心绞痛:是由运动或其他增加心肌需氧量的情况所诱发的心绞痛。包括3种类型。①稳定型劳累性心绞痛:简称稳定型心绞痛,亦称普通型心绞痛。是最常见的心绞痛。指由心肌缺血缺氧引起的典型心绞痛发作,其性质在1~3个月内并无改变。即每日和每周疼痛发作次数大致相同,诱发疼痛的劳累和情绪激动程度相同,每次发作疼痛的性质和疼痛部位无改变,用硝酸甘油后也在相同时间内发生疗效。②初发型劳累性心绞痛:简称初发型心绞痛。指患者过去未发生过心绞痛或心肌梗死,而现在发生由心肌缺血缺氧引起的心绞痛,时间尚在1~2个月内。有过稳定型心绞痛但已数月不发生心绞痛,再发生心绞痛未到1个月者也归入本型。③恶化型劳累性心绞痛:进行型心绞痛指原有稳定型心绞痛的患者,在3个月内疼痛的频率、程度、诱发因素经常变动,进行性恶化。可发展为心肌梗死与猝死。

(2)自发性心绞痛:心绞痛发作与心肌需氧量无明显关系,与劳累性心绞痛相比,疼痛持续时间一般较长,程度较重,且不易为硝酸甘油所缓解。包括四种类型:①卧位型心绞痛:在休息时或熟睡时发生的心绞痛,其发作时间较长,症状也较重,发作与体力活动或情绪激动无明显关系,常发生在半夜,偶尔在午睡或休息时发作。疼痛常剧烈难忍,患者烦躁不安、起床走动。硝酸甘油的疗效不明显或仅能暂时缓解。可能与夜梦、夜间血压降低或发生未被察觉的左心室衰竭,以致狭窄的冠状动脉远端心肌灌注不足;或平卧时静脉回流增加,心脏工作量增加,需氧增加等有关。②变异型心绞痛:本型患者心绞痛的性质、与卧位型心绞痛相似，也常在夜间发作，但发作时心电图表现不同，显示有关导联的 ST 段抬高而与之相对应的导联中则 ST 段压低。本型心绞痛是由于在冠状动脉狭窄的基础上，该支血管发生痉挛，引起一片心肌缺血所致。③中间综合征：亦称冠状动脉功能不全。指心肌缺血引起的心绞痛发作历时较长，达 30min 或 1h 以上，发作常在休息时或睡眠中发生，但心电图、放射性核素和血清学检查无心肌坏死的表现。本型疼痛其性质是介于心绞痛与心肌梗死之间，常是心肌梗死的前奏。④梗死后心绞痛：在急性心肌梗死后不久或数周后发生的心绞痛。由于供血的冠状动脉阻塞，发生心肌梗死，但心肌尚未完全坏死，一部分未坏死的心肌处于严重缺血状态下又发生疼痛，随时有再发生梗死的可能。

（3）混合性心绞痛：劳累性和自发性心绞痛混合出现，因冠状动脉的病变使冠状动脉血流储备固定地减少，同时又发生短暂的再减损所致，兼有劳累性和自发性心绞痛的临床表现。有人认为这种心绞痛在临床上实甚常见。

（4）不稳定型心绞痛：在临床上被广泛应用并被认为是稳定型劳累性心绞痛和心肌梗死和猝死之间的中间状态。它包括了除稳定型劳累性心绞痛外的上述所有了类型。其病理基础是在原有病变上发生冠状动脉内膜下出血、粥样硬化斑块破裂、血小板或纤维蛋白凝集、冠状动脉痉挛等除了没有诊断心肌梗死的明确的心电图和心肌酶谱变化外，目前应用的不稳定心绞痛的定义根据以下 3 个病史特征做出。①在相对稳定的劳累相关性心绞痛基础上出现逐渐增强的疼痛。②新出现的心绞痛（通常 1 个月内），由很轻度的劳力活动即可引起心绞痛。③在静息和很轻劳力时出现心绞痛。

三、治疗原则

预防：主要预防动脉粥样硬化的发生和发展。

治疗原则：改善冠状动脉的血供；减低心肌的耗氧；同时治疗动脉粥样硬化。

（一）发作时的治疗

（1）休息：发作时立刻休息，经休息后症状可缓解。

（2）药物治疗：应用作用较快硝酸酯制剂。

（3）在应用上述药物的同时，可考虑用镇静药。

（二）缓解期的治疗

系统治疗，清除诱因、注意休息、使用作用持久的抗动脉粥样硬化药物，以防心绞痛发作，可单独、交替或联合应用。宜尽量避免各种确知足以诱致发作的因素。调节饮食，特别是一次进食不应过饱；禁绝烟酒。调整日常生活与工作量；减轻精神负担；保持适当的体力活动，但以不致发生疼痛症状为度；一般不需卧床休息。

（三）其他治疗

低分子右旋糖酐或羟乙基淀粉注射液，作用为改善微循环的灌流，可用于心绞痛的频繁发作。抗凝药，如肝素；溶血栓和抗血小板药可用于治疗不稳定型心绞痛。高压氧治疗增加全身的氧供应，可使顽固的心绞痛得到改善，但疗效不易巩固。体外反搏治疗可能增加冠状动脉的血供，也可考虑应用。兼有早期心力衰竭者，治疗心绞痛的同时宜用快速作用的洋地黄类制剂。

（四）外科手术治疗

主动脉-冠状动脉旁路移植手术（coronary artery bypass grafting, CABG）方法：取患者自身的大隐静脉或内乳动脉作为旁路移植材料。一端吻合在主动脉，另一端吻合在有病变的冠状动脉段的远端，引主动脉的血液以改善该冠状动脉所供血的心肌的血流量。

（五）经皮腔内冠状动脉成形术

经皮腔内冠状动脉成形术（percutaneous transluminal coronary angioplasty, PTCA）方法：冠状动脉造影后，针对相应病变，应用带球囊的心导管经周围动脉送到冠状动脉，在导引钢丝的指引下进入狭窄部位；向球囊内加压注入稀释的造影剂使之扩张，解除狭窄。

（六）其他冠状动脉介入性治疗

由于PTCA有较高的术后再狭窄发生率，近来采用一些其他成形方法如激光冠状动脉成形术（PTCLA）、冠状动脉斑块旋切术、冠状动脉斑块旋磨术、冠状动脉内支架安置等，期望降低再狭窄发生率。

（七）运动锻炼疗法

谨慎安排进度适宜的运动锻炼有助于促进侧支循环的发展，提高体力活动的耐受量，改善症状。

四、常见护理问题

（一）舒适的改变：心绞痛

1. 相关因素　与心肌急剧、短暂地缺血、缺氧，冠状动脉痉挛有关。
2. 临床表现　阵发性胸骨后疼痛。
3. 护理措施　如下所述。

（1）心绞痛发作时立即停止步行或工作，休息片刻即可缓解。根据疼痛发生的特点，评估心绞痛严重程度（表3-3），制定相应活动计划。频发者或严重心绞痛者，严格限制体力活动，并绝对卧床休息。

表3-3　劳累性心绞痛分级

心绞痛分级	表现
Ⅰ级：日常活动时无症状	较日常活动重的体力活动，如平地小跑步、快速或持重物上三楼、上陡坡等时引起心绞痛
Ⅱ级：日常活动稍受限制	一般体力活动，如常速步行1.5~2km、上三楼、上坡等即引起心绞痛
Ⅲ级：日常活动明显受损	较日常活动轻的体力活动，如常速步行0.5~1km、上二楼、上小坡等即引起心绞痛
Ⅳ级：任何体力活动均引起心绞痛	轻微体力活动（如在室内缓行）即引起心绞痛，严重者休息时亦发生心绞痛

（2）遵医嘱给予患者舌下含服硝酸甘油、吸氧，记录心电图，并通知医生。心绞痛频发或严重者遵医嘱使用硝酸甘油静脉微泵推注。由于此类药物能扩张头面部血管，有些患者使用后会出现颜面潮红、头痛等症状，应向患者说明。

（3）用药后动态观察患者胸痛变化情况，同时监测ECG，必要时进行心电监测。

（4）告知患者在心绞痛发作时的应对技巧：一是立即停止活动；另一是立即含服硝酸甘油。向患者讲解含服硝酸甘油是因为舌下有丰富的静脉丛，吸收见效比口服硝酸甘油快。若疼痛持续15min以上不缓解，则有可能发生心肌梗死，需立即急诊就医。

（二）焦虑

1. 相关因素　与心绞痛反复频繁发作、疗效不理想有关。
2. 临床表现　睡眠不佳，缺乏自信心、思维混乱。
3. 护理措施　如下所述。

（1）向患者讲解心绞痛的治疗是一个长期过程，需要有毅力，鼓励其说出内心想法，针对其具体心理情况给予指导与帮助。

（2）心绞痛发作时，尽量陪伴患者，多与患者沟通，指导患者掌握心绞痛发作的有效应对措施。

（3）及时向患者分析讲解疾病好转信息，增强患者治疗信心。

（4）告知患者不良心理状况对疾病的负面影响，鼓励患者进行舒展身心的活动（如听音乐、看报纸）等活动，转移患者注意力。

（三）知识缺乏

1. 相关因素　与缺乏知识来源，认识能力有限有关。
2. 临床表现　患者不能说出心绞痛相关知识，不知如何避免相关因素。

3. 护理措施 如下所述。

（1）避免诱发心绞痛的相关因素：如情绪激动、饱食、焦虑不安等不良心理状态。

（2）告知患者心绞痛的症状为胸骨后疼痛，可放射至左臂、颈、胸，常为压迫或紧缩感。

（3）指导患者硝酸甘油使用注意事项。

（4）提供简单易懂的书面或影像资料，使患者了解自身疾病的相关知识。

五、健康教育

（一）心理指导

告知患者需保持良好心态，因精神紧张、情绪激动、饱食、焦虑不安等不良心理状态，可诱发和加重病情。患者常因不适而烦躁不安，且伴恐惧，此时鼓励患者表达感觉，告知尽量做深呼吸，放松情绪才能使疾病尽快消除。

（二）饮食指导

1. 减少饮食热能 控制体重少量多餐（每天4~5餐），晚餐尤应控制进食量，提倡饭后散步，切忌暴饮暴食，避免过饱；减少脂肪总量，限制饱和脂肪酸和胆固醇的摄入量，增加不饱和脂肪酸；限制单糖和双糖摄入量，供给适量的矿物质及维生素，戒烟戒酒。

2. 在食物选择方面，应适当控制主食和含糖零食 多吃粗粮、杂粮，如玉米、小米、荞麦等；禽肉、鱼类，以及核桃仁、花生、葵花子等硬果类含不饱和脂肪酸较多，可多食用；多食蔬菜和水果，不限量，尤其是超体重者，更应多选用带色蔬菜，如菠菜、油菜、番茄、茄子和带酸味的新鲜水果，如苹果、橘子、山楂，提倡吃新鲜泡菜；多用豆油、花生油、菜油及香油等植物油；蛋白质按劳动强度供给，冠心病患者蛋白质按2g/kg供给。尽量多食用黄豆及其制品，如豆腐、豆干、百叶等，其他如绿豆、赤豆也很好。

3. 禁忌食物 忌烟、酒、咖啡以及辛辣的刺激性食品；少用猪油、黄油等动物油烹调；禁用动物脂肪高的食物，如猪肉、牛肉、羊肉及含胆固醇高的动物内脏、动物脂肪、脑髓、贝类、乌贼鱼、蛋黄等；食盐不宜多用，每天2~4g；含钠味精也应适量限用。

（三）作息指导

制定固定的日常活动计划，避免劳累。避免突发性的劳力动作，尤其在较长时间休息以后。如凌晨起来后活动动作宜慢。心绞痛发作时，应停止所有活动，卧床休息。频发或严重心绞痛患者，严格限制体力活动，应绝对卧床休息。

（四）用药指导

1. 硝酸酯类 硝酸甘油是缓解心绞痛的首选药。

（1）心绞痛发作时可用短效制剂1片舌下含化，1~2min即开始起作用，持续半小时；勿吞服。如药物不易溶解，可轻轻嚼碎继续含化。

（2）应用硝酸酯类药物时可能出现头晕、头胀痛、头部跳动感、面红、心悸，继续用药数日后可自行消失。

（3）硝酸甘油应储存在棕褐色的密闭小玻璃瓶中，防止受热、受潮，使用时应注意有效期，每用6个月须更换药物。如果含服药物时无舌尖麻刺、烧灼感，说明药物已失效，不宜再使用。

（4）为避免直立性低血压所引起的晕厥，用药后患者应平卧片刻，必要时吸氧。长期反复应用会产生耐药性而效力降低，但停用10d以上，复用可恢复效力。

2. 长期服用β受体阻滞药者 如使用阿替洛尔（氨酰心安）、美托洛尔（倍他乐克）时，应指导患者用药。

（1）不能随意突然停药或漏服，否则会引起心绞痛加重或心肌梗死。

（2）应在饭前服用，因食物能延缓此类药物吸收。

（3）用药过程中注意监测心率、血压、心电图等。

3. 钙通道阻滞药 目前不主张使用短效制剂（如硝苯地平），以减少心肌耗氧量。

（五）特殊及行为指导

（1）寒冷刺激可诱发心绞痛发作，不宜用冷水洗脸，洗澡时注意水温及时间。外出应戴口罩或围巾。

（2）患者应随身携带心绞痛急救盒（内装硝酸甘油片）：心绞痛发作时，立即停止活动并休息，保持安静。及时使用硝酸甘油制剂，如片剂舌下含服，喷雾剂喷舌底1～2下，贴剂粘贴在心前区。如果自行用药后，心绞痛未缓解。应请求协助救护。

（3）有条件者可以氧气吸入，使用氧气时，避免明火。

（4）患者洗澡时应告诉家属，不宜在饱餐或饥饿时进行，水温勿过冷过热，时间不宜过长，门不要上锁，以防发生意外。

（5）与患者讨论引起心绞痛的发作诱因，确定需要的帮助，总结预防发作的方法。

（六）病情观察指导

注意观察胸痛的发作时间、部位、性质、有无放射性及伴随症状，定时监测心率、心律。若心绞痛发作次数增加，持续时间延长，疼痛程度加重，含服硝酸甘油无效者，有可能是心肌梗死先兆，应立即就诊。

（七）出院指导

（1）减轻体重，肥胖者需限制饮食热量及适当增加体力活动，避免采用剧烈运动防治各种可加重病情的疾病，如高血压、糖尿病、贫血、甲状腺功能亢进等。特别要控制血压，使血压维持在正常水平。

（2）慢性稳定型心绞痛患者大多数可继续正常性生活，为预防心绞痛发作，可在1h前含服硝酸甘油1片。

（3）患者应随身携带硝酸甘油片以备急用，患者及家属应熟知药物的放置地点，以备急需。

（王园园）

第四章

消化内科疾病护理

第一节 胃炎

胃炎（gastritis）是指任何病因引起的胃黏膜炎症，常伴有上皮损伤和细胞再生，是最常见的消化道疾病之一。按临床发病的缓急和病程的长短，可分为急性胃炎和慢性胃炎。

一、急性胃炎

急性胃炎（acute gastritis）是多种原因引起的急性胃黏膜炎症。临床常急性发病，可有明显上腹部症状，内镜检查可见胃黏膜充血、水肿、出血、糜烂、浅表溃疡等一过性的急性病变。急性胃炎主要包括：急性幽门螺杆菌感染引起的急性胃炎、除幽门螺杆菌之外的病原体感染及其毒素对胃黏膜损害引起的急性胃炎和急性糜烂出血性胃炎。后者是指由各种病因引起的、以胃黏膜多发性糜烂为特征的急性胃黏膜病变，常伴有胃黏膜出血和一过性浅溃疡形成。

【病因与发病机制】

引起急性糜烂出血性胃炎的常见病因有以下几种。

1. 药物　常见的有非甾体类抗炎药（non-steroid anti-inflammatory drug，NSAID）如阿司匹林、吲哚美辛等，某些抗肿瘤药、口服氯化钾及铁剂等。

2. 应激　严重创伤、大面积烧伤、大手术、颅内病变、败血症及其他严重脏器病变或多器官功能衰竭等均可使机体处于应激状态而引起急性胃黏膜损害。

3. 乙醇　由乙醇引起的急性胃炎有明确的过量饮酒史，乙醇有亲脂性和溶脂能力，高浓度乙醇可直接破坏胃黏膜屏障，引起上皮细胞损害、黏膜出血和糜烂。

【临床表现】

1. 症状　急性糜烂出血性胃炎通常以上消化道出血为主要表现，一般出血量较少，呈间歇性，可自止，但也可发生大出血引起呕血和（或）黑粪。部分 Hp 感染引起的急性胃炎病人可表现为一过性的上腹部症状。不洁食物所致者通常起病较急，在进食污染食物后数小时至 24h 发病，表现为上腹部不适、隐痛、食欲缺乏、恶心、呕吐等，伴发肠炎者有腹泻，常有发热。

2. 体征　多无明显体征，个别病人可有上腹轻压痛。

【辅助检查】

1. 内镜检查　胃镜检查最具诊断价值，急性胃炎内镜下表现为胃黏膜局限性或弥漫性充血、水肿、糜烂、表面覆有黏液和炎性渗出物，以出血为主要表现者常可见黏膜散在的点、片状糜烂，黏膜表面有新鲜出血或黑色血痂。

2. 粪便隐血检查　以出血为主要表现者，粪便隐血试验阳性。

【治疗要点】

（1）针对病因，积极治疗原发疾病。

（2）去除各种诱发因素：嗜酒者宜戒酒，如由非甾体类抗炎药引起，应立即终止服药并用抑制胃酸分泌药物来治疗,如患者必须长期使用这类药物,则宜同时服用抑制胃酸分泌药物。

(3) 对症治疗:可用甲氧氯普胺(胃复安)或多潘立酮(吗丁啉)止吐,用抗酸药或 H2 受体拮抗药如西咪替丁、雷尼替丁或法莫替丁等以降低胃内酸度,减轻黏膜炎症。保护胃黏膜可用硫糖铝、胶体铋等。

【护理措施】

1. 基础护理

(1) 休息:病情较重者应卧床休息,注意胃部保暖。急性大出血者绝对卧床休息。

(2) 环境:保持安静、舒适,保证病人睡眠。

(3) 饮食:以无渣、温凉半流或软饭为宜,提倡少量多餐,避免辛辣、生冷食物;有剧烈呕吐、呕血者禁食。

(4) 心理护理:由于严重疾病引起出血者,尤其当出血量大、持续时间较长时,病人往往精神十分紧张、恐惧。护士应关心体贴病人,耐心加以解释,缓解病人紧张情绪,解除其恐惧心理,使病人积极配合治疗,促进身体早日康复。

2. 疾病护理

(1) 对症护理:观察腹痛的程度、性质及腹部体征的变化;呕吐物及排便的次数、量及性质;观察有无水、电解质酸碱平衡紊乱的表现等。有上消化道出血者更要注意出血量和性状、尿量等的观察。

(2) 专科护理:遵医嘱用药,观察药物疗效及不良反应。有消化道出血者配合医师采取各种止血措施。

3. 健康教育

(1) 注意饮食卫生,进食规律,避免过冷过热及不洁的食物。

(2) 尽可能不用非甾体类抗炎药、激素等药物,如必须服用者,可同时服用抗酸药。

(3) 嗜酒者劝告其戒酒。

(4) 对腐蚀剂要严格管理,以免误服或被随意取用。

二、慢性胃炎

慢性胃炎系指不同病因引起的胃黏膜的慢性炎症或萎缩性病变,是一种十分常见的消化道疾病,占接受胃镜检查病人的 80%～90%,男性多于女性,随年龄增长发病率逐渐增高。根据病理组织学改变和病变在胃的分布部位,将慢性胃炎分为非萎缩性、萎缩性和特殊类型三大类。

【病因与发病机制】

1. 幽门螺杆菌(Helicobacter pyLori,Hp)感染 目前认为 Hp 感染是慢性胃炎主要的病因。

2. 饮食和环境因素 长期 Hp 感染增加了胃黏膜对环境因素损害的易感性;饮食中高盐和缺乏新鲜蔬菜及水果可导致胃黏膜萎缩、肠化生以及胃癌的发生。

3. 自身免疫 胃体萎缩为主的慢性胃炎病人血清中常能检测出壁细胞抗体和内因子抗体,尤其是伴有恶性贫血的病人检出率相当高。

4. 其他因素 机械性、温度性、化学性、放射性和生物性因子,如长期摄食粗糙性与刺激性食物、酗酒、咸食、长期服用非甾体类抗炎药或其他损伤胃黏膜的药物、鼻咽部存在慢性感染灶等。

【临床表现】

1. 症状 大多数慢性胃炎患者无任何症状。有症状者主要表现为非特异性的消化不良症状,如上腹部隐痛、进食后上腹部饱胀、食欲缺乏、反酸、暖气、呕吐等。少数患者有呕血与黑粪,自身免疫胃炎可出现明显厌食和体重减轻,常伴贫血。

2. 体征 本病多无明显体征,有时可有上腹部轻压痛,胃体胃炎严重时可有舌炎和贫血的相应体征。

【辅助检查】

1. 胃镜及胃黏膜活组织检查 是最可靠的确诊方法,并常规做幽门螺杆菌检查。

2. 幽门螺杆菌检测　包括侵入性（如快速尿素酶测定、组织学检查等）和非侵入性方法检测幽门螺杆菌。

【治疗要点】

1. 消除或削弱攻击因子

（1）根除 Hp 治疗：目前根除方案很多，但可归纳为以胶体铋药为基础和以质子泵抑制药为基础的两大类。

（2）抑酸或抗酸治疗：适用于有胃黏膜糜烂或以胃烧灼感、反酸、上腹饥饿痛等症状为主者，根据病情或症状严重程度，选用抗酸药。

（3）针对胆汁反流、服用非甾体类抗炎药等作相关治疗处理。

2. 增强胃黏膜防御　适用于有胃黏膜糜烂出血或症状明显者，药物包括兼有杀菌作用的胶体铋，兼有抗酸和胆盐吸收的硫糖铝等。

3. 动力促进药　可加速胃排空，适用于上腹饱胀，早饱等症状为主者。

4. 中医中药　辨证施治，可与西药联合应用。

5. 其他　应用抗抑郁药，镇静药。适用于睡眠差，有精神因素者。

【护理措施】

1. 基础护理

（1）休息与体位：急性发作或症状明显时应卧床休息，以病人自觉舒适体位为宜。平时注意劳逸结合，生活有规律，避免晚睡晚起或过度劳累，保持心情愉快。

（2）饮食：注意饮食规律及饮食卫生，选择营养丰富易于消化的食物，少量多餐，不暴饮暴食。避免刺激性和粗糙食物，勿食过冷过热易产气的食物和饮料等。养成细嚼慢咽的习惯，使食物和唾液充分混合，以帮助消化。胃酸高时忌食浓汤、酸味或烟熏味重的食物，胃酸缺乏者可酌情食用酸性食物如山楂等。

（3）心理护理：因腹痛等症状加重或反复发作，病人往往表现出紧张、焦虑等心理，有些病人因担心自己所患胃炎会发展为胃癌而恐惧不安。护理人员应根据病人的心理状态，给予关心、安慰，耐心细致地讲授有关慢性胃炎的知识，指导病人规律的生活和正确的饮食，消除病人紧张心理，使病人认真对待疾病，积极配合治疗，安心养病。

2. 疾病护理

（1）疼痛护理：上腹疼痛时可给予局部热敷与按摩或针灸合谷、足三里等穴位，也可用热水袋热敷胃部，以解除胃痉挛，减轻腹痛。

（2）用药护理：督促并指导病人及时准确服用各种灭菌药物及制酸药等，以缓解症状。

3. 健康教育

（1）劳逸结合，适当锻炼身体，保持情绪乐观，提高免疫功能和增强抗病能力。

（2）饮食规律，少食多餐，软食为主；应细嚼慢咽，忌暴饮暴食；避免刺激性食物，忌烟戒酒、少饮浓茶咖啡及进食辛辣、过热和粗糙食物；胃酸过低和有胆汁反流者，宜多吃瘦肉、禽肉、鱼、奶类等高蛋白低脂肪饮食。

（3）避免服用对胃有刺激性的药物（如水杨酸钠、吲哚美辛、保泰松和阿司匹林等）。

（4）嗜烟酒者与病人、家属一起制订戒烟酒的计划并督促执行。

（5）经胃镜检查肠上皮化生和不典型增生者，应定期门诊随访，积极治疗。

（王园园）

第二节　消化性溃疡

消化性溃疡（peptic ulcer，PU）主要指发生在胃和十二指肠壶腹部的慢性溃疡，由于溃疡的形成与胃酸及胃蛋白酶的消化作用有关，故称为消化性溃疡，凡是能与酸接触的胃肠道任何部位均可发生溃疡，但以胃溃疡（gastric ulcer，GU）和十二指肠溃疡（duodenal ulcer，DU）多见，其中十二指肠溃疡更为常见。消化性溃疡在人群中发病率约为10%，可发病于任何年龄，以中年人多见。DU好发于青壮年，GU好发于中老年，男性患病较女性多见。

一、病因与发病机制

PU的病因及发病机制迄今尚不完全清楚，比较一致的观点是：PU的发生是多种因素相互作用，尤其是对胃十二指肠黏膜有损害作用的侵袭因素与黏膜自身防御/修复因素之间失去平衡所致。当侵袭因素增强和（或）防御/修复因素削弱时，就可能出现溃疡，这是溃疡发生的基本机制。GU和DU发病机制各有侧重，前者着重于防御/修复因素的削弱，而后者则侧重于侵袭因素的增强。

1. 胃十二指肠黏膜防御和修复机制　①胃黏膜屏障；②黏液－碳酸氢盐屏障；③黏膜的良好血液循环和上皮细胞强大的再生能力；④外来及内在的前列腺素和表皮生长因子等。

一般而言，只有当某些因素损害了这一机制才可能发生胃酸/胃蛋白酶侵袭黏膜而导致溃疡形成。

2. 胃十二指肠黏膜损害机制　近年的研究已明确，幽门螺杆菌（Hp）感染和非甾体类抗炎药（NSAID）是损害胃十二指肠黏膜屏障导致PU的最常见病因。

（1）幽门螺杆菌感染：胃黏膜受Hp感染，在其致病因子如尿素酶、细胞空泡毒素及其相关蛋白等作用下，出现局部炎症反应及高促胃液素血症，生长抑素合成、分泌水平降低，胃蛋白酶及胃酸水平升高，造成胃、十二指肠黏膜损伤引起炎症，进而发展成溃疡。

（2）非甾体类抗炎药：NSAID除了降低胃、十二指肠黏膜的血流量，对胃黏膜的直接刺激和损伤作用外，还可抑制环氧化酶活性，从而使内源性前列腺素合成减少，削弱胃黏膜的保护作用。

（3）胃酸和胃蛋白酶：消化性溃疡的最终形成是由于胃酸/胃蛋白酶对黏膜的自身消化所致。胃蛋白酶是主细胞分泌的胃蛋白酶原经盐酸激活转变而来，它能降解蛋白质分子，对黏膜有侵袭作用，其活性受到胃酸制约，胃酸的存在是溃疡发生的决定因素。

（4）其他因素：吸烟、遗传、胃十二指肠运动异常、应激和精神因素、饮食失调等。

二、临床表现

典型的PU具有以下特点：①慢性过程；②发作呈周期性；③发作时上腹部疼痛呈节律性。

1. 症状

（1）上腹痛：是消化性溃疡的主要症状，性质可为钝痛、灼痛、胀痛或剧痛，但也可仅为饥饿样不适感。一般不放射，范围比较局限，多不剧烈，可以忍受。GU疼痛多位于剑突下正中或偏左，DU多位于上腹正中或稍偏右。节律性疼痛是消化性溃疡的特征性临床表现，GU多在餐后0.5~1h疼痛，下次餐前消失，表现为进食－疼痛－缓解的规律；而DU疼痛常在两餐之间发生（饥饿痛），直到再进餐时停止，规律为疼痛－进食－缓解，疼痛也可于睡前或午夜出现，称夜间痛。

（2）部分病例无上述典型疼痛，而仅表现为上腹隐痛不适、反酸、嗳气、恶心、呕吐等消化不良的症状，以GU较DU为多见。病程较长的患者因影响摄食和消化功能而出现体重减轻，或因慢性失血而有贫血。

2. 体征　发作期于上腹部有一固定而局限的压痛点，缓解期无明显体征。

3. 并发症

（1）出血：是消化性溃疡最常见的并发症，DU比GU易发生。出血量与被侵蚀的血管大小有关，可表现为呕血与黑粪，出血量大时甚至可排鲜血便，出血量小时，粪便隐血试验阳性。

（2）穿孔：当溃疡深达浆膜层时可发生穿孔，若与周围组织相连则形成穿透性溃疡。穿孔通常是外科急诊，最常发生于十二指肠溃疡。表现为腹部剧痛和急性腹膜炎的体征。当溃疡疼痛变为持续性，进食或用抗酸药后长时间疼痛不能缓解，并向背部或两侧上腹部放射时，常提示可能出现穿孔。此时腹肌紧张，呈板状腹，有压痛、反跳痛，肝浊音界缩小或难以叩出，肠鸣音减弱或消失，X线平片可见膈下游离气体。

(3) 幽门梗阻：见于2%~4%的病例，主要由DU或幽门管溃疡周围组织充血水肿所致。表现为餐后上腹部饱胀，频繁呕吐宿食，严重时可引起水和电解质紊乱，常发生营养不良和体重下降。

(4) 癌变：少数GU可发生癌变，尤其是45岁以上的患者。

三、辅助检查

1. 胃镜及胃黏膜活组织检查 是确诊PU的首选检查方法，胃镜下可直接观察胃和十二指肠黏膜并摄像，还可以直视下取活组织做幽门螺杆菌检查和组织病理检查，对诊断消化性溃疡和良恶性溃疡的鉴别准确性高于X线钡剂检查。

2. X线钡剂检查 适用于对胃镜检查有禁忌或不愿接受胃镜检查者。多采用钡剂和空气双重对比造影方法。

3. 幽门螺杆菌检测 可分为侵入性和非侵入性两大类。侵入性方法需经胃镜取胃黏膜活组织进行检测，目前常用的有快速尿素酶试验、组织学检查和幽门螺杆菌培养，其中快速尿素酶试验操作简便、快速、费用低，是侵入性检查中诊断Hp感染的首选方法。非侵入性检查主要有 ^{13}C 或 ^{14}C ——尿素呼气试验、血清学检查和粪便Hp抗原检测等，前者检测Hp感染的敏感性和特异性高，可作为根除Hp治疗后复查的首选方法。

4. 胃液分析 GU患者胃酸分泌正常或稍低于正常，DU患者则常有胃酸分泌过高。但溃疡患者胃酸分泌水平个体差异很大，与正常人之间有很大的重叠，故胃酸测定对PU诊断的价值不大，目前临床已较少采用。

5. 粪便隐血试验 活动性DU或GU常有少量渗血，使粪便隐血试验阳性，经治疗1~2周转阴。若GU患者粪便隐血试验持续阳性，应怀疑有癌变可能。

四、治疗要点

消化性溃疡以内科治疗为主，目的是消除病因、控制症状，促进溃疡愈合、防止复发和避免并发症的发生。目前根除Hp和抑制胃酸的药物是治疗溃疡病的主流，黏膜保护药物也起重要的作用。

1. 药物治疗

(1) 降低胃酸药物：包括抗酸药和抑制胃酸分泌药两类。

1) 抗酸药：为一类弱碱药物，口服后能与胃酸作用形成盐和水，能直接中和胃酸，并可使胃蛋白酶不被激活，迅速缓解溃疡的疼痛症状。常用药物有氢氧化铝凝胶、铝碳酸镁、复方氢氧化铝（胃舒平）、乐得胃等。

2) 抑制胃酸分泌的药物：a. H2受体拮抗药（H2RA）：能阻止组胺与其H2受体相结合，使壁细胞分泌胃酸减少。常用药物有西咪替丁、雷尼替丁和法莫替丁。不良反应较少，主要为乏力、头晕、嗜睡和腹泻。b. 质子泵抑制药（PPI）：作用于壁细胞分泌胃酸终末步骤中的关键酶 H^+-K^+-ATP 酶（质子泵），使其不可逆失活，从而有效地减少胃酸分泌，其抑酸作用较H2RA更强而持久，是已知的作用最强的胃酸分泌抑制药。常用的药物有奥美拉唑、兰索拉唑、泮托拉唑、雷贝拉唑和埃索美拉唑等。

(2) 保护胃黏膜药物

1) 枸橼酸铋钾（colloidal bismuth subcitrate, CBS）：在酸性环境中，通过与溃疡面渗出的蛋白质相结合，形成一层防止胃酸和胃蛋白酶侵袭的保护屏障。CBS还能促进上皮分泌黏液和碳酸氢盐，并能促进前列腺素的合成；此外，CBS还具有抗H. pylori的作用。一般不良反应少，但服药能使粪便成黑色。为避免铋在体内过量蓄积，不宜长期连续服用。

2) 硫糖铝：其抗溃疡作用与CBS相仿，但不能杀灭Hp。由于该药在酸性环境中作用强，故应在三餐前及睡前1h服用，且不宜与制酸剂同服，不良反应轻，主要为便秘。

3) 米索前列醇：具有抑制胃酸分泌、增加胃十二指肠黏膜的黏液和碳酸氢盐分泌和增加黏膜血流等作用。常见不良反应为腹泻，因可引起子宫收缩，孕妇忌服。

(3) 根除幽门螺杆菌治疗：根除Hp可使大多数Hp相关性溃疡病人完全达到治疗目的。目前推荐以 PPI 或胶体铋为基础加上两种抗生素的三联治疗方案，疗程 1 周，Hp 根除率 90% 以上。对于三联疗法失败者，一般用 PPI + 铋剂 + 两种抗生素组成的四联疗法。

2. 手术治疗　适用于伴有急性穿孔、幽门梗阻、大量出血经内科积极治疗无效者和恶性溃疡等并发症的消化性溃疡患者。

五、护理措施

1. 基础护理

（1）休息与活动：病情较重、溃疡有活动者应卧床休息，病情较轻者可边工作边治疗，注意生活规律和劳逸结合，避免剧烈活动以降低胃的分泌及蠕动。保持环境安静、舒适，减少探视，保证患者充足的睡眠。

（2）饮食：溃疡活动期每日进 4~5 餐，少量多餐可中和胃酸，减少胃酸对溃疡面的刺激。每餐不宜过饱，以免胃窦部过度扩张，刺激胃酸分泌。进餐时宜细嚼慢咽，咀嚼可增加唾液分泌，以利于稀释和中和胃酸。选择营养丰富、质软、易消化的食物，如稀饭、面条、馄饨等。脂肪摄取应适量。避免粗糙、过冷过热和刺激性食物及饮料如浓茶、咖啡等。

（3）心理护理：消化性溃疡的发生发展与精神紧张、不良情绪反应及个性特点与行为方式等心理社会因素均有一定的关系。通过帮助病人认识压力与溃疡疼痛发作的关系，教会病人放松技巧，自觉避免精神神经因素的影响。

2. 疾病护理

（1）疼痛护理：向患者解释疼痛的原因和机制，指导祛除病因及缓解疼痛的方法，解除焦虑、紧张情绪。观察并评估疼痛的诱发因素和缓解因素；观察上腹痛的规律、性质、程度及部位。遵医嘱用药缓解疼痛。

（2）用药护理：遵医嘱正确服用质子泵抑制药、组胺 H_2 受体拮抗药、抗酸药及抗 Hp 药物，观察药物的疗效及不良反应。

1）抗酸药：应在餐后 1h 和睡前服用，以延长中和胃酸作用的时间及中和夜间胃酸的分泌。片剂应嚼碎后服用，乳剂服用，前充分混匀。避免与奶制品、酸性食物及饮料同服以免降低药效。氢氧化铝凝胶能阻碍磷的吸收，引起磷缺乏症，表现为食欲缺乏、软弱无力等；镁剂可致腹泻。

2）H_2 受体拮抗药：常于餐中及餐后即刻服用，或睡前服用；若需同时服用抗酸药，则两药应间隔 1h 以上；静脉给药需控制速度，速度过快可引起低血压和心律失常；不良反应一般为乏力、头痛、腹泻和嗜睡；吸烟可降低其疗效故应鼓励患者戒烟。

3）质子泵抑制药：奥美拉唑用药初期可引起头晕，嘱患者服药后避免开车、高空作业等需注意力集中之事。

4）保护胃黏膜药物：胶体铋制剂与硫糖铝在酸性环境中作用强，故多在三餐前 30min 或睡前 1h 服用，且不宜与抗酸药同服；铋剂有积蓄作用，故不能连续长期服用，服药过程中可使牙、舌变黑，可用吸管直接吸入，部分患者服药后出现便秘和黑粪，停药后可自行消失；硫糖铝能引起便秘、皮疹、嗜睡等，有肾衰竭者不宜服用。

5）抗 Hp 药物：阿莫西林服用前应询问患者有无青霉素过敏史，用药过程中注意观察有无过敏反应；甲硝唑可引起胃肠道反应，宜餐后服用。

（3）并发症护理

1）上消化道大出血：严密监测是否有出血征象，如血压下降、脉搏速率加快、皮肤湿冷、脸色苍白、排黑粪或呕血等。

2）穿孔：一旦发现穿孔征象，应建立静脉通道，输液以防止休克；做好术前准备急诊手术。

3）幽门梗阻：应准确记录出入量，行血清钾、钠、氯测定和血气分析，及时补充液体和电解质，保证尿量在每日 1 000~1 500ml。插入胃管连续 72h 胃肠减压，抽吸胃内容物和胃液。病人病情好转后可进流食，但同时要测量胃内潴留量，记录潴留物的颜色、性质和气味。禁止病人吸烟、饮酒和进食刺激性食物，禁用抗胆碱能药物，如阿托品等，以防减少胃、肠蠕动，加重梗阻症状。

4）癌变：一旦确诊，需手术治疗，做好术前准备。

3. 健康教育

（1）指导患者注意有规律的生活和劳逸结合，包括体力和精神休息。

（2）指导患者规律进餐和合理的营养，减少机械性和化学性刺激对胃黏膜的损害。咖啡、浓茶、油煎食物及过冷过热、辛辣等食物均可刺激胃酸分泌增加，应避免食用。

（3）向患者进行戒烟酒的健康教育，与患者共同制订戒烟酒计划，并争取家庭的重视和支持。

（4）帮助患者认识压力与溃疡疼痛发作的关系，教会患者放松技巧，自觉避免精神神经因素的影响。

（5）指导患者要按时服完全疗程的药物，并定期复查。教患者识别溃疡复发及出血、穿孔、幽门梗阻等并发症出现时的症状和体征，包括疼痛、头晕、呕血、黑粪、苍白、虚弱等，以便及时就诊。

（李亚丽）

第三节 肝硬化

肝硬化（hepatic cirrhosis）是一种以肝组织弥漫性纤维化、假小叶和再生结节形成特征的慢性肝病。临床上常以肝功能损害和肝门静脉高压为主要表现，晚期常出现消化道出血、肝性脑病等严重并发症。本病是我国常见疾病和主要死亡病因之一。发病高峰年龄在 35~48 岁，男女比例为（3.6~8）:1。

一、病因与发病机制

肝硬化由多种病因引起，我国以病毒性肝炎为主要原因，国外以酒精中毒多见。

1. 病毒性肝炎 通常由慢性病毒性肝炎逐渐发展而来，主要见于乙型、丙型和丁型肝炎病毒重叠感染。而甲型、戊型病毒性肝炎不演变为肝硬化。

2. 酒精中毒 长期大量酗酒，乙醇、乙醛（乙醇中间代谢产物）的毒性作用引起酒精性肝炎，可逐渐发展为酒精性肝硬化。

3. 血吸虫病 长期或反复感染血吸虫，虫卵沉积在汇管区，引起纤维组织增生，导致肝纤维化和肝门静脉高压症。

4. 胆汁淤积 肝外胆管阻塞或肝内胆汁淤积持续存在时，可引起原发性或继发性胆汁性肝硬化。

5. 循环障碍 慢性充血性心力衰竭、缩窄性心包炎等可致肝长期淤血，肝细胞缺氧、坏死和纤维组织增生，逐渐发展为肝硬化。

6. 其他 患慢性炎症性肠病、长期营养不良可引起肝细胞脂肪变性和坏死；某些代谢障碍疾病可引起代谢产物沉积在肝脏，也损害肝细胞，久之可发展为肝硬化。长期反复接触化学毒物如四氯化碳、磷、砷等，可引起中毒性肝炎，最终演变为肝硬化。

二、临床表现

本病一般起病隐匿，病程发展缓慢，潜伏可达 3~5 年或更长。临床上将肝硬化分为肝功能代偿期和失代偿期，但两期界限常不清。

1. 代偿期 症状轻且无特异性，常以疲乏无力、食欲缺乏为主要表现，可伴腹胀、恶心、轻微腹泻等。多因劳累或发生其他疾病时症状明显，休息或治疗后可缓解。轻度肝大，质变硬，轻度脾大。

2. 失代偿期 主要表现为肝功能减退和肝门静脉高压症。

（1）肝功能减退的表现

1）全身症状：营养状况较差，消瘦乏力，可有低热，皮肤干枯，面色灰暗无光泽（肝病面容）。

2）消化道症状：食欲明显减退，可有厌食，进食后常感上腹饱胀不适、恶心、呕吐；稍进油腻肉食易引起腹泻。

3）出血倾向和贫血：有皮肤紫癜、鼻出血、牙龈出血或胃肠出血等倾向，这与肝合成凝血因子减少、脾功能亢进和毛细血管脆性增加等有关。患者常有贫血，与营养不良、肠道吸收障碍、脾功能亢进以及胃肠道失血等因素有关。

4）内分泌紊乱：由于肝功能减退，肝对雌激素灭活能力减退，雌激素在体内蓄积，抑制垂体的分泌功能，使雄激素分泌减少。雌激素增多、雄激素减少时，男性患者可有性欲减退、睾丸萎缩、乳房发育等；女性有月经失调、闭经等。患者面颈、上胸、上肢部位可见蜘蛛痣；在手掌大小鱼际及指端腹侧有红斑，称为肝掌，这些均与雌激素增多有关。

由于肝功能减退，醛固酮和抗利尿激素灭活作用减弱，可致继发性醛固酮和抗利尿激素增多，使水钠潴留，对腹水形成起重要促进作用。

（2）肝门静脉高压症的表现：脾大、侧支循环的建立和开放、腹水是肝门静脉高压的三大表现，其中侧支循环开放对诊断肝门静脉高压有重要意义。

1）脾大：多为轻、中度增大，由于脾淤血所致。晚期脾大常伴白细胞、血小板和红细胞计数减少，称为脾功能亢进。

2）侧支循环的建立和开放：临床上有3支重要的侧支开放：a. 食管和胃底静脉曲张，是由于肝门静脉系的胃冠状静脉和腔静脉系的食管静脉等开放沟通。当肝门静脉压力明显增高，粗糙坚硬食品的机械损伤或剧烈咳嗽、呕吐致腹内压突然增高时，可引起曲张静脉破裂导致出血。b. 腹壁和脐周静脉曲张，是由于肝门静脉高压时脐静脉重新开放，表现为脐周与腹壁纡曲的静脉。c. 痔静脉扩张，是肝门静脉系的直肠上静脉与下腔静脉的直肠中、下静脉沟通，可扩张形成痔核，破裂时引起便血。

3）腹水：是肝硬化最突出的临床表现。病人常有明显腹胀感，大量腹水时可出现呼吸困难、脐疝及双下肢水肿，腹部膨隆呈蛙腹状，腹壁皮肤绷紧发亮，叩诊有移动性浊音，部分病人还可出现胸腔积液。

（3）肝触诊：早期肝表面尚光滑，质地变硬；晚期可触及结节或颗粒状，一般无压痛，伴有肝细胞坏死或炎症时可有轻压痛。

3. 并发症　包括上消化道出血、肝性脑病、感染、功能性肾衰竭、原发性肝癌以及水、电解质、酸、碱平衡紊乱及肝肺综合征。

三、辅助检查

1. 血常规　代偿期多正常，失代偿期可有贫血，脾功能亢进时白细胞和血小板计数减少。
2. 尿常规　黄疸时尿胆红素阳性，有时可有管型尿、血尿、尿蛋白阳性。
3. 肝功能检查　代偿期各项指标可正常或轻度异常。失代偿期丙氨酸氨基转移酶（ALT）增高、清蛋白降低、球蛋白增高，凝血酶原时间延长。重症者血胆红素可增高。
4. 免疫学检查　免疫球蛋白IgG增高最为显著，50%以上的患者T淋巴细胞低于正常，部分患者体内出现自身抗体如抗核抗体。
5. 腹水检查　呈漏出液，若合并原发性腹膜炎时，可呈渗出液。
6. 其他检查　食管吞钡X线检查可见食管或胃底静脉曲张。肝穿刺活组织检查可确诊为肝硬化，腹腔镜检查可见肝表面呈结节状改变，取活体组织可协助确诊。内镜检查可见静脉曲张部位及其程度，并可进行止血和预防止血治疗。超声波检查可示肝脾大小及外形、肝门静脉有无高压等。

四、治疗要点

本病关键在于早期诊断，针对病因和症状进行治疗，以缓解和延长代偿期，对失代偿期患者主要是对症治疗、改善肝功能及并发症治疗。

1. 支持治疗　失代偿期患者进食不佳，应静脉输入高渗葡萄糖，并加维生素C、胰岛素、氯化钾等，必要时可应用复方氨基酸、人血白蛋白或输新鲜血。

2. 药物治疗　目前尚无特效药物，平日可用多种维生素（包括维生素K）及消化酶，也可采用中西药联合治疗。

3. 腹水的治疗

(1) 限制钠、水的摄入：进水量限制在1 000ml/d左右，盐的摄入限制在1.2~2g/d，对部分病人可产生利尿、腹水消退作用。

(2) 增加钠、水的排泄：目前主张螺内酯和呋塞米联合应用，螺内酯为保钾利尿药，氢氯噻嗪或呋塞米为排钾利尿药，可起协同作用，并减少电解质紊乱。利尿不宜过猛，以每天体重减轻不超过0.5kg为宜，以避免诱发肝性脑病、肝肾综合征。

(3) 放腹水并输注入血白蛋白：大量腹水引起腹胀、呼吸困难、行走困难时，为减轻症状可做穿刺放腹水。单纯放腹水只能临时改善症状，因放腹水会丢失蛋白质，短期内腹水又迅速复原，故同时静脉输注入血白蛋白，可提高疗效。

(4) 提高血浆胶体渗透压：每周定期输注新鲜血或人血白蛋白、血浆，对恢复肝功能和消退腹水有帮助。

(5) 腹水浓缩回输：放出腹水，通过浓缩处理后再静脉回输，不但可消除水、钠潴留，还能提高血浆清蛋白浓度及有效血容量，并能改善肾血液循环，对顽固性腹水的治疗提供一种较好的方法。不良反应有发热、感染、电解质紊乱等。但有感染的腹水不可回输。

4. 手术治疗　各种分流术和脾切除术；经颈静脉肝内门体分流术（TIPS）等。

5. 肝移植手术　是晚期肝硬化的最佳治疗方法，可提高患者存活率。

五、护理措施

1. 基础护理（包括生活、饮食、环境、心理护理以及护患沟通等）

(1) 休息：代偿期应适当减少活动，可参加轻工作；失代偿期应以卧床休息为主。大量腹水者可取半卧位，以使膈肌下降，减轻呼吸困难。

(2) 饮食：给予高热量、高蛋白质、高维生素、易消化食物。肝功能损害显著或有肝性脑病先兆时，应限制或禁食蛋白质；腹水者应限盐或无盐饮食；避免进食粗糙、坚硬食物，禁酒、禁用损害肝脏药物。

(3) 心理护理：肝硬化是一种慢性病，症状不易改善，出现腹水后，一般预后较差，患者及其家属易产生悲观情绪，护理人员应给予理解、同情和关心，鼓励病人倾诉并耐心解答所提出问题，向病人、家属说明治疗、护理有可能使病情趋于稳定，保持身心休息有利于治疗，教会其配合治疗的方法。

2. 疾病护理

(1) 病情观察：定时测量生命体征、监测尿量，有无呕血及黑粪，性格行为有无异常，若出现异常，应及时报告医生，以便及时处理。

(2) 皮肤护理：每日可用温水轻轻擦浴，保持皮肤清洁，衣着宜宽大柔软，经常更换体位，骨隆突处可用棉垫或气圈垫起，以防发生压疮。

(3) 避免腹压突然增加：剧烈咳嗽、用力排便可使腹腔压力增加，易诱发曲张静脉破裂出血，同时便秘可诱发肝性脑病，应积极治疗咳嗽及便秘。

(4) 腹腔穿刺放腹水的护理：术前向患者解释治疗目的、操作过程及配合方法，测体重、腹围、生命体征，排空膀胱以免误伤；术中及术后监测血压、脉搏、呼吸，了解病人有无不适。术后用无菌敷料覆盖穿刺部位，缚紧腹带，以防止腹腔穿刺后腹内压骤降；记录抽出腹水的量、颜色浑浊或清亮，将标本及时送化验室检查。

3. 健康教育

(1) 宣传酗酒的危害，教育病毒性肝炎患者积极治疗、避免发生肝硬化。

(2) 讲解疾病的知识、自我护理方法，依病情安排休息和活动、合理的营养，保持愉快的心情，生活起居有规律，做好个人卫生，预防感染。

(3) 定期门诊复查，坚持治疗，按医师处方用药，避免随意加用药物，以免加重肝脏负担。

(4) 教会患者及其家属识别肝硬化常见并发症，例如当病人出现性格、行为改变等可能为肝性脑病的前驱症状，有呕血、黑粪时可能为上消化道出血，应及时就诊。

（李亚丽）

第四节 肝性脑病

肝性脑病（hepatic encephalopathy，HE），又称肝昏迷（hepatic coma），是严重肝病引起、以代谢紊乱为基础的中枢神经系统功能失调的综合征，以意识障碍、行为失常和昏迷为主要临床表现。

一、病因与发病机制

1. 病因　肝性脑病主要见于各型肝硬化（肝炎后肝硬化最多见），也可由门体分流手术引起。肝性脑病尤其是门体分流性脑病常有明显的诱因，常见的有上消化道出血；大量排钾利尿、放腹水；高蛋白饮食；感染；药物；便秘及其他（腹泻、外科手术、尿毒症、分娩等）。

2. 发病机制　肝性脑病的发病机制迄今未完全明了。一般认为产生肝性脑病的病理生理基础是肝细胞功能衰竭和肝门腔静脉之间有手术造成的或自然形成的侧支分流。来自肠道的许多毒性代谢产物，未被肝解毒和清除，经侧支进入体循环，透过血－脑脊液屏障而至脑部，引起大脑功能紊乱。肝性脑病时体内代谢紊乱是多方面的，脑病的发生可能是多种因素综合作用的结果，但含氮物质包括蛋白质、氨基酸、氨硫醇的代谢障碍，和抑制性神经递质的积聚可能起主要作用，糖和水、电解质代谢紊乱及缺氧可干扰大脑的能量代谢，而加重脑病，脂肪代谢异常，特别是短链脂肪酸的增多也起重要作用，此外，慢性肝病患者大脑敏感性增加也是重要因素。

二、临床表现

一般根据意识障碍程度、神经系统表现和脑电图改变，将肝性脑病分为四期：

1. 一期（前驱期）　轻度性格改变和行为失常，如欣快激动或淡漠少言，衣冠不整或随地便溺。病人应答尚准确，但有时吐词不清且较缓慢。可有扑翼（击）样震颤，也称肝震颤，即嘱患者两臂平伸，肘关节固定，手掌向背侧伸展，手指分开时，可见到手向外侧偏斜、掌指关节、腕关节、甚至肘与肩关节急促而不规则地扑击样抖动。脑电图多数正常。此期历时数日或数周，有时症状不明显，易被忽视。

2. 二期（昏迷前期）　以意识错乱、睡眠障碍、行为失常为主。前一期症状加重，定向力和理解力均减退，对时、地、人的概念混乱，不能完成简单计算和智力构图（如搭积木）。可有言语不清，举止反常，多有睡眠时间倒错，昼睡夜醒，甚至有幻觉、恐惧、狂躁。此期患者有明显神经系统体征，如腱反射亢进、肌张力增高、巴宾斯基征阳性。有扑翼样震颤，脑电图有特征性异常。患者可出现不随意运动及运动失调。

3. 三期（昏睡期）　以昏睡和精神错乱为主。各种神经体征持续存在或加重，患者大部分时间呈昏睡状态，但可唤醒，醒时可应答问话，但常有神志不清和幻觉。扑翼样震颤仍可引出，脑电图有异常表现，锥体束征常呈阳性。

4. 四期（昏迷期）　神志完全丧失，不能唤醒。浅昏迷时，对疼痛刺激有反应，腱反射和肌张力仍亢进；由于患者不能合作，扑翼样震颤无法引出。深昏迷时，各种反射消失，肌张力降低，瞳孔散大，脑电图明显异常。

以上各期的分界不很清楚，前后期临床可有重叠。肝功能损害严重的肝性脑病常有明显黄疸、出血倾向和肝臭，易并发各种感染，肝肾综合征和脑水肿等情况，使临床表现更加复杂。

三、辅助检查

1. 血氨　慢性肝性脑病尤其是门体分流性脑病患者多有血氨增高。急性肝功能衰竭所致脑病的血

· 89 ·

氨多正常。

2. 脑电图检查　肝性脑病前驱期脑电图正常，昏迷前期到昏迷期，脑电图明显异常。典型的改变为节律变慢，出现每秒4~7次的θ波和每秒1~3次的δ波。

3. 诱发电位　是体外可记录的电位，由各种外部刺激经感觉器传入大脑神经元网络后产生的同步放电反应，可用于亚临床或临床肝性脑病的诊断。

4. 简单智力测验　目前认为心理智能测验对于诊断早期肝性脑病包括亚临床脑病最有用。内容包括数数字、数字连接、简单计算、书写、构词、画图、搭积木、用火柴杆搭五角星等，其中以数字连接试验最常用，其结果容易计量，便于随访。

四、治疗要点

1. 消除诱因　尽量避免使用麻醉、镇痛、安眠、镇静等类药物，可减量使用（常量的1/2或1/3）地西泮、东莨菪碱，并减少给药次数，或用异丙嗪、氯苯那敏（扑尔敏）等抗组胺药代替。必须及时控制感染和上消化道出血，避免快速和大量的排钾利尿及放腹水。注意纠正水、电解质和酸碱平衡失调。

2. 减少肠内毒物的生成和吸收

（1）饮食：限制蛋白质摄入量。

（2）灌肠或导泻：保持排便通畅，清除肠内积食、积血或其他含氮物质以减少氨的生成和吸收。可用0.9%氯化钠溶液或弱酸溶液（0.9%氯化钠溶液500ml加食醋50g）灌肠，或用50%山梨醇10~20ml或25%硫酸镁40~60ml导泻。

（3）抑制肠菌生长：口服新霉素，每日4g，或先用氨苄西林、卡那霉素等，可抑制大肠埃希菌生长而减少氨的产生，同时用甲硝唑0.2g，每日4次，可望收到更好效果。

（4）乳果糖（lactulose）：是一种合成的双糖，口服后不被吸收，在结肠内细菌分解为乳酸和醋酸，使肠内呈酸性而减少氨的形成和吸收。在有肾功能损害或听觉障碍、忌用新霉素时，或需长期治疗者，乳果糖为首选药物。不良反应有饱胀、腹痛、恶心、呕吐等。

3. 促进有毒物质的代谢与清除，纠正氨基酸代谢的紊乱

（1）降氨药物：①谷氨酸钾或谷氨酸钠：其机制是与游离氨结合形成谷氨酰胺，从而降低血氨。每次用4支加入葡萄糖注射液中静脉滴注，每天1~2次。该药偏碱性，碱中毒时要慎用。根据电解质情况选钠盐或钾盐。本药静脉滴注过快可引起呕吐、流涎及面部潮红。②精氨酸：可与氨合成尿素和鸟氨酸，从而降血氨。该药酸性，适用于碱中毒时，常用剂量为10~20g加入葡萄糖注射液中静脉滴注，每天1次。

（2）纠正氨基酸代谢紊乱：静脉滴注支链氨基酸混合液，每次用量500~1 000ml，提高支链氨基酸芳香族氨基酸比值，使之恢复到3左右。

（3）纠正假性神经递质：左旋多巴，能通过血-脑脊液屏障变为多巴胺，进而形成去甲肾上腺素，恢复中枢神经系统的正常兴奋性递质，以恢复神志。一般每日2~4g，分次口服或鼻饲，或以200~500mg加入葡萄糖注射液中静脉滴注，疗效不肯定。

（4）苯二氮䓬类受体拮抗药：氟马西尼（flumazenil）是第一个特异性苯二氮䓬（BZ）类药物的拮抗药，通过与中枢BZ受体结合，逆转其中枢药理作用。一般认为氟马西尼治疗肝性脑病具有作用快、时间短、治疗指数高的特点，无明显不良反应，只是部分患者在静脉注射后可引起轻微和短暂的恶心、呕吐，无明显的心肺后遗症。

4. 人工肝和肝移植　用药用炭、树脂等进行血液灌注或用聚丙烯腈进行透析，清除血氨和其他毒物，对急、慢性肝性脑病有一定疗效。原位肝移植为各种终末期肝病患者提供了新的治疗途径。

5. 其他对症治疗

（1）纠正水、电解质和酸碱平衡失调：每日入液总量以不超过2 500ml为宜。肝硬化腹水患者的入液量一般控制在1 000ml内。

（2）保护脑细胞功能：用冰帽降低颅内温度，以减少能量消耗，保护脑细胞功能。

（3）保持呼吸道通畅：深昏迷者，应做气管切开排痰吸氧。

（4）防治脑水肿：积极利尿，20%甘露醇250ml静脉快速滴注或推注为目前较多采用的脱水治疗措施。50%葡萄糖静脉推注或口服50%甘油可作为辅助脱水方法。

（5）防止出血与休克：有出血倾向者，可静脉滴注维生素K1或输鲜血，以纠正休克、缺氧和肾前性尿毒症。

五、护理措施

1. 基础护理

（1）饮食护理

1）热量：昏迷不能进食者可经鼻胃管供食，鼻饲液最好用25%的蔗糖或葡萄糖溶液。胃不能排空时应停鼻饲，改用深静脉插管滴注25%葡萄糖注射液维持营养。

2）蛋白质：a. 开始数日内禁食蛋白质，避免氨基酸在肠道内分解产氨。b. 神志清楚后可逐渐增加蛋白质饮食，每天20g，以后每隔3～5d增加10g/d，短期内不超过40～60g/d。c. 以植物蛋白质为主，因植物蛋白质含蛋氨酸、芳香族氨基酸少，含支链氨基酸较多，且能增加粪氮排泄。此外，植物蛋白含非吸收性纤维，被肠菌酵解产酸有利于氨的排除，且有利于通便，适合于肝性脑病。

3）脂肪：可延缓胃的排空，但宜少用。

4）维生素：饮食中应有丰富维生素，尤其是维生素C、维生素B、维生素E、维生素K等。

（2）加强心理护理和家属支持：重视患者及家属心理状态的改变，及时、耐心地向家属解释疾病的诱因及其转归，以取得家属的配合，促进患者的康复。对患者的不正常行为，采取体谅、宽容的态度，切忌嘲笑，态度和蔼镇定、动作轻快从容，以同情理解的态度和家属进行沟通，得到家属的积极配合共同参与护理。

2. 疾病护理

（1）病情观察：严密观察和记录患者的意识、性格、智能等方面的细微变化，如睡眠规律、言语、性格的改变，扑翼样震颤等，以便及时发现、及时处理以控制病情的发展。记录24h出入液量，每日总入量以不超过2 500ml为宜。遵医嘱定期按需测定血电解质、血氨、尿素氮等，维持水、电解质、酸碱平衡。

（2）对症护理：昏迷患者按昏迷常规进行护理，患者仰卧位，头偏向一侧，保持呼吸道通畅，防止舌后坠阻塞呼吸道，必要时吸氧。用床档保护患者，防止坠床。做好口腔、皮肤、呼吸道、泌尿道等的护理，以免发生压疮、吸入性肺炎和其他感染而加重肝性脑病。给患者做肢体的被动运动，防止静脉血栓形成和肌肉萎缩。必要时用冰帽降低颅内温度，以减少脑细胞消耗，保护脑细胞功能。

（3）用药护理：注意观察药物的疗效与不良反应。尿少时少用谷氨酸钾，明显腹水和水肿时慎用谷氨酸钠。精氨酸静脉滴注速度不宜过快，以免产生流涎、面色潮红和呕吐等不良反应。长期服新霉素的患者中少数出现听力或肾功能减损，故服用新霉素不宜超过1个月。乳果糖应用中应注意有无饱胀、腹绞痛、恶心、呕吐等不良反应。

3. 健康教育

（1）疾病知识指导：帮助病人及家属了解病因及诱发因素，并加以避免。一旦有诱发因素存在，及时就诊。

（2）饮食及生活指导：嘱病人养成良好的生活习惯，保持大便通畅。平时注意保暖，防止感冒。使病人能了解减少饮食中蛋白质的重要性，从而能自觉遵守。

（3）用药指导：教育病人严格遵医嘱服药，以利于尽早康复。

（4）照顾者指导：指导家属学会观察病人的思维过程、性格行为、睡眠等方面的改变，确保及时发现及早治疗。

（侯秀伟）

第五节 急性胰腺炎

急性胰腺炎（acute pancreatitis，AP）是指胰腺分泌的消化酶被激活后对胰腺及其周围组织自身消化所引起的急性化学性炎症。临床以急性上腹痛、恶心、呕吐、发热及血、尿淀粉酶增高为特点，是常见的消化系统急症之一。本病多见于青壮年，女性多于男性。

一、病因与发病机制

急性胰腺炎的病因很多，但多数与胆道疾病和饮酒有关。在我国，胆道疾病是主要病因，占50%以上；在西方国家，大量饮酒是主要病因。

1. 胆道疾病　包括胆石症、胆系感染和胆道蛔虫等，约2/3的急性胰腺炎病人有胆结石，以女性多见，又称为胆源性急性胰腺炎。

2. 暴饮暴食和酗酒　急性胰腺炎患者在发病前常有饮食过度或同时饮酒的情况。

3. 胰管阻塞　各种原因（如胰管结石、炎症、肿瘤、狭窄等）引起的胰管阻塞造成胰液排泄障碍，胰管内压力增高，可使胰腺泡破裂，胰液溢入间质，引起急性胰腺炎。

4. 手术与创伤　腹腔手术特别是胰胆或胃手术、腹部钝挫伤等可直接或间接损伤胰腺组织与胰腺的血液供应引起胰腺炎。ERCP检查后，少数可因重复注射造影剂或注射压力过高而发生胰腺炎。

5. 其他　十二指肠乳头邻近部位的病变，某些内分泌和代谢疾病（如高脂血症、高钙血症等），感染（如流行性腮腺炎、巨细胞病毒等），某些药物（如硫唑嘌呤、噻嗪类利尿药、四环素、肾上腺皮质激素等）均与急性胰腺发病有关。

引起急性胰腺炎的病因虽有不同，但却具有共同的发病过程，即各种消化酶被激活所致的胰腺自身消化。

二、临床表现

根据临床表现、有无并发症及临床转归，将急性胰腺炎分为轻症和重症两种类型。轻症急性胰腺炎（mild acute pancreatitis，MAP）是指仅有很轻微的脏器功能紊乱，临床恢复顺利，没有明显腹膜炎体征及严重代谢紊乱等临床表现者。重症急性胰腺炎（severe acute pancreatitis，SAP）是指急性胰腺炎伴有脏器功能障碍，或出现坏死、脓肿或假性囊肿等局部并发症，或两者兼有。

1. 症状

（1）腹痛：腹痛是急性胰腺炎的主要症状，多数为急性腹痛，常在胆石症发作不久、大量饮酒或饱餐后发生。腹痛常位于中上腹部，也可偏左或偏右，常向腰背部呈带状放射。疼痛性质、程度轻重不一，轻者上腹钝痛，多能忍受；重者呈绞痛、钻痛或刀割样痛，疼痛剧烈而持续，可有阵发性加剧。进食后疼痛加重，且不易被解痉药缓解，弯腰或上身前倾体位可减轻疼痛。

（2）恶心、呕吐与腹胀：多数患者有恶心、呕吐，有时颇为频繁，常在进食后发生。呕吐物常为胃内容物，剧烈呕吐者可吐出胆汁或咖啡渣样液体，呕吐后腹痛无缓解。

（3）发热：轻型胰腺炎可有中度发热，一般持续3~5d。重症者发热较高，且持续不退，尤其在胰腺或腹腔有继发感染时，常呈弛张高热。

（4）低血压或休克：重症胰腺炎常发生低血压或休克，可在起病数小时突然发生，表现为烦躁不安、脉搏加快、血压下降、皮肤厥冷、面色发绀等，甚至可因突然发生的休克而导致死亡，提示胰腺有大片坏死。

（5）水、电解质、酸碱平衡及代谢紊乱：轻型患者多有程度不等的脱水，呕吐频繁者可有代谢性碱中毒。重症胰腺炎常有明显脱水和代谢性酸中毒。30%~60%的重症胰腺炎患者可出现低钙血症，当血钙<1.75mmol/L，且持续数天，多提示预后不良。

2. 体征

(1) 轻症急性胰腺炎：一般情况尚好，腹部体征轻微，往往与主诉腹痛程度不相称。表现为上腹轻度压痛，无腹紧张与反跳痛，可有不同程度的腹胀和肠鸣音减少。

(2) 重症急性胰腺炎：患者表情痛苦、烦躁不安、皮肤湿冷、脉细速、血压降低，甚至呼吸加快。上腹压痛明显，并有肌紧张和反跳痛。胰腺与胰周大片坏死渗出或并发脓肿时，上腹可扪及明显压痛的肿块，肠鸣音减弱甚至消失，呈现麻痹性肠梗阻的表现，可出现移动性浊音。少数患者因血液、胰酶及坏死组织液穿过筋膜与肌层渗入腹壁下可在脐周或两侧腹部皮肤出现灰紫色斑，分别称为 Cullen 征和 Grey–Turner 征。黄疸可于发病后 1~2d 出现，常为暂时性阻塞性黄疸，主要由于肿大的胰头部压迫胆总管所致，多在几天内消退；如黄疸持续不退且加深者，则多由于胆总管或壶腹部嵌顿性结石所致。

3. 并发症　急性轻型胰腺炎很少有并发症发生，而急性重症胰腺炎则常出现多种并发症。

(1) 局部并发症：包括胰腺脓肿和假性囊肿。胰腺脓肿多于起病后 4~6 周发生，因胰腺及胰周坏死继发感染而形成脓肿，常表现为高热不退、持续腹痛，伴白细胞计数持续升高，出现上腹肿块和中毒症状。假性囊肿常在起病 3~4 周后形成，为由纤维组织，或肉芽组织囊壁包裹的胰液积聚，腹部检查常可扪及肿块，并有压痛。

(2) 全身并发症：坏死型胰腺炎可并发多种并发症和多脏器器官衰竭，如急性呼吸窘迫综合征、急性肾衰竭、心律失常和心力衰竭、消化道出血、败血症、胰性脑病、弥散性血管内凝血、高血糖和多脏器功能衰竭等，常常危及生命。

三、辅助检查

1. 白细胞计数　几乎所有急性胰腺炎的病人在早期均可出现白细胞计数增多，中性粒细胞明显增多。

2. 血、尿淀粉酶测定　是诊断急性胰腺炎最常用的实验室指标。血清淀粉酶于起病后 6~12h 开始升高，48h 开始下降，持续 3~5d。血清淀粉酶超过正常值的 3 倍可确诊为本病。尿淀粉酶一般在发病后 12~24h 开始升高，3~4d 达高峰，下降较慢，持续 1~2 周。

3. 血清脂肪酶测定　发病后 24~72h 开始上升，持续 7~10d，特异性较高。对发病后就诊较晚的急性胰腺炎患者有诊断价值。

4. 血生化检查　部分患者暂时性血糖升高，血清钙常轻度下降，低血钙的程度与临床严重程度平行，血钙低于 2.0mmol/L，常提示重症胰腺炎。少数患者可有血脂增高及高胆红素血症，血清转氨酶、乳酸脱氢酶和碱性磷酸酶也可有一过性增高。严重病例血清蛋白降低，血尿素氮升高，均提示预后不良。

5. 腹部 B 超检查　应作为常规初筛检查，一般在入院 24h 内进行。

6. CT 检查　对急性胰腺炎的诊断和鉴别诊断、评估胰腺炎的严重程度具有重要价值。检查可见胰腺增大、边缘不规则、胰内低密度区、胰周脂肪炎症改变、胰内及胰周积液乃至有气体出现等改变。增强 CT 是目前诊断胰腺坏死的最佳方法。

四、治疗要点

急性胰腺炎治疗目标是抑制胰液分泌、抑制胰酶活性及减少其并发症的发生。

1. 轻症急性胰腺炎

(1) 禁食及胃肠减压以减少胃酸与食物刺激胰液分泌，减轻呕吐与腹胀。

(2) 静脉输液，积极补足血容量，维持水、电解质及酸碱平衡。

(3) 解痉镇痛，疼痛剧烈者可用哌替啶。

(4) 抗生素。

(5) 抑酸治疗：以往强调常规使用 H2 受体拮抗药或质子泵抑制药以抑制胃酸的分泌，进而减少促胰液素和胆囊收缩素的分泌，减少胰液的分泌，现在认为作用不大，并非必要。

2. 重症急性胰腺炎　重症胰腺炎必须采取综合性措施，积极抢救治疗，除上述措施外，还包括以下几种。

（1）内科治疗

1）监护：所有急性胰腺炎病人都应加强护理与观察。中型或重型胰腺炎则要重点护理，必要时进入重症监护病房（ICU），针对器官功能衰竭及代谢紊乱采取相应的措施。

2）抗休克与维持水、电解质及酸碱平衡：对所有病人都应给予静脉补液并酌情补充血浆、人血白蛋白及全血。补液速度及量视中心静脉压与治疗反应加以调整。一般为每24小时补充2 500～3 500ml。同时每日应补给氯化钾3.0g，以满足正常的生理需要。血钙低时可给10%葡萄糖酸钙注射液10～30ml/d加入适量葡萄糖注射液静脉推注或静脉滴注。有代谢性酸中毒时，应酌情应用5%碳酸氢钠溶液予以纠正。在纠正水、电解质紊乱时，最初补液不能过分强调热量的供应，以免造成高渗性脱水。

3）镇痛、解痉：一般首选抗胆碱能药，具有解痉镇痛、抑制胰腺分泌的作用。常用的镇痛药如山莨菪碱（654-2）、阿托品。疼痛剧烈者可给予哌替啶50mg肌内注射，同时加用阿托品1mg肌内注射，以免引起Oddi括约肌痉挛。

4）营养支持：早期多选用全胃肠外营养（TPN），以减少胰腺分泌、减轻胃肠负担并达到补充代谢的需要。在营养素底物的搭配上，可让脂肪乳供应总热量的60%，氨基酸供应10%，葡萄糖供应30%。如无肠梗阻情况，宜尽早过渡到空肠插管进行肠内营养（EN），以维持肠道黏膜功能，防止肠内细菌移位引起的胰腺坏死合并感染。

5）减少胰液分泌：生长抑素类具有抑制胰液及胰酶分泌，抑制胰酶合成的作用，并能减轻腹痛、减少局部并发症，缩短住院时间。常用药物有奥曲肽、施他宁等，该药半衰期短，需持续静脉维持。

6）抑制胰酶活性：如用抑肽酶或加贝酯静脉滴注，目前用于重症急性胰腺炎的早期，持续大剂量静脉滴注疗效较好，但其不良反应较大，而且该药不能减少急性胰腺炎的并发症和病死率。

7）控制感染：对伴有感染的胆源性急性胰腺炎和胰腺脓肿等，应及时应用抗生素，因为这种感染常导致多器官衰竭，病死率占重症急性胰腺炎的80%。

（2）内镜下Oddi括约肌切开术（EST）：对胆源性胰腺炎，可用于胆道紧急减压、引流和去除胆石梗阻，作为一种非手术疗法，起到治疗和预防胰腺炎发展的作用。

（3）中医中药：单味中药，如生大黄，和复方制剂如清胰汤、大承气汤等被临床实践证明有效。

（4）外科治疗：内科治疗无效、壶腹部有结石嵌顿或胆总管有结石梗阻以及胰腺炎并发脓肿、假性囊肿或肠麻痹时可考虑手术治疗。

五、护理措施

1. 基础护理

（1）休息与体位：患者绝对卧床休息，减少探视，提供安静环境以保证其睡眠。指导患者采取适当姿势（如侧卧位，以一枕头压向腹部的膝胸卧位，或采取躯干屈曲的坐姿），协助背部按摩、松弛技巧，以减轻疼痛。剧痛或辗转不安者要防止坠床。卧床期间做好生活护理，满足其生理需要。

（2）饮食护理：患者禁食禁饮，做好口腔护理。明显腹胀者予以胃肠减压，注意保持胃管的在位通畅。当腹痛完全缓解、腹部压痛消失、肠鸣音恢复正常、淀粉酶下降后可从少量低脂、低糖流质（水、米汤、藕粉）开始，逐渐增加浓度和容量，直至恢复正常饮食，进食流质期间注意补充维生素和电解质。

（3）心理护理：解释引起疼痛的原因及主要治疗护理措施，安慰患者，帮助其减少或去除腹痛加剧的因素，指导并协助患者采取松弛疗法、分散注意力等非药物镇痛手段，保持情绪稳定，积极配合治疗护理，严格遵守饮食、治疗方案。

2. 疾病护理　仔细观察疼痛的部位、持续时间、性质、程度和反射部位；注意疼痛时的体位；疼痛与体位变化及进食的关系；有无伴随症状等。注意有无恶心、呕吐、腹胀等消化系统其他症状的变化。注意神志及腹部体征的变化，了解有无腹肌紧张、压痛及反跳痛，有无腹水。监测生命体征变化，记录24h出入量，注意血尿淀粉酶的动态变化以了解病情的进展，及早发现并发症，配合医生给予积极处理。

3. 用药护理　遵医嘱给予解痉及镇痛药，如山莨菪碱（654-2）、阿托品，并观察用药效果，禁用吗啡。注意观察镇痛效果及药物不良反应，效果不佳时报告医师以便进一步处理。

4. 健康教育

（1）帮助病人及家属了解本病的诱发因素，指导病人合理的饮食。

（2）限制饮酒、茶、咖啡、调味食物，避免暴饮暴食。让病人了解少量多餐以及高蛋白、低脂肪、适量或高糖类食物的优点。

（3）有胆道疾病者，应积极采取治疗措施。剧烈疼痛发作时应立即就诊。

（侯秀伟）

第五章

肾内科疾病护理

第一节 肾盂肾炎

肾盂肾炎是由细菌（极少数可由真菌、原虫、病毒）直接侵袭所引起的上尿路感染。肾盂肾炎又分为急性肾盂肾炎和慢性肾盂肾炎，好发于女性。

一、病因与发病机制

非复杂性尿路感染80%由大肠埃希菌引起，10%~15%由葡萄球菌和克雷白杆菌引起，仅2%~5%是由变性杆菌所致。而复杂性尿路感染的细菌谱则要广得多，大肠埃希菌仍为主要致病菌，但许多其他的革兰阴性细菌如变性杆菌、沙雷菌属、克雷白菌及假单胞菌属等，均可导致复杂性尿路感染。在糖尿病病人或免疫力低下的病人中，真菌的感染日益增多。急性肾盂肾炎可单侧或双侧肾受累；表现为局限或广泛的肾盂肾盏黏膜充血、水肿，表面有脓性分泌物，黏膜下可有细小脓肿，于一个或几个肾乳头可见大小不一、尖端指向肾乳头、基底伸向肾皮质的楔形炎症病灶。病灶内可见不同程度的肾小管上皮细胞肿胀、坏死、脱落，肾小管腔中有脓性分泌物。肾间质水肿，内有白细胞浸润和小脓肿形成。炎症剧烈时可有广泛性出血，较大的炎症病灶愈合后局部形成瘢痕。肾小球一般无形态学改变。合并有尿路梗阻者，炎症范围常广泛。慢性肾盂肾炎双侧肾病变常不一致，肾体积缩小，表面不光滑，有肾盂肾盏粘连、变形，肾乳头瘢痕形成，肾小管萎缩及肾间质淋巴-单核细胞浸润等慢性炎症表现。

二、临床表现

1. 急性肾盂肾炎　可发生于各年龄段，育龄女性最多见。临床表现与感染程度有关，通常起病较急。

（1）全身症状：发热、寒战、头痛、全身酸痛、恶心、呕吐等，体温多在38.0℃以上，多为弛张热，也可呈稽留热或间歇热。部分病人出现革兰阴性杆菌败血症。

（2）泌尿系症状：尿频、尿急、尿痛、排尿困难、下腹部疼痛、腰痛等。腰痛程度不一，多为钝痛或酸痛。部分病人下尿路症状不典型或缺如。

（3）体格检查：除发热、心动过速和全身肌肉压痛外，还可发现一侧或两侧肋脊角或输尿管点压痛和（或）肾区叩击痛。

2. 慢性肾盂肾炎　临床表现复杂，全身及泌尿系统局部表现均可不典型。50%以上的病人可有急性肾盂肾炎病史，后出现程度不同的低热、间歇性尿频、排尿不适、腰部酸痛及肾小管功能受损表现，如夜尿增多、低比重尿等。病情持续可发展为慢性肾衰竭。急性发作时病人症状明显，类似急性肾盂肾炎。

3. 并发症

（1）肾乳头坏死：指肾乳头及其邻近肾髓质缺血性坏死，常发生于伴有糖尿病或尿路梗阻的肾盂肾炎，为其严重并发症。主要表现为寒战、高热、剧烈腰痛或腹痛和血尿等，可同时伴发革兰阴性杆菌败血症和（或）急性肾衰竭。当有坏死组织脱落从尿中排出，阻塞输尿管时可发生肾绞痛。

(2) 肾周围脓肿：为严重肾盂肾炎直接扩展而致，多有糖尿病、尿路结石等易感因素。致病菌常为革兰阴性杆菌，尤其是大肠埃希菌。除原有症状加剧外，常出现明显的单侧腰痛，且在向健侧弯腰时疼痛加剧。超声波、腹部X线片、CT等检查有助于诊断。治疗主要是加强抗感染治疗和（或）局部切开引流。

三、辅助检查

1. 尿液检查　尿液常浑浊，可有异味。常规检查可有白细胞尿、血尿、蛋白尿。尿沉渣镜检白细胞>5个/HP称为白细胞尿；部分尿路感染病人有镜下血尿，尿沉渣镜检红细胞数多为3～10个/HP，呈均一性红细胞尿。部分肾盂肾炎病人尿中可见白细胞管型。

2. 细菌学检查
(1) 涂片细菌检查：清洁中段尿沉渣涂片，革兰染色用油镜或不染色用高倍镜检查，计算10个视野细菌数，取其平均值，若每个视野下可见1个或更多细菌，提示尿路感染。
(2) 细菌培养：可采用清洁中段尿、导尿及膀胱穿刺尿做细菌培养，其中膀胱穿刺尿培养结果最可靠。中段尿细菌定量培养≥10^5/ml，称为真性菌尿，可确诊尿路感染；如<10^5/ml，可能为污染。耻骨上膀胱穿刺尿细菌定性培养有细菌生长，即为真性菌尿。

3. 亚硝酸盐还原试验　其原理为大肠埃希菌等革兰阴性细菌可使尿内硝酸盐还原为亚硝酸盐，此法诊断尿路感染的敏感性70%以上，特异性90%以上。一般无假阳性，但球菌感染可出现假阴性。该方法可作为尿路感染的过筛试验。

4. 血液检查
(1) 血常规：急性肾盂肾炎时血白细胞计数常增多，中性粒细胞增多，核左移。红细胞沉降率可增快。
(2) 肾功能：慢性肾盂肾炎肾功能受损时可出现肾小球滤过率下降，血肌酐升高等。

5. 影像学检查　影像学检查如B超、腹部X线片、静脉肾盂造影（IVP）、排尿期膀胱输尿管反流造影、逆行性肾盂造影等，目的是为了解尿路情况，及时发现有无尿路结石、梗阻、反流、畸形等导致尿路感染反复发作的因素。尿路感染急性期不宜做静脉肾盂造影，可做B超检查。

四、治疗要点

1. 一般治疗　急性期注意休息，多饮水，勤排尿。发热者给予易消化、高热量、富含维生素饮食。膀胱刺激征和血尿明显者，可口服碳酸氢钠片1g，3次/日，以碱化尿液、缓解症状、抑制细菌生长、避免形成血凝块，对应用磺胺类抗生素者还可以增强药物的抗菌活性并避免尿路结晶形成。尿路感染反复发作者应积极寻找病因，及时祛除诱发因素。

2. 抗感染治疗　用药原则：①选用致病菌敏感的抗生素。无病原学结果前，一般首选对革兰阴性杆菌有效的抗生素，尤其是首发。治疗3d症状无改善，应按药敏结果调整用药。②抗生素在尿和肾内的浓度要高。③选用肾毒性小，不良反应少的抗生素。④单一药物治疗失败、严重感染、混合感染、耐药菌株出现时应联合用药。⑤不同类型的尿路感染治疗时间不同。

肾盂肾炎首次发生的急性肾盂肾炎的致病菌80%为大肠埃希菌，在留取尿细菌检查标本后应立即开始治疗，首选对革兰阴性杆菌有效的药物。72h显效者无须换药；否则应按药敏结果更改抗生素。

3. 疗效评定　①治愈症状消失，尿菌阴性，疗程结束后2周、6周复查尿菌仍阴性。②治疗失败治疗后尿菌仍阳性，或治疗后尿菌阴性，但2周或6周复查尿菌转为阳性，且为同一种菌株。

五、护理措施

1. 基础护理
(1) 休息与睡眠：急性期应卧床休息，各项操作集中进行，避免过多地干扰病人。注意保暖，及时更换衣服，保持皮肤清洁、干燥。病室应阳光充足、定时开窗保持空气新鲜、安全、安静，温度、湿度适宜。

（2）饮食护理：病情较轻者，进食清淡、高营养、高维生素的饮食。重症病人应给予流质或半流质饮食，指导病人尽量多摄入水分，每日在 2 000ml 以上。

（3）心理护理：本病发病急，病人对疾病认识不足出现焦虑与紧张情绪。应尽量多关心病人、巡视病人，及时询问病人的需要并予以解决。

2. 疾病护理

（1）观察病情：观察病人的生命体征、全身情况及肾区局部症状、尿路刺激症状的程度及全身和肾区局部情况。监测体温的变化并做好记录。

（2）用药的护理：使用药物时注意观察疗效和不良反应。向病人解释有关药物的作用、疗程、注意事项。合理应用抗生素，口服复方磺胺期间注意多饮水和同时服用碳酸氢钠，以增加疗效、减少磺胺结晶的形成。

（3）高热的护理：高热卧床休息，密切观察病情变化。体温在39℃以上应每4h测体温1次，39℃以下每日测4次，体温超过39℃，给予物理降温或给药。并注意观察和记录降温的效果。

（4）肾区疼痛护理：卧床休息，指导病人采用屈曲位，避免站立或坐位，因为肾下移受到牵拉，加重疼痛。炎症控制后疼痛消失。

（5）尿路刺激征护理：病情允许时嘱病人多饮水，分散病人的注意力，如听音乐、与人交谈等，避免情绪紧张，缓解排尿。做好病人皮肤护理。

3. 健康教育

（1）注意个人清洁卫生：尤其会阴部及肛周皮肤的清洁，特别是女性月经期、产褥期、女婴尿布卫生。不穿紧身裤，环境保持居室空气新鲜，不到人群密集的场所，避免受凉、感冒、劳累和剧烈活动。

（2）避免诱因：注意劳逸结合，坚持体育运动，增强机体的抵抗力。

（3）心理疏导：应保持豁达开朗的心态，对疾病治疗的信心。

（4）饮食护理：鼓励病人进食高热量、高维生素、适量优质蛋白质和脂肪的低盐饮食。

（5）多饮水、勤排尿：是最简便而有效的预防尿路感染的措施。

（6）定期门诊随访，了解尿液检查的内容、方法和注意事项。

（管静辉）

第二节　急性肾衰竭

急性肾衰竭（acute renal failure，ARF）是由各种原因引起的肾功能在短时期内（数小时至几周）急剧、进行性减退而引起的临床综合征。主要表现为少尿或无尿、氮质血症、高钾血症和代谢性酸中毒。

一、病因和分类

ARF 有广义和狭义之分，广义的 ARF 可分为肾前性、肾性和肾后性三类；狭义的 ARF 是指急性肾小管坏死（acute tubular necrosis，ATN）。肾前性 ARF 常见病因包括血容量减少、有效动脉血容量减少和肾内血流动力学改变等。肾后性 ARF 的特征是急性尿路梗阻，梗阻可发生在尿路从肾盂到尿道的任一水平。肾性 ARF 有肾实质损伤，常见的是肾缺血或肾毒性物质（包括外源性毒素，如生物毒素、化学毒素、抗菌药物、造影剂等；内源性毒素，如血红蛋白、肌红蛋白等）损伤肾小管上皮细胞（如 ATN）。在这一类中包括肾小球病、血管病和小管间质病导致的。本章主要以急性肾小管坏死为代表进行叙述。

二、发病机制

1. 肾小管阻塞学说　毒物、毒素等可直接损害肾小管上皮细胞，其病变均匀分布，以近端小管为主。坏死的肾小管上皮细胞及脱落上皮细胞和微绒毛碎屑、细胞管型或血红蛋白、肌红蛋白等阻塞肾小管，导致阻塞部近端小管腔内压升高，继使肾小球囊内压力升高，当后者压力与胶体渗透压之和接近或等于肾小球毛细管内压时，遂引起肾小球滤过停止。

2. 肾血流动力学改变　肾缺血既可通过血管作用使入球微动脉细胞内钙离子增加，从而对血管收缩刺激和肾自主神经刺激敏感性增加，导致肾自主调节功能损害、血管舒缩功能紊乱和内皮损伤，也可产生炎症反应。血管内皮损伤和炎症反应均可引起血管收缩因子产生过多，而血管舒张因子，主要为氧化亚氮、前列腺素合成减少。这些变化可进一步引起血流动力学异常，包括肾血浆流量下降，肾内血流重新分布表现为肾皮质血流量减少，肾髓质充血等，这些均可引起肾小球滤过率（GFR）下降。

3. 返漏学说　指肾小管上皮损伤后坏死、脱落，肾小管壁出现缺损和剥脱区，小管管腔可与肾间质直接相通，致使小管腔中原尿液反流扩散到肾间质，引起肾间质水肿，压迫肾单位，加重肾缺血，使肾小球滤过率更降低。

三、临床表现

急性肾小管坏死是 ARF 最常见的类型。临床表现在原发病、急性肾功能代谢紊乱和并发症等三方面。急性肾衰竭根据临床表现和病程的共同规律，一般分为少尿期、多尿期和恢复期三个阶段：

1. 少尿或无尿期　一般持续 5~7d，有时可达 10~14d。

（1）尿量减少：尿量骤减或逐渐减少，每天尿量持续 <400ml 者称为少尿，<50ml 者称为无尿。

（2）进行性氮质血症：由于肾小球滤过率降低引起少尿或无尿，致使排出氮质和其他代谢废物减少，血浆肌酐和尿素氮升高，其升高速度与体内蛋白分解状态有关。

（3）水、电解质紊乱和酸碱平衡失常

1）水过多：见于水分控制不严格，摄入量或补液量过多，出水量如呕吐、出汗、伤口渗透量等估计不准确以及液量补充时忽略计算内生水。随少尿期延长，易发生水过多，表现为稀释性低钠血症、软组织水肿、体重增加、高血压、急性心力衰竭和脑水肿等。

2）高钾血症：ATN 少尿期由于尿液排钾减少，若同时体内存在高分解状态，如挤压伤时肌肉坏死、血肿和感染等，热量摄入不足所致体内蛋白分解、释放出钾离子，酸中毒时细胞内钾转移至细胞外，有时可在几小时内发生严重高钾血症。高钾血症可无特征性临床表现，或出现恶心、呕吐、四肢麻木等感觉异常、心率减慢，严重者出现神经系统症状，如恐惧、烦躁、意识淡漠，直到后期出现窦室或房室传导阻滞、窦性静止、室内传导阻滞甚至心室颤动。

3）代谢性酸中毒：急性肾衰竭时，由于酸性代谢产物排出减少，肾小管泌酸能力和保存碳酸氢钠能力下降等，致使每天血浆碳酸氢根浓度有不同程度下降。高分解状态时降低更多、更快。

4）其他：高镁、高磷、低钙、低钠、低氯血症等。

（4）心血管系统表现

1）高血压：除肾缺血时神经体液因素作用促使收缩血管的活性物质分泌增多因素外，水过多引起容量负荷过多可加重高血压。

2）急性肺水肿和心力衰竭：是少尿期常见死亡原因。它主要为体液潴留引起，但高血压、严重感染、心律失常和酸中毒等均为影响因素，是严重型 ATN 的常见死因。

3）心律失常：除高钾血症引起窦房结暂停、窦性静止、窦室传导阻滞、不同程度房室传导阻滞和束支传导阻滞、室性心动过速、心室颤动外，尚可因病毒感染和应用洋地黄等而引起室性期前收缩和阵发性心房颤动等异位心律发生。

4）心包炎：年发生率为 18%，采取早期透析后降至 1%。多表现为心包摩擦音和胸痛，罕见大量心包积液。

5）消化系统表现：是 ATN 最早期表现。常见症状为食欲显著减退、恶心、呕吐、腹胀、呃逆或腹泻等。上消化道出血是常见的晚期并发症。

6）神经系统表现：轻型病人可无神经系统症状；部分病人早期表现疲倦、精神较差。若早期出现意识淡漠、嗜睡或烦躁不安，甚至昏迷，提示病情重笃，不宜拖延透析时间。

7）血液系统表现：ATN 早期罕见贫血，其程度与原发病因、病程长短、有无出血并发症等密切相关。严重创伤、大手术后失血、溶血性贫血因素、严重感染和急症 ATN 等情况，贫血可较严重。若临床上有出血倾向、血小板减少、消耗性低凝血症及纤维蛋白溶解征象，已不属早期 DIC。

2. 多尿期　每天尿量达 2.5L 称多尿，ATN 利尿早期常见尿量逐渐增多，如在少尿或无尿后 24h 内尿量出现增多并超过 400ml 时，可认为是多尿期的开始，多尿期约持续 2 周时间，每天尿量可成倍增加，利尿期第 3~5 天可达 1 000ml，随后每天尿量可达 3~5L；进行性尿量增多是肾功能开始恢复的一个标志，但多尿期的开始阶段尿毒症的症状并不改善，甚至会更严重，且 GFR 仍在 10ml/min 或以下；当尿素氮开始下降时，病情才逐渐好转。多尿期早期仍可发生高钾血症，持续多尿可发生低钾血症、失水和低钠血症。此外，此期仍易发生感染、心血管并发症和上消化道出血等。

3. 恢复期　当血尿素氮和肌酐明显下降时，尿量逐渐恢复正常。除少数外，肾小球滤过功能多在 3~6 个月恢复正常。但部分病例肾小管浓缩功能不全可持续 1 年以上。若肾功能持久不恢复，可能提示肾有永久性损害。

四、辅助检查

1. 血液检查　可有轻度贫血、血肌酐和尿素氮进行性上升，血肌酐每日平均增加 ≥44.2μmol/L，血清钾浓度升高（常 >5.5mmol/L）。血 pH <7.35。碳酸氢根离子浓度多 >20mmol/L。血清钠浓度正常或偏低。血钙降低，血磷升高。

2. 尿液检查　尿蛋白多为 ±~（++），常以小分子蛋白为主。尿沉渣检查可见肾小管上皮细胞、上皮细胞管型和颗粒管型及少许红、白细胞等；尿比重降低且较固定，多在 1.015 以下，因肾小管重吸收功能损害，尿液不能浓缩所致；尿渗透浓度 <350mmol/L，尿与血渗透浓度之比值 <1.1；尿钠含量增高，多在 20~60mmol/L，肾衰竭指数和滤过钠分数常 >1。

3. 影像学检查　影像学检查包括 B 超、肾区腹部 X 线片、CT、尿路造影、放射性核素扫描等，有时常需配合膀胱镜、逆行肾盂造影或静脉肾盂造影等检查结果来判断。

4. 肾活检　是重要的诊断手段。在排除了肾前性及肾后性原因后，没有明确致病原因（肾缺血或肾毒素）的肾性 ARF 都有肾活检指征。活检结果可确定包括急性肾小球肾炎、系统性血管炎、急进性肾炎及急性过敏性间质性肾炎等肾疾病。

五、治疗要点

1. 少尿期的治疗　治疗重点为调节水、电解质及酸碱平衡，控制氮质潴留，给予足够营养和治疗原发病。

（1）预防及治疗基础病因：主要采取纠正全身循环血流动力学障碍，以及避免应用和处理各种外源性或内源性肾毒性物质两大类措施。

（2）营养疗法：口服补充营养成分，对于不能口服的病人，可采用鼻饲和胃肠道外营养疗法。

（3）控制水、钠摄入：应按照"量出为入"的原则补充入液量。在有透析支持的情况下，可适当放宽入液量。

（4）高钾血症的处理：最有效方法为血液透析或腹膜透析。血钾轻度升高（5.2~6.0mmol/L）仅需密切随访，严格限制含钾药物和食物的摄入，并使用阳离子交换树脂。当血钾超过 6.5mmol/L，心电图表现为 QRS 波增宽等明显的变化时，则需马上采取紧急措施。具体包括：①在心电图监护下，给予 10% 葡萄糖酸钙 10~20ml 稀释后静脉慢推注；②5% 碳酸氢钠静脉滴注，尤其适用于伴有酸中毒的病人；③静脉注射 50% 葡萄糖注射液加普通胰岛素；④乳酸钠静脉注射；⑤透析疗法适用于以上措施无效和伴有高分解代谢的急性肾衰竭病人，后者尤以血液透析治疗为宜。还有积极控制感染，消除病灶及坏死组织等措施。

（5）低钠血症的处理：一般仅需控制水分摄入即可。如出现定向力障碍、抽搐、昏迷等水中毒症状，则须给予高渗盐水滴注或透析治疗。

（6）代谢性酸中毒的处理：非高分解代谢的少尿早期，补充足够热量，减少体内组织分解，代酸并不严重。高分解代谢型酸中毒往往发生早，程度严重。可根据情况选用5%碳酸氢钠治疗，对于顽固性酸中毒病人，宜立即进行透析治疗。

（7）低钙血症、高磷血症的处理：出现症状性低钙血症，可临时给予静脉补钙。中重度高磷血症可给予氢氧化铝凝胶。

（8）心力衰竭的治疗：以扩血管药物应用为主，尤以扩张静脉、减轻前负荷的药物为佳。透析疗法应尽早施行。

（9）贫血和出血的处理：中重度贫血治疗以输血为主。急性肾衰竭时消化道大量出血的治疗原则和一般消化道大量出血的处理原则相似，可参考上消化道出血的处理。

（10）感染的预防和治疗：权衡利弊选用抗生素，要密切观察临床表现。

（11）透析疗法：非手术疗法无效，出现下列情况者，应进行透析治疗：①急性肺水肿。②高钾血症，血钾在6.5mmol/L以上。③血尿素氮21.4mmol/L以上或血肌酐442μmol/L以上。④高分解代谢状态，血肌酐每日升高超过176.8μmol/L或血尿素氮每日超过8.9mmol/L，血钾每日上升1mmol/L以上。⑤无明显高分解代谢，但无尿2d以上或少尿4d以上。⑥酸中毒，二氧化碳结合力<13mmol/L，pH<7.25。⑦少尿2d以上，伴有下列情况任何一项者：体液潴留，如眼结膜水肿、心音呈奔马律、中心静脉压增高；尿毒症症状，如持续呕吐、烦躁、嗜睡；高血钾，血钾>6.0mmol/L，心电图有高钾改变。

2. 多尿期的治疗　治疗重点为维持水、电解质和酸碱平衡，控制氮质血症，治疗原发病和防治各种并发症，可适当增加蛋白质摄入，并逐渐减少透析次数直至停止透析。

3. 恢复期的治疗　一般无需特殊处理，定期随访肾功能，避免使用肾毒性药物。对从肾排泄的药物应根据内生肌酐清除率进行调整，以防其毒性反应。

六、护理措施

1. 基础护理

（1）环境：病室应定时开窗通风、保持空气新鲜、安静，温度、湿度适宜。尽量将病人安置在单人房间，做好病室的消毒，做好保护性隔离，预防感染和感冒。

（2）休息与睡眠：病人绝对卧床休息，可减少代谢产物的形成。注意保暖，及时更换衣服，保持皮肤清洁、干燥。

（3）饮食护理：ARF早期给补充热量以糖为主，蛋白质给予高生物效价的优质蛋白，早期限制在0.5g/（kg·d），并适量补充必需氨基酸，限制钾、钠、镁、磷的摄入，如不宜吃香蕉、桃子、菠菜、油菜、蘑菇、木耳、花生等，优质蛋白限制在0.50~75g/（kg·d）。

（4）心理护理：本病起病较急，症状多，因此思想负担大，注意做好保护性医疗，以鼓励为主，安慰病人，解除其顾虑和恐惧心理。如需做腹膜透析和血液透析时，跟病人讲清治疗的意义和注意事项，使之积极配合。

2. 疾病护理

（1）观察病情：密切观察病人的神志、生命体征、脑水肿，尿量、尿常规、肾功能，注意电解质如钠、钾、磷，血感染的前驱症状，观察有无出血倾向（如鼻腔、口腔、皮肤黏膜），注意观察血电解质如钾、钠、钙、磷，pH的变化情况，观察有无头晕、乏力、心悸、胸闷、气促等高血压、急性左侧心力衰竭征象；有无出现水中毒或稀释性低钠血症的症状，如头痛、嗜睡、意识障碍、共济失调、昏迷、抽搐等。严格控制出入量，量出为入，宁少勿多。应准确记录出入量。掌握水、电解质平衡。

（2）用药护理：正确遵医嘱使用药物，尤其是利尿药，并观察治疗疗效及不良反应。严格控制输液速度,有条件监测中心静脉压。

(3) 皮肤、口腔护理:卧床者定时翻身叩背,防止压疮和肺部感染的发生。由于病人病情较重、卧床时间较长,协助做好口腔护理,保持口腔清洁、舒适。养成良好习惯,餐前、餐后漱口,防止压疮和口腔感染。

3. 健康教育

(1) 环境:指导病人做好保护性隔离,预防感染和感冒。

(2) 饮食指导:指导少尿期应严格控制水、钠的摄入量,保证机体代谢需要;恢复期要营养,供给高热量、高维生素、优质低蛋白饮食,并适当锻炼。

(3) 避免诱因:注意劳逸结合,坚持体育运动,增强机体的抵抗力。

(4) 心理疏导:应保持精神愉悦,乐观开朗。

(5) 日常活动:指导病人饮食有节,讲究卫生,做好口腔护理,保持皮肤清洁,避免外邪侵袭。

(6) 定期门诊随访:指导病人遵医嘱用药,定期复查,发现疲倦、嗜睡、呼吸异常等,及时就诊。

(管静辉)

第六章

神经内科疾病护理

第一节 中枢神经系统感染性疾病

中枢神经系统（CNS）感染性疾病是指各种生物病原体侵犯中枢神经系统实质、脑膜和血管等引起的急性或慢性炎症性（或非炎症性）疾病。引起疾病的生物病原体包括病毒、细菌、螺旋体、寄生虫、真菌、立克次体和朊蛋白等。临床上根据中枢神经系统感染的部位不同可分为：脑炎、脊髓炎或脑脊髓炎，主要侵犯脑和（或）脊髓实质；脑膜炎、脊膜炎或脑脊膜炎，主要侵犯脑和（或）脊髓软膜；脑膜脑炎：脑实质和脑膜合并受累。生物病原体主要通过血行感染、直接感染和神经干逆行感染等途径进入中枢神经系统。

一、病毒性脑膜炎患者的护理

病毒性脑膜炎是一组由各种病毒感染引起的脑膜急性炎症性疾病。多为急性起病，出现病毒感染的全身中毒症状如发热、头痛、畏光、恶心、呕吐、肌痛、食欲减退、腹泻和全身乏力等，并伴有脑膜刺激征，通常儿童病程超过1周，成人可持续2周或更长。本病大多呈良性过程。

（一）专科护理

1. 护理要点　急性期患者绝对卧床休息，给予高热量、高蛋白、高维生素、易消化的流质或半流质饮食，不能进食者给予鼻饲。密切观察病情变化，除生命体征外，必须观察瞳孔、精神状态、意识改变、有无呕吐、抽搐症状，及时发现是否有脑膜刺激征和脑疝的发生。

2. 主要护理问题　如下所述。

(1) 急性疼痛：头痛与脑膜刺激征有关。

(2) 潜在并发症：脑疝与脑水肿导致颅内压增高有关。

(3) 体温过高：与病毒感染有关。

(4) 有体液不足的危险：与反复呕吐、腹泻导致失水有关。

3. 护理措施　如下所述。

(1) 一般护理

1) 为患者提供安静、温湿度适宜的环境，避免声光刺激，以免加重患者的烦躁不安、头痛及精神方面的不适感。

2) 衣着舒适，患者内衣以棉制品为宜，勤洗勤换，且不易过紧；床单保持清洁、干燥、无渣屑。

3) 提供高热量、高蛋白质、高维生素、低脂肪的易消化饮食，以补充高热引起的营养物质消耗。鼓励患者增加饮水量，1 000~2 000mL/d。

4) 做好基础护理，给予口腔护理，减少患者因高热、呕吐引起的不适感，并防止感染；加强皮肤护理，防止降温后大量出汗带来的不适。

(2) 病情观察及护理

1) 严密观察患者的意识、瞳孔及生命体征的变化，及时准确地报告医生。积极配合医生治疗，给予降低颅内压的药物，减轻脑水肿引起的头痛、恶心、呕吐等，防止脑疝的发生。保持呼吸道通畅，及时清除呼吸道分泌物，定时叩背、吸痰，预防肺部感染。

2）发热患者应减少活动，以减少氧耗量，缓解头痛、肌痛等症状。发热时可采用物理方法降温，可用温水擦浴、冰袋和冷毛巾外敷等措施物理降温。必要时遵医嘱使用药物降温，使用时注意药物的剂量，尤其对年老体弱及伴有心血管疾病者应防止出现虚脱或休克现象；监测体温应在行降温措施30分钟后进行。

3）评估患者头痛的性质、程度及规律，恶心、呕吐等症状是否加重。患者头痛时指导其卧床休息，改变体位时动作要缓慢。讲解减轻头痛的方法，如深呼吸、倾听音乐、引导式想象、生物反馈治疗等。

4）意识障碍患者给予侧卧位，备好吸引器，及时清理口腔，防止呕吐物误入气管而引起窒息。观察患者呕吐的特点，记录呕吐的次数，呕吐物的性质、量、颜色、气味，遵医嘱给予止吐药，帮助患者逐步恢复正常饮食和体力。指导患者少量多次饮水，以免引起恶心呕吐；剧烈呕吐不能进食或严重水电解质失衡时，给予外周静脉营养，准确记录24小时出入量，观察患者有无失水征象，依失水程度不同，患者可出现软弱无力、口渴、皮肤黏膜干燥和弹性减低，尿量减少、尿比重增高等表现。

5）抽搐的护理：抽搐发作时，应立即松开衣领和裤带，取下活动性义齿，及时清除口鼻腔分泌物，保持呼吸道通畅；放置压舌板于上、下臼齿之间，防止舌咬伤，必要时用舌钳将舌拖出，防止舌后坠阻塞呼吸道；谵妄躁动时给予约束带约束，勿强行按压肢体，以免造成肢体骨折或脱臼。

（二）健康指导

1. 疾病知识指导　如下所述。

（1）概念：病毒性脑膜炎又称无菌性脑膜炎，是一组由各种病毒感染引起的脑膜急性炎症性疾病，主要表现为发热、头痛和脑膜刺激征。

（2）形成的主要原因：85%~95%的病毒性脑膜炎由肠道病毒引起，主要经粪－口途径传播，少数经呼吸道分泌物传播。

（3）主要症状：多为急性起病，出现病毒感染全身中毒症状，如发热、畏光、头痛、肌痛、食欲减退、腹泻和全身乏力等，并伴有脑膜刺激征。幼儿可出现发热、呕吐、皮疹等，而颈项强直较轻微甚至缺如。

（4）常用检查项目：血常规、尿常规、腰椎穿刺术、脑电图、头CT、头MRI。

（5）治疗：主要治疗原则是对症治疗、支持治疗和防治并发症。对症治疗如剧烈头痛可用止痛药，癫痫发作可首选卡马西平或苯妥英钠，抗病毒治疗可用阿昔洛韦，脑水肿可适当应用脱水药。

（6）预后：预后良好。

（7）其他：如疑为肠道病毒感染应注意粪便处理，注意手部卫生。

2. 饮食指导　如下所述。

（1）给予高蛋白，高热量、高维生素等营养丰富的食物，如鸡蛋、牛奶、豆制品、瘦肉，有利于增强抵抗力。

（2）长期卧床的患者易引起便秘：用力屏气排便、过多的水钠潴留都易引起颅内压增高，为保证大便通畅，患者应多食粗纤维食物，如芹菜、韭菜等。

（3）应用甘露醇、速尿等脱水剂期间，患者应多食含钾高的食物如香蕉、橘子等，并要保证水分摄入。

（4）不能经口进食者，遵医嘱给予鼻饲，制订鼻饲饮食计划表。

3. 用药指导　如下所述。

（1）脱水药：保证药物滴注时间、剂量准确，注意观察患者的反应及患者皮肤颜色、弹性的变化，记录24小时出入量，注意监测肾功能。

（2）抗病毒药：应用阿昔洛韦时注意观察患者有无谵妄、皮疹、震颤及血清转氨酶暂时增高等不良反应。

4. 日常生活指导 如下所述。
(1) 保持室内环境安静、舒适、光线柔和。
(2) 高热的护理
1) 体温上升阶段：寒战时注意保暖。
2) 发热持续阶段：给予物理降温，必要时遵医嘱使用退热药，并要注意补充水分。
3) 退热阶段：要及时更换汗湿衣服，防止受凉。
(3) 腰椎穿刺术后患者取去枕平卧位 4~6 小时，以防止低颅压性头痛的发生。

(三) 循证护理

病毒性脑膜炎是由各种病毒引起中枢神经系统的炎症性疾病，其发病机制可能与病毒感染和感染后的免疫反应有关。而症状性癫痫是由脑损伤或全身性疾病引起脑代谢失常引发的癫痫，病毒性脑膜炎是引起癫痫发作的因素之一。针对病毒性脑膜炎并发症状性癫痫患者的临床特点，有学者研究得出病毒性脑炎并发症状性癫痫患者的护理重点应做好精神异常、癫痫发作、腰椎穿刺术和用药的观察及护理。

使用头孢菌素类和硝基咪唑类抗生素后服用含有酒精类的液体或食物时会引发双硫仑样反应。双硫仑样反应表现为面部潮红、头痛、眩晕、恶心、呕吐、低血压、心率加快、呼吸困难，严重者可致急性充血性心力衰竭、呼吸抑制、意识丧失、肌肉震颤等。据报道，一个高压电烧伤者，术后给予头孢哌酮抗感染，用 75% 乙醇处理创面，反复出现双硫仑样反应。说明应用上述药物的患者接触任何含乙醇的制品都有导致双硫仑样反应的可能，医护人员应提高警惕，并将有关注意事项告知患者。

二、化脓性脑膜炎患者的护理

化脓性脑膜炎即细菌性脑膜炎，又称软脑膜炎，是由化脓性细菌所致脑脊膜的炎症反应，脑和脊髓的表面轻度受累，是中枢神经系统常见的化脓性感染疾病。病前可有上呼吸道感染史，主要临床表现为发热、头痛、呕吐、意识障碍、偏瘫、失语、皮肤瘀点及脑膜刺激征等。通常起病急，好发于婴幼儿和儿童。

(一) 专科护理

1. 护理要点 密切观察患者的病情变化，定时监测患者的生命体征、意识、瞳孔的变化及颅内压增高表现。做好高热患者的护理。对有肢体瘫痪及失语的患者，给予康复训练，预防并发症。加强心理护理，帮助患者树立战胜疾病的信心。
2. 主要护理问题 如下所述。
(1) 体温过高：与细菌感染有关。
(2) 急性疼痛：头痛与颅内感染有关。
(3) 营养失调——低于机体需要量：与反复呕吐及摄入不足有关。
(4) 潜在并发症——脑疝：与颅内压增高有关。
(5) 躯体活动障碍：与神经功能损害所致的偏瘫有关。
(6) 有皮肤完整性受损的危险：与散在的皮肤瘀点有关。
3. 护理措施 如下所述。
(1) 一般护理
1) 环境：保持病室安静，经常通风，用窗帘适当遮挡窗户，避免强光对患者的刺激，减少患者家属的探视。
2) 饮食：给予清淡、易消化且富含营养的流质或半流质饮食，多吃水果和蔬菜。意识障碍的患者给予鼻饲饮食，制订饮食计划表，保证患者摄入足够的热量。
3) 基础护理：给予口腔护理，保持口腔清洁，减少因发热、呕吐等引起的口腔不适；加强皮肤护理，保持皮肤清洁干燥，特别是皮肤有瘀点、瘀斑时避免搔抓破溃。

(2) 病情观察及护理

1) 加强巡视，密切观察患者的意识、瞳孔、生命体征及皮肤瘀点、瘀斑的变化，婴儿应注意观察囟门。若患者意识障碍加重、呼吸节律不规则、双侧瞳孔不等大、对光反射迟钝、躁动不安等，提示脑疝的发生，应立即通知医生，配合抢救。

2) 备好抢救药品及器械：抢救车、吸引器、简易呼吸器、氧气装置及硬脑膜下穿刺包等。

(3) 用药护理

1) 抗生素：给予抗生素皮试前，询问有无过敏史。用药期间监测患者的血象、血培养、血药敏等检查结果。用药期间了解患者有无不适主诉。

2) 脱水药：保证药物按时、准确滴注，注意观察患者的反应及皮肤颜色、弹性的变化，注意监测肾功能。避免药液外渗，如有外渗，可用硫酸镁湿热敷。

3) 糖皮质激素：严格遵医嘱用药，保证用药时间、剂量的准确，不可随意增量、减量，询问患者有无心悸、出汗等不适主诉；用药期间监测患者的血象、血糖变化；注意保暖，预防交叉感染。

(4) 心理护理：根据患者及家属的文化水平，介绍患者的病情及治疗和护理的方法，使其积极主动配合。关心和爱护患者，及时解除患者的不适，增强其信任感，帮助患者树立战胜疾病的信心。

(5) 康复护理：有肢体瘫痪和语言沟通障碍的患者可以进行如下的康复护理。

1) 保持良好的肢体位置，根据病情，给予床上运动训练

a. 桥式运动：患者仰卧位，双上肢放于体侧，或双手十指交叉，双上肢上举；双腿屈膝，足支撑于床上，然后将臀部抬起，并保持骨盆成水平位，维持一段时间后缓慢放下。也可以将健足从治疗床上抬起，以患侧单腿完成桥式运动。

b. 关节被动运动：为了预防关节活动受限，主要进行肩关节外旋、外展，肘关节伸展，腕和手指伸展，髋关节外展，膝关节伸展，足背屈和外翻。

c. 起坐训练。

2) 对于清醒患者，要更多关心、体贴患者，增强自我照顾能力和信心。经常与患者进行交流，促进其语言功能的恢复。

（二）健康指导

1. **疾病知识指导** 如下所述。

(1) 概念：化脓性脑膜炎是由化脓性细菌感染所致的脑脊膜炎症，脑和脊髓的表面轻度受累。通常急性起病，是中枢神经系统常见的化脓性感染疾病。

(2) 形成的主要原因：化脓性脑膜炎最常见的致病菌为肺炎链球菌、脑膜炎双球菌及B型流感嗜血杆菌。这些致病菌可通过外伤、直接扩延、血液循环或脑脊液等途径感染软脑膜和（或）蛛网膜。

(3) 主要症状：寒战、高热、头痛、呕吐、意识障碍、腹泻和全身乏力等，有典型的脑膜刺激征。

(4) 常用检查项目：血常规、尿常规、脑脊液检查、头CT、头MRI、血细菌培养。

(5) 治疗

1) 抗菌治疗：未确定病原菌时首选三代头孢曲松或头孢噻肟，因其可透过血脑屏障，在脑脊液中达到有效浓度。如确定病原菌为肺炎球菌，首选青霉素，对其耐药者，可选头孢曲松，必要时联合万古霉素治疗；如确定病原菌为脑膜炎球菌，首选青霉素；如确定病原菌为铜绿假单胞菌可选头孢他啶。

2) 激素治疗。

3) 对症治疗。

(6) 预后：病死率及致残率较高，但预后与机体情况、病原菌和是否尽早应用有效的抗生素治疗有关。

(7) 宣教：搞好环境和个人卫生。

2. **饮食指导** 给予高热量、清淡、易消化的流质或半流质饮食，按患者的热量需要制订饮食计划，保证足够热量的摄入。注意食物的搭配，增加患者的食欲，少食多餐。频繁呕吐不能进食者，给予静脉输液，维持水电解质平衡。

3. 用药指导　如下所述。

（1）应用脱水药时，保证输液速度。

（2）应用激素类药物时不可随意减量，以免发生"反跳"现象，激素类药物最好在上午输注，避免由于药物不良反应引起睡眠障碍。

4. 日常生活指导　如下所述。

（1）协助患者洗漱、如厕、进食及个人卫生等生活护理。

（2）做好基础护理，及时清除大小便，保持臀部皮肤清洁干燥，间隔 1～2 小时更换体位，按摩受压部位，必要时使用气垫床，预防压疮。

（3）偏瘫的患者确保有人陪伴，床旁安装护栏，地面保持平整干燥、防湿、防滑，注意安全。

（4）躁动不安或抽搐的患者，床边备牙垫或压舌板，必要时在患者家属知情同意下用约束带，防止患者舌咬伤及坠床。

（三）循证护理

化脓性脑膜炎是小儿时期较为常见的由化脓性细菌引起的神经系统感染的疾病，婴幼儿发病较多。本病预后差，病死率高，后遗症多。相关学者通过对 78 例化脓性脑膜炎患儿的护理资料进行研究，分析总结得出做好病情的观察和加强临床护理是促进患儿康复的重要环节。

对小儿化脓性脑膜炎的临床护理效果的探讨，得出结论：提高理论知识水平、业务水平、对疾病的认识，对病情发展变化作出及时、正确的抢救和护理措施，可以提高患儿治愈率，降低并发症和后遗症发生，提高生命质量，促进患儿早日康复。

三、结核性脑膜炎患者的护理

结核性脑膜炎（TMD）是由结核杆菌引起的脑膜和脊髓膜的非化脓性炎症性疾病，是最常见的神经系统结核病。主要表现为结核中毒症状、发热、头痛、脑膜刺激征、脑神经损害及脑实质改变，如意识障碍、癫痫发作等。本病好发于幼儿及青少年，冬春季较多见。

（一）专科护理

1. 护理要点　密切观察患者的病情变化，观察有无意识障碍、脑疝及抽搐加重的发生。做好用药指导，定期监测抗结核药物的不良反应。对抽搐发作、肢体瘫痪及意识障碍的患者加强安全护理，防止外伤，同时给予相应的对症护理，促进患者康复。

2. 主要护理问题　如下所述。

（1）体温过高：与炎性反应有关。

（2）有受伤害的危险：与抽搐发作有关。

（3）有窒息的危险：与抽搐发作时口腔和支气管分泌物增多有关。

（4）营养失调——低于机体需要量：与机体消耗及食欲减退有关。

（5）疲乏：与结核中毒症状有关。

（6）意识障碍：与中枢神经系统、脑实质损害有关。

（7）潜在并发症：脑神经损害、脑梗死等。

（8）知识缺乏：缺乏相关医学知识有关。

3. 护理措施　如下所述。

（1）一般护理

1）休息与活动：患者出现明显结核中毒症状，如低热、盗汗、全身无力、精神萎靡不振时，应以休息为主，保证充足的睡眠，生活规律。病室安静，温湿度适宜，床铺舒适，重视个人卫生护理。

2）饮食护理：保证营养及水分的摄入。提供高蛋白、高热量、高维生素的饮食，每天摄入鱼、肉、蛋、奶等优质蛋白，多食新鲜的蔬菜、水果，补充维生素。高热或不能经口进食的患者给予鼻饲饮食或肠外营养。

3）戒烟、酒。

（2）用药护理

1）抗结核治疗：早期、联合、足量、全程、顿服是治疗结核性脑膜炎的关键。强调正确用药的重要性，督促患者遵医嘱服药，养成按时服药的习惯，使患者配合治疗。告知药物可能出现的不良反应，密切观察，出现如眩晕、耳鸣、巩膜黄染、肝区疼痛、胃肠不适等不良反应时，及时报告医生，并遵医嘱给予相应的处理。

2）全身支持：减轻结核中毒症状，可使用皮质类固醇等抑制炎症反应，减轻脑水肿。使用皮质类固醇时要逐渐减量，以免发生"反跳"现象。注意观察皮质类固醇药物的不良反应，正确用药，减少不良反应。

3）对症治疗：根据患者的病情给予相应的抗感染、脱水降颅压、解痉治疗。

（3）体温过高的护理

1）重视体温的变化，定时测量体温，给予物理或药物降温后，观察降温效果，患者有无虚脱等不适出现。

2）采取降温措施

a. 物理降温：使用冰帽、冰袋等局部降温，温水擦浴全身降温，注意用冷时间，观察患者的反应，防止继发效应抵消治疗作用及冻伤的发生。身体虚弱的患者在降温过程中，控制时间，避免能量的消耗。

b. 药物降温：遵医嘱给予药物降温，不可在短时间内将体温降得过低，同时注意补充水分，防止患者虚脱。儿童避免使用阿司匹林，以免诱发 Reye 综合征，即患者先出现恶心、呕吐，继而出现中枢神经系统症状，如嗜睡、昏睡等。小心谨慎使用金刚烷胺类药物，以免中枢神经系统不良反应的发生。

（4）意识障碍的护理

1）生活护理：使用床挡等保护性器具。保持床单位清洁、干燥、无渣屑，减少对皮肤的刺激，定时给予翻身、叩背，按摩受压部位，预防压疮的发生。注意口腔卫生，保持口腔清洁。做好大小便护理，满足患者的基本生活需求。

2）饮食护理：协助患者进食，不能经口进食时，给予鼻饲饮食，保障营养及水分的摄入。

3）病情监测：密切观察患者的生命体征及意识、瞳孔的变化，出现异常及时报告医生，并配合医生处理。

（二）健康指导

1. 疾病知识指导　如下所述。

（1）病因及发病机制：结核杆菌通过血行直接播散或经脉络丛播散至脑脊髓膜，形成结核结节，结节破溃后结核菌进入蛛网膜下隙，导致结核性脑膜炎。此外，结核菌可因脑实质、脑膜干酪灶破溃所致，脊柱、颅骨、乳突部的结核病灶也可直接蔓延引起结核性脑膜炎。

（2）主要症状：多起病隐袭，病程较长，症状轻重不一。

1）结核中毒症状：低热、盗汗、食欲减退、疲乏、精神萎靡。

2）颅内压增高和脑膜刺激症状：头痛、呕吐、视神经盘水肿及脑膜刺激征。

3）脑实质损害：精神萎靡、淡漠、谵妄等精神症状或意识状态的改变；部分性、全身性的痫性发作或癫痫持续状态；偏瘫、交叉瘫、截瘫等脑卒中样表现。

4）脑神经损害：动眼、外展、面及视神经易受累及，表现为视力下降、瞳孔不等大、眼睑下垂、面神经麻痹等。

（3）常用检查项目：脑脊液检查、头 CT、头 MRI、血沉等。

（4）治疗

1）抗结核治疗：异烟肼、利福平、吡嗪酰胺、链霉素、乙胺丁醇等。至少选择 3 种药物联合治疗，根据所选药物给予辅助治疗，防止药物不良反应。

2）皮质类固醇：用于减轻中毒症状、抑制炎症反应、减轻脑水肿、抑制纤维化，可用地塞米松或氢化可的松等。

3）对症治疗：降颅压、解痉、抗感染等。

（5）预后：与患者的年龄、病情轻重、治疗是否及时彻底有关。部分患者预后较差，甚至死亡。

2. 饮食指导　提供高蛋白、高热量、高维生素、易消化吸收的食物，每天摄入鱼、肉、蛋、奶等优质蛋白，多食新鲜的蔬菜、水果，补充维生素。保证水分的摄入。

3. 用药指导　如下所述。

（1）使用抗结核药物时要遵医嘱正确用药：早期、足量、联合、全程、顿服是治疗本病的关键。药物不良反应较多，如使用异烟肼时需补充维生素 B_6 以预防周围神经病；使用利福平、异烟肼、吡嗪酰胺时需监测肝酶水平，及时发现肝脏损伤；使用链霉素时定期进行听力检测，及时应对前庭毒性症状。

（2）使用皮质类固醇药物时：观察用药效果，合理用药，减少不良反应的发生。

（3）应用脱水、降颅压药物时注意电解质的变化，保证水分的摄入；使用解痉、抗感染等药物时给予相应的护理，如注意观察生命体征的变化等。

4. 日常生活指导　如下所述。

（1）指导患者注意调理，合理休息，生活规律，增强抵抗疾病的能力，促进身体康复。

（2）减少外界环境不良刺激，注意气候变化，预防感冒发生。

（3）保持情绪平稳，积极配合治疗，树立战胜疾病的信心。

（三）循证护理

结核性脑膜炎早期出现头痛、双目凝视、精神呆滞、畏光；中期出现脑膜刺激征、颅内压高、呕吐（以喷射性呕吐为主）、嗜睡；晚期出现失明、昏睡、呼吸不规则、抽搐，危重时发生脑疝而死亡的临床特点。研究表明，严密观察患者的病情变化，针对性地做好一般护理、病情观察、康复护理、饮食护理、用药护理、心理护理、康复护理和健康教育，对结核性脑膜炎患者的康复起到重要的作用。

（魏　敏）

第二节　中枢神经系统脱髓鞘疾病

中枢神经系统脱髓鞘疾病是一组脑和脊髓以神经髓鞘脱失为主，神经细胞及其轴突为特征的疾病，包括遗传性和获得性两大类。中枢神经系统的髓鞘是由少突胶质细胞的片状突起包绕髓神经纤维轴突而形成的脂质细胞膜，它具有保护轴索、帮助传导神经冲动和绝缘等作用。遗传性脱髓鞘疾病主要指脑白质营养不良，是由于髓鞘形成缺陷而引起神经髓鞘磷脂代谢紊乱。获得性中枢神经系统脱髓疾病又可分为原发性免疫介导的炎性脱髓鞘病和继发于其他疾病的脱髓鞘病。

一、多发性硬化患者的护理

多发性硬化（MS）是以中枢神经系统白质炎性脱髓鞘病变为主要特点的自身免疫疾病。本病多发于青壮年，女性多于男性，临床多见亚急性起病，其特点为时间上的多发性（即反复缓解、复发的病程）和空间上的多发性（即病变部位的多发）。临床症状和体征多种多样，可有肢体无力、感觉异常、眼部症状、共济失调、发作性症状、精神症状等临床表现。本病越远离赤道，发病率越高，我国属于低发病区，约为5/10万。

（一）专科护理

1. 护理要点　患者病情反复发作，临床表现多种多样，观察患者有无运动障碍、感觉障碍、眼部症状、精神症状、膀胱功能障碍等，根据患者的疾病特点进行有的放矢的护理。做好患者安全防护，给予营养支持，加强各项基础护理工作，关注患者的心理问题。

2. 主要护理问题　如下所述。

（1）生活自理缺陷：与肢体无力、共济失调或视觉、触觉障碍等有关。

（2）尿潴留/尿失禁：与膀胱反射功能障碍有关。

（3）排便异常：与自主神经功能障碍有关。

（4）有感染的危险：与免疫功能低下、机体抵抗力降低有关。

（5）预感性悲哀：与疾病多次缓解复发、神经功能缺损有关。

（6）知识缺乏：缺乏本病的相关知识。

3. 护理措施　如下所述。

（1）一般护理

1）环境：病室环境安静舒适，光线明暗适宜，物品摆放合理，呼叫器置于伸手可及处，餐具、便器、纸巾等可随时取用；床铺设有护栏、床档；地面平整无障碍物，防湿、防滑；走廊、卫生间等设置扶手；必要时配备轮椅等辅助器具。

2）活动与休息：协助患者取舒适体位，自行变换体位困难者给予定时翻身，并注意保暖，肢体运动障碍的患者，应保持肢体的功能位，指导患者进行主动运动或被动运动。活动时注意劳逸结合，避免活动过度。

3）生活护理：鼓励患者做力所能及的事情，协助患者洗漱、进食、穿脱衣物和如厕，做好安全防护。感觉障碍的患者，避免高温和过冷刺激，防止烫伤、冻伤的发生。

4）饮食护理：保证患者每日的热量摄入，给予高蛋白、低糖、低脂，易消化吸收的清淡食物。食物富含纤维素，以促进肠蠕动，达到预防或缓解便秘的作用。吞咽障碍的患者可给予半流食或流食，必要时给予鼻饲饮食或肠外高营养，并做好相关护理。

（2）用药护理：指导患者了解常用药物及用法、不良反应及注意事项等。

1）皮质类固醇：急性发作时的首选药物，目的是抗感染和免疫调节，常用药物有甲泼尼龙和泼尼松。大剂量短程疗法时，监测血钾、血钠、血钙，防止电解质紊乱，长期应用不能预防复发，且不良反应严重。

2）β-干扰素：具有免疫调节作用。常见不良反应为流感样症状，部分药物可出现注射部位红肿及疼痛，严重时出现肝功能损害、过敏反应等。注意观察注射部位有无红肿、疼痛等不良反应。

3）免疫球蛋白：降低复发率。常见的不良反应有发热、面红，偶有肾衰竭、无菌性脑膜炎等不良反应发生。

4）免疫抑制剂：多用于继发进展型多发性硬化，主要不良反应有白细胞减少、胃肠道反应、皮疹等。

（3）心理护理：因疾病反复发作，且进行性加重，患者易出现焦虑、抑郁、恐惧等心理障碍，护士应加强与患者沟通，了解其心理状态，取得信赖，帮助患者树立战胜疾病的信心。

（4）对症护理

1）感染：患者出现高热、肺炎等并发症时，严密监测病情变化，采取降温措施，注意休息，保证足够的热量和液体摄入，必要时吸氧。

2）排泄功能：保持患者大小便通畅。便秘患者，指导其进食富含纤维素的食物，适量增加饮水量，顺时针按摩腹部，促进肠蠕动，必要时遵医嘱给予缓泻剂或灌肠。评估患者有无排尿异常，尿失禁患者可遵医嘱给予留置导尿，尿潴留患者可采用听流水声、按摩腹部、热敷等方法促进排尿，若效果不佳，可遵医嘱给予留置导尿，观察并记录尿液的颜色、性质和量，严格无菌操作，加强会阴护理，预防感染。

3）压疮：做好皮肤护理，保持皮肤清洁干燥，定时协助更换体位，强患者的全身营养状态。

4）视力障碍：提供安静、方便的病室环境，灯光强度适宜，减少眼部刺激，生活用品放置于随手可及处。

（二）健康指导

1. 疾病知识指导　如下所述。

（1）流行病学：本病好发于北半球的温带和寒带地区，多发于青壮年，女性稍多，与西方国家相比我国急性多发性硬化较多。

（2）主要原因：病因目前尚不完全清楚，目前认为可能与免疫反应、病毒感染、遗传因素及环境因素等有关。

（3）主要症状：病程中症状发作与缓解是本病的重要特点，复发次数可达数十次，每次复发后易残留部分症状和体征，病情逐渐加重。部分患者为进展型，无明显缓解期。病变累及视神经、脊髓、脑干、小脑或大脑半球白质时，可出现多样的临床症状，如运动障碍、感觉障碍、视觉障碍、膀胱功能障碍、构音障碍、疼痛、精神症状等。核间性眼肌麻痹和旋转性眼球震颤为高度提示本病的体征。

（4）常用检查项目：脑脊液检查、电生理检查、头 CT 检查、头 MRI 检查。

（5）治疗：在急性期首选皮质类固醇治疗，进展型多发性硬化可使用免疫抑制剂。缓解期为预防复发和治疗残留症状，可采用 β-干扰素疗法和免疫球蛋白输注。出现运动障碍、尿便异常、精神障碍等症状时对症治疗。

（6）预后：多数患者呈缓解-复发病程，在数月或数年内死亡；部分患者复发次数不多或在首次发作后完全缓解，预后较好；个别患者病情发展快，初次发病即死亡。

2. 日常生活指导　鼓励患者做力所能及的事情，适当进行体育锻炼，通过良好的膳食增进营养，避免疲劳、感冒、感染、发热、妊娠、分娩、拔牙、冷热刺激等因素引起复发。

3. 饮食指导　如下所述。

（1）改变不良的饮食习惯：进食高蛋白、低糖、低脂、易消化吸收的清淡食物，保障液体的摄入。多食新鲜的蔬菜、水果及富含维生素的食物，促进肠蠕动，预防便秘发生。

（2）吞咽障碍的患者给予半流食或流食：预防呛咳及窒息的发生，必要时遵医嘱给予留置胃管，保障营养的摄入，并做好相关护理。

4. 用药指导　如下所述。

（1）应用皮质类固醇药物时显效较快：常见的不良反应有电解质紊乱、向心性肥胖、胃肠道不适、骨质疏松等。定期测量血压、监测血糖、离子变化，做好皮肤及口腔护理。应用免疫抑制剂时，常见白细胞减少、胃肠道反应、肝肾功能损害、出血性膀胱炎等不良反应。

（2）按时服用口服药：皮质类固醇药物不能突然减药、加药，擅自停药，防止发生"反跳现象"，引起病情波动。

（3）静脉输液时根据病情和药物性质调节滴速：密切观察患者的病情变化，如有异常及时报告医生，并做好相关记录。

5. 照顾者指导　与家属做好沟通，因患者的病情反复发作，容易出现焦虑、抑郁、厌世等情绪，家属应配合医务人员，共同给予关爱和支持。

6. 预防复发　如下所述。

（1）避免感冒、疲劳、手术、感染、体温升高、拔牙等诱因。

（2）遵医嘱正确用药，定期复诊。

（3）生活规律、适当进行体育锻炼，注意营养均衡，增强抵抗力。

（4）女性患者首次发作后 2 年内避免妊娠。

（三）循证护理

由于多发性硬化的主要临床特点呈时间上的多发性和空间上的多发性，临床中尚没有行之有效的方法可以治愈。多发性硬化的护理与康复治疗是神经科护理研究的重点。通过对多发性硬化患者的护理与康复治疗进行研究，结果表明多发性硬化患者在系统性的整体护理下可以大大提高生活质量及独立能力。将一般护理、心理护理与健康教育相结合，对患者的功能障碍给予及时、积极的康复治疗，可以减轻患者疾病导致的痛苦并增强康复效果，提高其生存质量。护士是与患者及其家庭的直接接触者，在患者及其家庭、医生及相关医疗工作者之间起着至关重要的纽带作用。多发性硬化的护理需要通过患者及其家庭和护士之间的合作，来提高患者自我护理的能力。

二、视神经脊髓炎患者的护理

视神经脊髓炎（NMO）是一种视神经和脊髓同时或相继受累的急性或亚急性起病的炎性脱髓鞘疾病。表现为视神经炎以及脊髓炎，该病由 Devic 首次描述，又称 Devic 病或 Devic 综合征，有学者认为视神经脊髓炎是多发性硬化的一个变异型。本病多发于青壮年，男女均可罹患。

（一）专科护理

1. 护理要点　急性期注意观察患者的视力变化，做好眼部的护理，防止用眼过度，满足患者的基本生活需要，做好安全防护。脊髓损害时根据病变部位的不同，观察患者有无肢体瘫痪、麻木、痉挛、皮肤营养障碍、膀胱功能障碍等。患者出现截瘫时密切观察病变平面的变化，保持患者呼吸道通畅，患者出现呼吸困难、吞咽困难时及时给予相应的护理措施。

2. 主要护理问题　如下所述。

（1）生活自理缺陷：与视力丧失或截瘫等有关。

（2）感知改变：与视觉和视神经损伤有关。

（3）有受伤害的危险：与短时间内失明或截瘫有关。

（4）知识缺乏：缺乏本病的相关知识。

3. 护理措施　如下所述。

（1）一般护理

1）环境：病室环境安静，光线明暗适宜，床铺设有床档，地面无障碍物，去除门槛。床单位清洁、干燥、无渣屑，生活必需品置于伸手可及处。

2）生活护理：满足患者的基本需要，协助患者清洁卫生，预防感染。卧床的患者给予气垫床保护皮肤，指导或协助患者取舒适体位，保持肢体功能位，定时更换体位，防止压疮的发生。协助患者被动运动，防止肌肉萎缩。视力部分或全部丧失时做好眼部保护，防止并发症。

3）饮食护理：给予高蛋白、高维生素、易消化吸收的饮食，多食蔬菜、水果及富含纤维素的食物，保证热量与水分的摄入，预防便秘的发生。

4）病情观察：急性起病时视力可在数小时或数日内丧失，注意评估患者的视力变化，有无疼痛、视神经盘水肿、视神经萎缩。出现截瘫时，病变平面是否上升，有无尿潴留、尿失禁等自主神经症状。

（2）用药护理：指导患者了解常用药物、用法、不良反应及注意事项等。首选药物为大剂量皮质类固醇，如甲泼尼龙或地塞米松冲击疗法，使用时严密观察不良反应，如继发感染，血压、血糖、尿糖的变化等。

（3）心理护理：因视力部分或全部丧失，可出现焦虑、急躁等情绪，告知患者本病多数患者视力在数日或数周后可恢复，要积极配合治疗；出现运动、感觉及自主神经功能损害时，应稳定患者的情绪，帮助患者树立战胜疾病的信心。

（4）康复护理

1）急性期康复：保持良好的肢体功能位置，协助被动运动和按摩，促进血液循环，防止关节畸形和肌肉萎缩，定时更换体位，预防压疮的发生。

2）恢复期康复：根据患者的病情，制订恢复期康复计划，由易入难，循序渐进，如翻身训练、坐起训练、转移训练、站立训练、步行训练等。

（二）健康指导

1. 疾病知识指导　如下所述。

（1）流行病学：本病在我国多见，男女均可发病，女性稍多，多见于 20～40 岁，一般急性或亚急性起病。

(2) 形成的主要原因：病因及发病机制目前尚不完全清楚，可能是多发性硬化的一种临床亚型或临床上的一个阶段。

(3) 主要症状：起病前可有上呼吸道或消化道的感染史，少数患者有低热、头痛、咽痛、周身不适等前驱症状，同时或相继出现视神经损害及脊髓损害。在短时间内连续出现较严重的视神经炎和脊髓炎预示为单相病程，也可有缓解 – 复发，多数复发病程间隔期为 5 个月左右。

1) 视神经损害表现：为视神经炎及球后视神经炎，双眼同时或先后受累。急性起病时，受累侧眼数小时或数日内视力部分或完全丧失，伴眼球胀痛。视神经炎眼底检查可见早期有视神经盘水肿，晚期有视神经萎缩；球后视神经炎眼底检查可见早期眼底正常，晚期视神经萎缩。大部分患者视力可在数日或数周后有显著恢复。

2) 脊髓损害表现：临床常表现为播散性脊髓炎，体征呈不对称和不完全性。首发症状为肢体麻木、肩痛或背痛，继而出现截瘫或四肢瘫，感觉障碍等。自主神经损害时可出现尿便异常、皮肤营养障碍等。

(4) 常用检查项目：脑脊液检查、诱发电位、MRI 检查等。

(5) 治疗：首选皮质类固醇治疗，大剂量冲击疗法，再改为口服逐渐减量至停药。皮质类固醇治疗无效时，可用血浆置换来改善症状。出现运动、感觉和自主神经功能障碍时对症治疗。

(6) 预后：多因连续发作而加剧，预后与脊髓炎的严重程度及并发症有关。

2. 日常生活指导　进行功能锻炼的同时，保证足够的休息，劳逸结合。鼓励患者保持情绪平稳，防止感冒、外伤、疲劳等诱发因素，加强营养，增强机体抵抗力。

3. 用药指导　对药物的使用进行详细的指导，做好药物不良反应与病情变化的区分。应用皮质类固醇药物时注意观察药物效果及不良反应。口服给药时，按时服用，不能擅自减量、加量，甚至停药，防止"反跳现象"的发生。

4. 饮食指导　保持营养均衡，保证热量与水分的摄入，多食新鲜的蔬菜和水果，减少并发症的发生。

5. 预防复发　遵医嘱正确用药，定期门诊复查，预防各类诱发因素的发生，适量运动，如出现病情变化及时就诊。

三、急性播散性脑脊髓炎患者的护理

急性播散性脑脊髓炎（ADEM）是一种广泛累及中枢神经系统白质的急性炎症性脱髓鞘疾病，通常发生在感染、出疹或疫苗接种后，故又被称为感染后、出疹后、疫苗接种后脑脊髓炎，主要病理特点为多灶性或弥漫性脱髓鞘。好发于儿童及青壮年，无季节性，散发病例多见，通常为单项病程。

急性出血性白质脑炎（AHLE）被认为是急性播散性脑脊髓炎的暴发型，起病急骤，病情凶险，死亡率较高。

（一）专科护理

1. 护理要点　监测患者的生命体征，密切观察患者瞳孔、意识的变化，患者有无痫性发作、脑膜刺激征、脑疝等的发生。急性期特别关注患者有无呼吸肌麻痹，保持呼吸道通畅，维持生命功能，加强安全护理，避免患者受伤。

2. 主要护理问题　如下所述。

(1) 急性意识障碍：与大脑功能受损有关。

(2) 体温过高：与感染、免疫反应等有关。

(3) 低效性呼吸型态：与呼吸肌麻痹有关。

(4) 有皮肤完整性受损的危险：与脊髓受累所致瘫痪有关。

(5) 躯体活动障碍：与脊髓受累所致瘫痪有关。

3. 护理措施 如下所述。

（1）一般护理

1）生活护理：急性期指导患者卧床休息，保持病室安静。满足患者的生理需要，做好各项清洁卫生工作，如皮肤的护理、头发的护理、口腔护理、会阴护理等。

2）饮食护理：给予高蛋白、高维生素，易消化吸收的食物，保证水分的摄入。患者不能经口进食时，给予肠外营养或留置胃管，并做好相关护理工作。

3）病情观察：密切观察患者的意识、瞳孔及生命体征变化并详细记录。出现病情变化时及时报告医生，并配合抢救。

（2）发热的护理

1）针对病因进行药物治疗。

2）物理降温：给予酒精、温水擦浴等，局部使用冰帽、冰袋、冰槽等降温，小心谨慎，防止冻伤发生。

3）适量增加液体摄入。

4）注意保暖。

5）监测体温。

（3）用药护理

1）使用肾上腺皮质类固醇药物时，早期、足量、短程、合理使用，注意观察用药效果及不良反应。

2）使用免疫抑制剂时易出现白细胞减少、胃肠道反应、肝肾功能损害等不良反应。用药期间需严密观察，监测血常规及肝肾功能。

3）保持水、电解质及酸碱平衡。

（4）心理护理：及时了解患者的心理状况，关心体贴患者，树立信心，取得患者的信任与配合。

（5）安全护理

1）意识障碍或躯体移动障碍的患者给予床档保护。

2）患者出现痫性发作时要尽快控制发作，遵医嘱正确用药，保持呼吸道通畅，维持生命功能，预防外伤及其他并发症的发生。

（6）呼吸肌麻痹的护理：给予持续吸氧。保持呼吸道通畅，勤翻身、叩背，及时清理口鼻分泌物，鼓励患者深呼吸及有效咳嗽。出现呼吸困难、动脉血氧饱和度下降或血气分析指标改变时要及时报告医生，必要时遵医嘱给予机械通气，根据患者的病情实施面罩吸氧、气管插管、气管切开等措施。

（二）健康指导

1. 疾病知识指导 如下所述。

（1）流行病学：本病好发于儿童及青壮年，散发病例多见，四季均可发病，男女发病率差异不大。

（2）形成的主要原因：发病机制尚不清楚，可能与感染、疫苗接种或某些药物所引起的免疫反应有关。

（3）主要症状：多在感染或疫苗接种后1~2周急性起病，突然出现高热、头痛、呕吐、癫痫发作、意识障碍等，脊髓受损平面以下的截瘫或四肢瘫；急性出血性白质脑炎起病呈暴发式，表现为高热、头痛、意识障碍进行性加重、精神异常、瘫痪等，症状和体征迅速发展，死亡率高。

（4）常用检查项目：血常规、血沉、脑脊液、脑电图、肌电图、CT检查、MRI检查等。

（5）急性播散性脑脊髓炎的治疗：早期使用肾上腺皮质类固醇，抑制炎症脱髓鞘，减轻脑和脊髓的充血和水肿，保护血脑屏障。无效者考虑使用血浆置换和免疫球蛋白。部分治疗效果不明显的患者使用免疫抑制剂。

（6）急性播散性脊髓炎的预后：大多数患者可明显恢复，预后与发病诱因及病情的严重程度有关，部分患者遗留有功能障碍。急性出血性白质脑炎死亡率高。

2. 用药指导　如下所述。

（1）使用肾上腺皮质类固醇药物时，早期、足量、短程治疗，合理用药，减少不良反应。密切观察药物效果，减量过程中，注意药物剂量的变化。

（2）口服药按时服用：不要根据自己感受减药、加药，忘记服药或在下次服药时补上忘记的药量会导致病情波动；不能擅自停药，以免造成"反跳"现象。

3. 日常生活指导　指导患者自我护理的方法，提高患者的自理能力，满足患者的各项生理需求。定时更改体位，防止皮肤破损。深呼吸、有效咳嗽、勤翻身、叩背、吸痰，防止肺感染。保障营养摄入，促进疾病康复。

（三）循证护理

急性脊髓炎发病急，病变水平以下的运动、感觉神经功能障碍，多伴有多种并发症。尤其以颈段性和上升性脊髓炎危害更严重，威胁青壮年的健康和生存质量。通过对29例急性脊髓炎患者的病情进行有针对性的观察并积极采取预见性的护理措施，能使并发症的发生明显降低，并提高抢救成功率。结论证明进行针对性的观察病情及采取预见性的护理措施在积极预防并发症，降低致残率、病死率，提高疗效，减轻疾病所致痛苦等方面有着至关重要的作用。

（魏　敏）

第三节　抽搐

抽搐（convulsion）是局部和全身骨骼肌阵发性不自主的痉挛僵硬，伴随躯体抽动，或出现阵发性的、自发性的，较长时间的肌肉抽搐，它是一种快速、重复的阵挛性的或强直性的、不自主的运动冲动。

一、发病原因（图6-1）

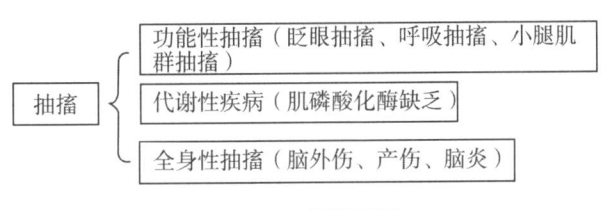

抽搐
- 功能性抽搐（眨眼抽搐、呼吸抽搐、小腿肌群抽搐）
- 代谢性疾病（肌磷酸化酶缺乏）
- 全身性抽搐（脑外伤、产伤、脑炎）

图6-1　常见原因

二、辅助检查

1. 实验室检查　对患者要进行血常规、尿常规、肝功能、肾功能、血离子、血糖等检查，排除急性症状性发作的各种内科疾病，如低血糖、高血糖症、低钙血症、低钠血症、高钠血症、肝功能衰竭、肾衰竭等。

2. 脑电图（electroencephalogram，EEG）　是诊断癫痫最常用的一种辅助检查方法，通过测定自发的有节律的生物电活动以了解脑功能状态。50%以上的癫痫患者在发作期间可见到癫痫样放电，出现棘波、尖波、棘慢波综合、多棘波以及尖慢波综合等。重复脑电图检查，或应用过度换气、闪光刺激、剥夺睡眠、睡眠诱发等方法可提高脑电图检查结果的阳性率。如果在发作时脑电图完全正常，则癔病性发作的可能性更大。视频脑电监测（video-EEG）有助于癫痫和癔病性发作的鉴别。抽动秽语综合征患者可有非特异性脑电图异常。

3. 神经影像学检查　CT或MRI等检查手段有利于发现抽搐的病因，而癔病性发作患者的检查结果正常。头部MRI+海马相检查、功能MRI、磁共振波谱、SPECT和PET检查可用于癫痫源的综合定位。

三、诊断与鉴别诊断（图6-2）

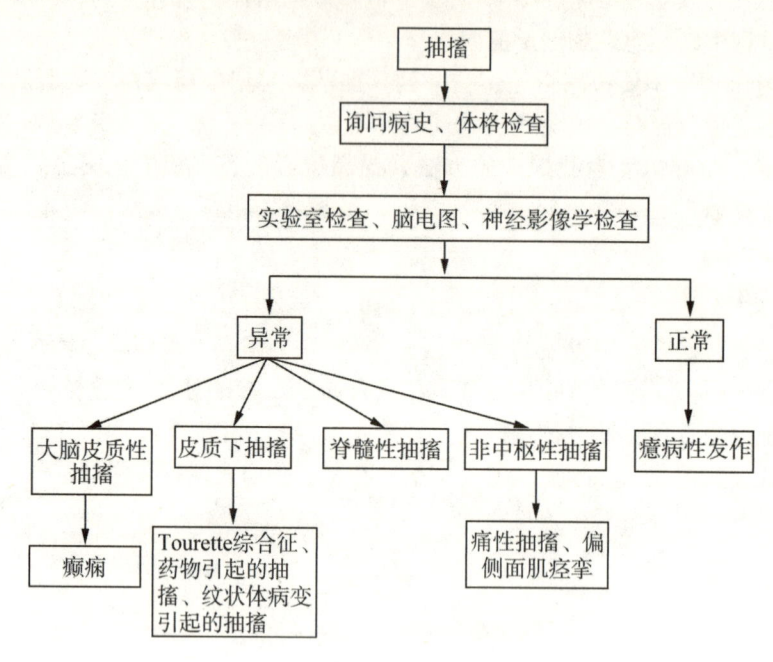

图6-2 诊断与鉴别诊断流程图

四、护理措施

1. 抽搐发作时的护理　如下所述。

（1）立即将缠有纱布的压舌板、筷子或毛巾等置于患者的上下臼齿之间，防止舌咬伤。及时解开衣扣、裤带，以减少呼吸道阻塞和改善缺氧。保护四肢大关节，防止肢体抽搐而致脱臼、骨折。

（2）遵医嘱肌肉或静脉注射镇静药物，同时观察记录用药后的效果。

（3）抽搐发作时注意观察患者的意识状态、瞳孔变化、发作的类型、持续时间、发作特点。明确病因，对症处理，并做好记录。

（4）发作时患者应侧卧，头偏向一侧，以利于口腔分泌物引流，防止误吸，注意保持呼吸道通畅，必要时从口腔吸痰，呼吸困难时给予吸氧。

（5）患者抽搐时减少任何刺激，一切动作要轻，保持安静，避免强光刺激。

（6）发作时，应加床档，床档两边加软垫，以防肢体撞伤。

（7）有义齿者应取出，防止误吸。

2. 抽搐发作后的护理　如下所述。

（1）患者平卧，安静休息，给予低流量吸氧，缓解因抽搐造成的脑缺氧状态。

（2）抽搐发作时意识清醒者，可因剧烈的骨骼肌抽搐，痛苦万分，应给予积极的治疗。

（3）少数患者在清醒过程中可有短时间躁动，应加强保护措施，设专人陪护，安装床档，防止自伤、伤人或出走。

（4）抽搐并伴有肢体疼痛及尿失禁，如脊髓性抽搐等根据病情遵医嘱给药，并做好会阴部的护理，及时更换衣裤，保持患者的皮肤清洁干净。

3. 病情观察　发作间歇期可下地活动，注意观察发作的先兆症状，有无诱发原因，出现先兆应立刻卧床休息，必要时加床档，以防坠床。

4. 心理护理　指导患者放松，不可紧张，避免一切引发的诱因，保持情绪稳定，避免情绪激动，必要时遵医嘱应用药物消除患者的紧张、焦虑情绪。

5. 健康指导　如下所述。

（1）向患者及家属讲解抽搐发作时的紧急处理方法及如何避免或减少意外伤害发生的方法。

（2）劝告患者避免过度劳累，生活、工作有规律；不登高、不游泳、不驾驶车辆。

（3）患者不应单独外出，并应随身带有卡片，注明姓名、诊断，以便急救时参考。

（4）清淡饮食，少进辛辣食物，忌烟酒。避免过饱，不能进食者给予鼻饲。

（5）长期服药者嘱家属及患者按时服药及定期复查，不宜私自停药或减量，以免诱发癫痫持续状态。讲明药物的不良反应，定期监测血药浓度。

（纪楠楠）

第七章

内分泌系统及代谢性疾病护理

第一节 内分泌代谢性疾病常见症状的护理

一、身体外形改变（body outline form change）

（一）定义

包括体形的变化，毛发的质地、分布改变，面容的变化以及皮肤黏膜色素沉着等。这些异常多与脑垂体、甲状腺、甲状旁腺、肾上腺或部分代谢性疾病有关。

（二）评估

1. 病因评估

（1）身高异常：体格异常高大见于发生在青春期前腺垂体生长激素分泌过多的巨人症（gigantism），发生在青春期后的肢端肥大症（acromegaly）；体格异常矮小见于发生在儿童时期的腺垂体生长激素缺乏的垂体性侏儒症（dwarfism）；体格矮小和智力低下见于发生在成熟前的甲状腺功能减退的呆小病（cretinism）。

（2）体重异常：肥胖见于下丘脑疾病、Cushing 综合征、2 型糖尿病（肥胖型）、性功能减退症、甲状腺功能减退症、代谢综合征等疾病；消瘦见于甲状腺功能亢进症、1 型与 2 型糖尿病（非肥胖型）、嗜铬细胞瘤、神经性厌食等疾病。

（3）毛发异常：全身性多毛见于先天性肾上腺皮质增生、Cushing 病等疾病；毛发脱落见于甲状腺功能减退症、睾丸功能减退、肾上腺皮质和卵巢功能减退等疾病。

（4）面容异常：眼球突出见于甲状腺功能亢进症，满月脸见于 Cushing 病，头皮脸皮增厚、口唇增厚、耳鼻长大见于肢端肥大症等。

（5）皮肤异常：皮肤色素沉着见于原发性肾上腺皮质功能减退症、先天性肾上腺皮质增生症、异位 ACTH 综合征等；紫纹见于 Cushing 综合征；病理性痤疮见于 Cushing 综合征、先天性肾上腺皮质增生症等。

2. 症状评估　除了身高、体重的改变以外，还包括其他身体特征的改变，如生长发育及第二性征情况，全身营养状况，面容表情情况，皮肤的色泽、弹性情况，毛发颜色、分布和多少等情况。

3. 相关因素评估　身体外形的改变是否引起心理障碍，有无其他伴随症状，治疗及用药情况等。

（三）护理措施

1. 提供患者心理支持

（1）加强接触和沟通，鼓励患者表达自我感受。

（2）给予相关知识的讲解，提供资料和与其他病友交流，使其了解疾病的转归和治疗效果，使其有战胜疾病的信心。

（3）关注患者是否有自卑、焦虑、抑郁等心理问题，提供心理医生疏导。

2. 协助家庭给予支持
（1）了解家庭成员关系、知识结构，给予相关知识讲解。
（2）鼓励家属与患者多沟通、多交流，相互表达自身感受。
（3）把患者治疗情况告知家属，使其督促患者配合。
（4）家属和患者共同有信心，消除患者心理疾患，防止自杀等行为发生。
3. 促进患者社会交流
（1）鼓励患者参加社会团体或病友俱乐部等组织。
（2）帮助患者增加与他人沟通的技巧。
（3）教育周围人勿歧视患者，多给予患者心理安慰。
4. 协助患者装扮自己　指导患者选择适当饰物修饰自己，如突眼的佩戴眼镜；毛发稀疏的戴帽子；肥胖、侏儒和巨人症患者可指导其选择合适的衣服等。

二、性功能异常（sexual disfunction）

（一）定义

包括生殖器官发育迟缓或发育过早、性欲减退或丧失，女性月经紊乱、溢乳、闭经或不孕，男性勃起功能障碍（ED）、乳房发育迟缓等。

（二）评估

1. 病因评估
（1）下丘脑-垂体疾病：如垂体细胞瘤-催乳素瘤（prolactinoma）、成年人原发性腺垂体功能减退症等可引起女性溢乳、闭经、不育，男性阳痿、性功能减退；儿童期起病的腺垂体生长激素缺乏或性激素分泌不足可导致患者青春期器官不发育，第二性征缺如等。
（2）甲状腺疾病：如成年型甲减可引起男性阳痿、女性不育症；幼年型甲减可引起性早熟等。
（3）肾上腺疾病：如 Cushing 综合征由于肾上腺激素产生过多以及雄激素和皮质醇对垂体促性腺激素的抑制作用，女性可引起月经减少或停经，轻度多毛、痤疮，明显男性化，男性可引起性欲减退，阴茎缩小，睾丸变软；肾上腺皮质功能减退症由于肾上腺皮质激素分泌不足可引起女性阴毛、腋毛减少或脱落、稀疏，月经失调或闭经，男性可引起性功能减退。
（4）糖尿病：也可引起男性性功能减退。
2. 症状评估　患者有无皮肤干燥、粗糙，毛发脱落、稀疏或增多，女性闭经溢乳，男性乳房发育；外生殖器的发育是否正常，有无畸形。
3. 相关因素评估　性功能异常是否引起心理障碍，有无其他伴随症状，治疗及用药情况等。

（三）护理措施

1. 评估性功能障碍的型态　提供一个隐蔽舒适的环境和恰当的时间，鼓励患者描述目前的性功能、性活动与性生活型态，使患者以开放的态度讨论问题。
2. 提供专业指导
（1）护士应接受患者讨论性问题时所呈现的焦虑，对患者表示尊重、支持。询问患者使其烦恼的有关性爱或性功能方面的问题，给患者讲解所患疾病及用药治疗对性功能的影响，使患者积极配合治疗。
（2）提供可能的信息咨询服务，如专业医师、心理咨询师、性咨询门诊等。
（3）鼓励患者与配偶交流彼此的感受，并一起参加性健康教育及阅读有关性教育的材料。
（4）女性患者若有性交疼痛，可建议使用润滑剂。

三、排泄功能异常（excretory disfunction）

（一）定义

排泄是机体将新陈代谢所产生的废物排出体外的生理过程，是人体的基本生理需要之一，也是维持生命的必要条件之一。人体排泄废物的途径有皮肤、呼吸道、消化道及泌尿道。内分泌疾病常见排泄功能异常为多尿，腹泻及便秘。

（二）评估

1. 病因评估

（1）多尿

1) 垂体性尿崩症：因下丘脑-垂体病变使抗利尿激素分泌减少或缺乏，肾远曲小管重吸收水分下降，排出低比重尿，量可达到 5 000ml/d 以上。

2) 糖尿病：尿内含糖多引起溶质性利尿，尿量增多。

3) 原发性醛固酮增多症：引起血中高浓度钠，刺激渗透压感受器，摄入水分增多，排尿增多。

（2）腹泻与便秘

1) 甲状腺功能亢进症可引起多汗、排便次数增多、排稀软便；便秘则可见于甲状腺功能减退的患者。

2) 糖尿病可引起患者胃肠功能紊乱，可腹泻、便秘交替出现。

2. 症状评估　患者排便、排尿次数、性质、量；尿量、尿比重是否正常；尿量与饮食的关系等。

3. 相关因素评估　多尿症状之外是否有其他的伴随症状，如有无多饮多尿，有无多食消瘦，有无高血压等。胃肠功能紊乱是否与用药有关、是否还伴随其他症状等。

（三）护理措施

1. 提供心理支持　安慰患者，消除焦虑和紧张的情绪。
2. 提供适当的排泄环境　为患者提供单独隐蔽的环境及充裕的时间。
3. 选取适宜的排泄姿势　床上使用便器时，采取患者舒适的体位及姿势。
4. 皮肤护理　多尿患者注意皮肤清洁干燥，温水清洗会阴部皮肤，勤换衣裤等，腹泻患者注意每次大便后用软纸轻擦肛门、温水清洗，并在肛门周围涂油膏以保护皮肤。
5. 给予药物　便秘患者给予缓泻剂、通便剂或灌肠；腹泻患者给予止泻药、口服补钾液，注意观察用药后的作用、效果。
6. 合理安排膳食　便秘患者多摄取富含纤维素的食物，如蔬菜、水果、粗粮等，并多饮水；腹泻患者鼓励多饮水，酌情给予清淡的饮食，避免油腻、辛辣、高纤维的食物。
7. 密切观察病情　准确记录排泄物的颜色、性质、量，正确留取标本送检。

四、骨痛（bone ache）

（一）定义

骨痛为代谢性骨病的常见症状，严重者常发生自发性骨折，或轻微外伤即引起骨折。

（二）评估

1. 病因评估

（1）由于维生素 D 代谢障碍所导致的骨质软化性骨关节病，如阳光照射不足、消化不良、维生素 D 缺乏和磷摄入不足等引起的老年性、失用性骨质疏松。

（2）脂质代谢障碍引起的高脂血症性关节病，骨膜和关节腔组织脂蛋白转运代谢障碍性关节炎。

（3）嘌呤代谢障碍引起的痛风。

（4）糖尿病引起的糖尿病性骨病。

（5）皮质醇增多引起的皮质醇增多症性骨病。
（6）甲状腺或甲状旁腺疾病引起的骨关节病。

2. 症状评估　骨痛出现的时间、诱因、部位、性质、缓急程度、加重缓解因素以及相关伴随症状等。

（三）护理措施

1. 心理护理　患者由于疼痛影响进食和睡眠，可能导致关节畸形、骨折及其他功能脏器的损害，带给患者巨大的精神压力，可能出现情绪低落、焦虑、抑郁、悲观等情绪，应给予患者及家属讲解相关疾病知识，适时告知预后，介绍成功病例，增强患者战胜疾病的信心；给予患者理解、同情和正确指引，防止患者发生意外；鼓励家属给予患者心理支持。

2. 休息与体位　急性期给予卧床休息，避免体力劳动，如痛风患者可抬高患肢，骨质疏松患者可卧硬板床等。

3. 饮食护理　进食避免复发及加重的食物或进食富含钙质和维生素 D 的食物，饮食宜清淡、易消化，避免辛辣和刺激性食物，戒烟酒，避免咖啡因的摄入过多。

4. 用药护理　指导患者正确用药，观察药物疗效、不良反应，及时处理不良反应。

（纪楠楠）

第二节　甲状腺功能亢进症

甲状腺功能亢进症（hyperthyroidism，简称甲亢）是指多种病因导致甲状腺激素分泌增多而引起的临床综合征。

一、病因和发病机制

（一）甲亢的病因分类

见表 7-1。

表 7-1　甲亢病因分类

1. 甲状腺性甲亢
①Grave's 病
②自主性高功能甲状腺结节或腺瘤（Plummer 病）
③多结节性甲状腺肿伴甲亢
④滤泡性甲状腺癌
⑤碘甲亢
⑥新生儿甲亢
2. 垂体性甲亢
3. 异源性 TSH 综合征
①绒毛膜上皮癌伴甲亢
②葡萄胎伴甲亢
③肺癌和胃肠道癌伴甲亢
4. 卵巢甲状腺肿伴甲亢
5. 仅有甲亢症状而甲状腺功能不增高
①甲状腺炎甲亢：亚急性甲状腺炎；慢性淋巴细胞性甲状腺炎；放射性甲状腺炎
②药源性甲亢

（二）Grave's 病（简称 GD）病因

又称毒性弥漫性甲状腺肿或 Basedow 病、Parry 病。是一种伴甲状腺激素分泌增多的器官特异性自身免疫病，占甲亢的 80%~85%。

1. 遗传因素　GD 的易感基因主要包括人类白细胞抗原（如 HLA - B8、DR3 等）、CTLA - 4 基因和其他一些与 GD 特征性相关的基因（如 GD - 1，GD - 2）。

2. 环境因素（危险因素）　细菌感染（肠耶森杆菌）、精神刺激、雌激素、妊娠与分娩、某些 X 染色体基因等。

3. GD 的发生与自身免疫有关　遗传易感性、感染、精神创伤等诱因，导致免疫系统功能紊乱，Ts 功能缺陷，对 Th 细胞（T 辅助细胞）抑制作用减弱，B 淋巴细胞产生自身抗体，TSH 受体抗体（TRAb）与 TSH 受体结合而产生类似于 TSH 的生物学效应，使 GD 有时表现出自身免疫性甲状腺功能减退症的特点。

二、临床表现

（一）一般临床表现

多见于女性，男：女为 1：(4~6)，20~40 岁多见。

1. 高代谢综合征　患者可表现为怕热多汗，皮肤、手掌、面、颈、腋下皮肤红润多汗。常有低热，严重时可出现高热。患者常有心动过速、心悸、胃纳明显亢进，但体重下降，疲乏无力。

2. 甲状腺肿　不少患者以甲状腺肿大为主诉，呈弥漫性、对称性肿大，质软，吞咽时上下移动。少数患者的甲状腺肿大不对称，或肿大不明显。

3. 眼征　眼征有以下几种：①睑裂增宽，上睑挛缩（少眨眼睛和凝视）。②Mobius 征：双眼看近物时，眼球辐辏不良（眼球内侧聚合困难或欠佳）。③von Graefe 征：眼向下看时，上眼睑因后缩而不能跟随眼球下落，出现白巩膜。④Joffroy 征：眼向上看时，前额皮肤不能皱起。⑤Stellwag 征：瞬目减少，炯炯发亮。

4. 神经系统　神经过敏，易于激动，烦躁多虑，失眠紧张，多言多动，有时思想不集中，但偶有神情淡漠、寡言抑郁者。

5. 心血管系统　心率快，心排血量增多，脉压加大，多数患者述说心悸、胸闷、气促，活动后加重，可出现各种期前收缩及心房纤颤等。

6. 消化系统　食欲亢进，但体重明显减轻为本病特征。腹泻，一般大便呈糊状。肝可稍大，肝功能可不正常，少数可有黄疸及维生素 B 族缺乏的症状。

7. 肌肉骨骼　甲亢性肌病、肌无力、肌萎缩、周期性瘫痪。

8. 生殖系统　女性月经减少或闭经，男性阳痿，偶有乳腺增生。

9. 造血系统　白细胞总数减少，周围血淋巴细胞比例增高，单核细胞增加，血容量增大。

（二）特殊临床表现

(1) 甲亢危象：甲状腺功能亢进症在某些应激因素作用下，导致病情突然恶化，出现高热（39℃以上）、烦躁不安、大汗淋漓、恶心、呕吐、心房颤动等，严重者出现虚脱、休克、谵妄、昏迷等全身代谢功能严重紊乱，并危及患者生命安全。对甲亢患者应提高警惕，从预防着手，一旦发生危象，应立即采取综合措施进行抢救。

(2) 甲亢性心脏病：心脏增大、严重心律失常、心力衰竭。

(3) 淡漠型甲亢：神志淡漠、乏力、嗜睡、反应迟钝、明显消瘦。

(4) T_3 型甲亢、T_4 型甲亢。

(5) 亚临床型甲亢：T_3、T_4 正常，TSH 降低。

(6) 妊娠期甲亢：体重不随妊娠相应增加，四肢近端肌肉消瘦，休息时心率 >100 次/min。

(7) 胫前黏液性水肿。

(8) 甲状腺功能正常的 Grave's 眼病。

(9) 甲亢性周期性瘫痪。

（三）实验室检查

1. 血清甲状腺激素测定　①血清总甲状腺素（TT_4）：是判断甲状腺功能最基本的筛选指标。TT_4受甲状腺结合球蛋白（TBG）结合蛋白量和结合力变化的影响，又受妊娠、雌激素、急性病毒性肝炎等的影响而升高。受雄激素、低蛋白血症、糖皮质激素等的影响而下降。②血清总三碘甲状腺原氨酸（TT_3）：亦受TBG影响。③血清游离甲状腺素（FT_4）、游离三碘甲状腺原氨酸（FT_3）：是诊断甲亢的首选指标，其中FT_4敏感性和特异性较高。

2. 促甲状腺激素测定（TSH）　是反映甲状腺功能的最敏感的指标。ICMA（免疫化学发光法）：第三代TSH测定法，灵敏度达到0.001mU/L。取代TRH兴奋试验，是诊断亚临床型甲状腺功能亢进症和亚临床型甲状腺功能减退症的主要指标。

3. TRH兴奋试验　正常人TSH水平较注射前升高3～5倍，高峰出现在30min，并且持续2～3h。静注TRH后TSH无升高则支持甲亢。

4. 甲状腺摄^{131}I率　总摄取量增加，高峰前移。

5. T_3抑制试验　鉴别甲状腺肿伴摄碘增高由甲亢或单纯性甲状腺肿所致。

6. 其他　促甲状腺激素受体抗体（TRAb）、甲状腺刺激抗体（TSAb）测定。

三、诊断

1. 检测甲状腺功能　确定有无甲状腺毒症：有高代谢症状、甲状腺肿等临床表现者，常规进行TSH、FT_4和FT_3检查。如果血中TSH水平降低或者测不到，伴有FT_4和（或）FT_3升高，可诊断为甲状腺毒症。当发现FT_4，升高反而TSH正常或升高时，应注意有垂体TSH腺瘤或甲状腺激素不敏感综合征的可能。

2. 病因诊断　甲状腺毒症的诊断确立后，应结合甲状腺自身抗体、甲状腺摄^{131}I率、甲状腺超声、甲状腺核素扫描等检查具体分析其是否由甲亢引起及甲亢的原因。

3. GD的诊断标准　如下所述。

（1）甲亢诊断成立。
（2）甲状腺呈弥漫性肿大或者无肿大。
（3）TRAb和TSAb阳性。
（4）其他甲状腺自身抗体如TPOAb、TGAb阳性。
（5）浸润性突眼。
（6）胫前黏液性水肿。

具备前2项者诊断即可成立，其他4项进一步支持诊断确立。

四、治疗

（一）一般治疗

情绪不稳定、精神紧张者可服用一些镇静药，如地西泮、氯氮䓬等；心悸及心动过速者可用普萘洛尔、阿替洛尔等药；保证足够的休息；增加营养，包括糖类、蛋白质、脂肪和维生素等摄入量较正常人增加。

（二）甲亢的特征性治疗

1. 抗甲状腺药物　常用的抗甲状腺药物分为硫脲类和咪唑类两类。硫脲类包括甲硫氧嘧啶或丙硫氧嘧啶；咪唑类包括甲巯咪唑、卡比马唑。比较常用的是丙硫氧嘧啶和甲巯咪唑。

适应证：①病情轻、中度患者；甲状腺轻、中度肿大，较小的毒性弥漫性甲状腺肿。②年龄在20岁以下。③手术前或放射碘治疗前的准备。④甲状腺手术后复发且不能做放射性核素^{131}碘治疗。⑤作为放射性核素^{131}碘治疗的辅助治疗。

不良反应：①粒细胞减少：发生率约为10%，治疗开始后2～3个月内，或WBC＜$3×10^9$/L或中

性粒细胞 $<1.5\times10^9$/L 时应停药。②皮疹：发生率为2%~3%。③胆汁淤积性黄疸、血管神经性水肿、中毒性肝炎、急性关节痛等较为罕见，如发生则须立即停药。

2. 甲状腺手术治疗　如下所述。

(1) 适应证：①中、重度甲亢，长期服药无效，停药后复发或不能坚持长期服药者。②甲状腺很大，有压迫症状。③胸骨后甲状腺肿。④结节性甲状腺肿伴甲亢。⑤毒性甲状腺腺瘤。

(2) 禁忌证：①较重或发展较快的浸润性突眼。②合并较重心、肝、肾疾病，不能耐受手术者。③妊娠前3个月和第6个月以后。④轻症可用药物治疗者。

3. 放射性核素^{131}碘治疗　如下所述。

(1) 适应证：①毒性弥漫性中度甲状腺肿，年龄在25~30岁以上。②抗甲状腺药物治疗无效或过敏。③不愿手术或不宜手术，或手术后复发。④毒性甲状腺腺瘤。

(2) 禁忌证：①妊娠、哺乳期。②25岁以下。③严重心、肝、肾衰竭或活动性肺结核。④WBC $<3\times10^9$/L 或中性粒 $<1.5\times10^9$/L。⑤重症浸润性突眼。⑥甲亢危象。⑦甲状腺不能摄碘。

(3) 剂量：根据甲状腺组织重量和甲状腺^{131}I摄取率计算。

(4) 并发症：①甲状腺功能减退症：国内报告治疗后1年内的发生率4.6%~5.4%，以后每年递增1%~2%。②放射性甲状腺炎：7~10d发生，严重者可给予阿司匹林或糖皮质激素治疗。

4. 其他药物治疗　如下所述。

(1) 碘剂：应减少碘摄入，忌食含碘丰富的食物。复方碘化钠溶液仅用在术前、甲亢危象时。

(2) β-受体阻滞药：作用机制是阻断甲状腺激素对心脏的兴奋作用；阻断外周组织 T_4 向 T_3 转化，主要在抗甲状腺药物初治期使用，可较快控制甲亢的临床症状。

5. 甲亢危象的治疗　如下所述。

(1) 抑制甲状腺激素合成及外周组织中，T_4转化为T_3：首选丙硫氧嘧啶，首次剂量600mg口服，以后给予250mg，每6h口服1次，待症状缓解后，或甲巯咪唑60mg，继而同等剂量每日3次口服至病情好转，逐渐减为一般治疗剂量。

(2) 抑制甲状腺激素释放：服丙硫氧嘧啶1h后再加用复方碘口服溶液5滴，每8h服1次，首次剂量为30~60滴，以后每6~8h服5~10滴，或碘化钠1g加入10%葡萄糖盐水溶液中静脉滴注24h，以后视病情逐渐减量，一般使用3~7d。每日0.5~1.0g静脉滴注，病情缓解后停用。

(3) 降低周围组织对TH反应：选用β肾上腺素能受体阻断药，无心力衰竭者可给予普萘洛尔30~50mg，6~8h给药1次，或给予利舍平肌内注射。

(4) 肾上腺皮质激素：氢化可的松50~100mg加入5%~10%葡萄糖溶液静脉滴注，每6~8h滴注1次。

(5) 对症处理：首先应去除诱因，其次高热者予物理或药物降温；缺氧者给予吸氧；监护心、肾功能；防治感染及各种并发症。

五、常见护理问题

(一) 潜在并发症——甲亢危象

(1) 保证病室环境安静。

(2) 严格按规定的时间和剂量给予抢救药物。

(3) 密切观察生命体征和意识状态并记录。

(4) 昏迷者加强皮肤、口腔护理，定时翻身、以预防压疮、肺炎的发生。

(5) 病情许可时，教育患者及家属感染、严重精神刺激、创伤等是诱发甲亢的重要因素，应加以避免；指导患者进行自我心理调节，增强应对能力；提醒家属或病友要理解患者现状，应多关心、爱护患者。

(二) 营养失调 (altered nutrition) ——与基础代谢率增高，蛋白质分解加速有关

1. 饮食　高糖类、高蛋白、高维生素饮食，提供足够热量和营养以补充消耗，满足高代谢需要。

成人每日总热量应在 12 000~14 000kJ，约比正常人高 50%。蛋白质每日 1~2g/kg 体重，膳食中可以各种形式增加奶类、蛋类、瘦肉类等优质蛋白以纠正体内的负氮平衡。餐次以一日 6 餐或一日 3 餐中间辅以点心为宜。主食应足量。每日饮水 2 000~3 000ml，补偿因腹泻、大量出汗及呼吸加快引起的水分丢失，心脏病者除外，以防水肿和心力衰竭。忌食生冷食物，减少食物中粗纤维的摄入，调味清淡可改善排便次数增多等消化道症状。慎用卷心菜、花椰菜、甘蓝等致甲状腺肿的食物。

2. 药物护理　有效治疗可使体重增加，应指导患者按时按量规则服药，不可自行减量或停服。

3. 其他　定期监测体重、血 BUN 等。

（三）感知改变——与甲亢所致浸润性突眼有关

1. 指导患者保护眼睛　戴深色眼镜，减少光线和灰尘的刺激。睡前涂抗生素眼膏，眼睑不能闭合者覆盖纱布或眼罩，将角膜、结膜损伤、感染和溃疡的可能性降至最低限度。眼睛勿向上凝视，以免加剧眼球突出和诱发斜视。

2. 指导患者减轻眼部症状的方法　0.5% 甲基纤维素或 0.5% 氢化可的松溶液滴眼，可减轻眼睛局部刺激症状；高枕卧位和限制钠盐摄入可减轻球后水肿，改善眼部症状；每日做眼球运动以锻炼眼肌，改善眼肌功能。

3. 定期眼科角膜检查　以防角膜溃疡造成失明。

（四）个人应对无效——与甲亢所致精神神经系统兴奋性增高、性格与情绪改变有关

1. 解释情绪、行为改变的原因，提高对疾病认知水平　观察患者情绪变化，与患者及其亲属讨论行为改变的原因，使其理解敏感、急躁易怒等是甲亢临床表现的一部分，可因治疗而得到改善，以减轻患者因疾病而产生的压力，提高对疾病的认知水平。

2. 减少不良刺激，合理安排生活　保持环境安静和轻松的气氛，限制访视，避免外来刺激，满足患者基本生理及安全需要。忌饮酒、咖啡、浓茶，以减少环境和食物对患者的不良刺激。帮助患者合理安排作息时间，白天适当活动，避免精神紧张和注意力过度集中，保证夜间充足睡眠。

3. 帮助患者处理突发事件　以平和、耐心的态度对待患者，建立相互信任的关系。与患者共同探讨控制情绪和减轻压力的方法，指导和帮助患者处理突发事件。

六、健康教育

告诉患者有关甲亢的临床表现、诊断性试验、治疗、饮食原则及眼睛的防护方法。上衣宜宽松，严禁用手挤压甲状腺以免甲状腺受压后甲状腺激素分泌增多，加重病情。强调长期服用抗甲状腺药物的重要性，长期服用抗甲状腺药物者应每周查血常规 1 次。每日清晨卧床时自测脉搏，定期测量体重，脉搏减慢、体重增加是治疗有效的重要标志。每隔 1~2 个月门诊随访作甲状腺功能测定。出现高热、恶心、呕吐、大汗淋漓、腹痛、腹泻、体重锐减、突眼加重等症状提示可能发生甲亢危象应及时就诊。掌握上述自我监测和自我护理的方法，可有效地降低本病的复发率。

本病病程较长，多数经积极治疗后，预后良好，少数患者可自行缓解。心脏并发症可为永久性。放射性碘治疗、甲状腺手术治疗所致甲状腺功能减退症者需终身替代治疗。

（梁国玲）

第三节　甲状腺功能减退症

甲状腺功能减退症（hypothyroidism，简称甲减），是由各种原因导致的低甲状腺激素血症或甲状腺激素抵抗而引起的全身性低代谢综合征。按起病年龄分为三型，起病于胎儿或新生儿，称为呆小病；起病于儿童者，称为幼年性甲减；起病于成年，称为成年性甲减。前两者常伴有智力障碍。

一、病因

1. 原发性甲状腺功能减退　由于甲状腺腺体本身病变引起的甲减，占全部甲减的 95% 以上，且

90%以上原发性甲减是由自身免疫、甲状腺手术和甲亢^{131}I治疗所致。

2. 继发性甲状腺功能减退症　由下丘脑和垂体病变引起的促甲状腺激素释放激素（TRH）或者促甲状腺激素（TSH）产生和分泌减少所致的甲减，垂体外照射、垂体大腺瘤、颅咽管瘤及产后大出血是其较常见的原因；其中由于下丘脑病变引起的甲减称为三发性甲减。

3. 甲状腺激素抵抗综合征　由于甲状腺激素在外周组织实现生物效应障碍引起的综合征。

二、临床表现

1. 一般表现　易疲劳、怕冷、体重增加、记忆力减退、反应迟钝、嗜睡、精神抑郁、便秘、月经不调、肌肉痉挛等。体检可见表情淡漠，面色苍白，皮肤干燥发凉，粗糙脱屑，颜面、眼睑和手皮肤水肿，声音嘶哑，毛发稀疏、眉毛外1/3脱落。由于高胡萝卜素血症，手脚皮肤呈姜黄色。

2. 肌肉与关节　肌肉乏力，暂时性肌强直、痉挛、疼痛，嚼肌、胸锁乳突肌、股四头肌和手部肌肉可有进行性肌萎缩。腱反射的弛缓期特征性延长，超过350ms（正常为240～320ms），跟腱反射的半弛缓时间明显延长。

3. 心血管系统　心肌黏液性水肿导致心肌收缩力损伤、心动过缓、心排血量下降。ECG显示低电压。由于心肌间质水肿、非特异性心肌纤维肿胀。左心室扩张和心包积液导致心脏增大，有学者称之为甲减性心脏病。冠心病在本病中高发。10%患者伴发高血压。

4. 血液系统　由于下述四种原因发生贫血：①甲状腺激素缺乏引起血红蛋白合成障碍；②肠道吸收铁障碍引起铁缺乏；③肠道吸收叶酸障碍引起叶酸缺乏；④恶性贫血是与自身免疫性甲状腺炎伴发的器官特异性自身免疫病。

5. 消化系统　厌食、腹胀、便秘，严重者出现麻痹性肠梗阻或黏液水肿性巨结肠。

6. 内分泌系统　女性常有月经过多或闭经。长期严重的病例可导致垂体增生、蝶鞍增大。部分患者血清催乳素（PRI）水平增高，发生溢乳。原发性甲减伴特发性肾上腺皮质功能减退和1型糖尿病者，属自身免疫性多内分泌腺体综合征的一种。

7. 黏液性水肿昏迷　本病的严重并发症，多在冬季寒冷时发病。诱因为严重的全身性疾病、甲状腺激素替代治疗中断、寒冷、手术、麻醉和使用镇静药等。临床表现为嗜睡、低体温（T<35℃）、呼吸徐缓、心动过缓、血压下降、四肢肌肉松弛、反射减弱或消失，甚至昏迷、休克、肾功能不全危及生命。

三、实验室检查

1. 血常规　多为轻、中度正细胞正色素性贫血。

2. 生化检查　血清三酰甘油、总胆固醇、LDLC增高，HDL-C降低，同型半胱氨酸增高，血清CK、LDH增高。

3. 甲状腺功能检查　血清TSH增高、T_4、FT_4降低是诊断本病的必备指标。在严重病例血清T_3和FT_3减低。亚临床甲减仅有血清TSH增高，但是血清T_4或FT_4正常。

4. TRH刺激试验　主要用于原发性甲减与中枢性甲减的鉴别。静脉注射TRH后，血清TSH不增高者提示为垂体性甲减；延迟增高者为下丘脑性甲减；血清TSH在增高的基值上进一步增高，提示原发性甲减。

5. X线检查　可见心脏向两侧增大，可伴心包积液和胸腔积液，部分患者有蝶鞍增大。

四、治疗要点

1. 替代治疗　左甲状腺素（L-T_4）治疗，治疗的目标是将血清TSH和甲状腺激素水平恢复到正常范围内，需要终身服药。治疗的剂量取决于患者的病情、年龄、体重和个体差异。补充甲状腺激素，重新建立下丘脑-垂体-甲状腺轴的平衡一般需要4～6周，所以治疗初期，每4～6周测定激素指标。然后根据检查结果调整L-T_4剂量，直到达到治疗的目标。治疗达标后，需要每6～12个月复查1次激素指标。

2. 对症治疗　有贫血者补充铁剂、维生素 B_{12}、叶酸等胃酸低者补充稀盐酸，并与 TH 合用疗效好。

3. 黏液水肿性昏迷的治疗

（1）补充甲状腺激素：首选 TH 静脉注射，直至患者症状改善，至患者清醒后改为口服。

（2）保温、供氧、保持呼吸道通畅，必要时行气管切开、机械通气等。

（3）氢化可的松 200~300mg/d 持续静滴，患者清醒后逐渐减量。

（4）根据需要补液，但是入水量不宜过多。

（5）控制感染，治疗原发病。

五、护理措施

（一）基础护理

1. 加强保暖　调节室温在 22~23℃，避免病床靠近门窗，以免患者受凉。适当地使体温升高，冬天外出时，戴手套，穿棉鞋，以免四肢暴露在冷空气中。

2. 活动与休息　鼓励患者进行适当的运动，如散步、慢跑等。

3. 饮食护理　饮食以高维生素、高蛋白、高热量为主。多进食水果、新鲜蔬菜和含碘丰富的食物如海带等。桥本甲状腺炎所致甲状腺功能减退者应避免摄取含碘食物，以免诱发严重黏液性水肿。不宜食生凉冰食物，注意食物与药物之间的关系，如服中药忌饮茶。

4. 心理护理　加强与患者沟通，语速适中，并观察患者反应，告诉患者本病可以用替代疗法达到较好的效果，树立患者配合治疗的信心。

5. 其他　建立正常的排便形态，养成规律、排便的习惯。

（二）专科护理

1. 观察病情　监测生命体征变化，观察精神、神志、语言状态、体重、乏力、动作、皮肤情况，注意胃肠道症状，如大便的次数、性状、量的改变，腹胀、腹痛等麻痹性肠梗阻的表现有无缓解等。

2. 用药护理　甲状腺制剂从小剂量开始，逐渐增加，注意用药的准确性。用药前后分别测脉搏、体重及水肿情况，以便观察药物疗效；用药后若有心悸、心律失常、胸痛、出汗、情绪不安等药物过量的症状时，要立即通知医师处理。

3. 对症护理　对于便秘患者，遵医嘱给予轻泻剂，指导患者每天定时排便，适当增加运动量，以促进排便。注意皮肤防护，及时清洗并用保护霜，防止皮肤干裂。适量运动，注意保护，防止外伤的发生。

4. 黏液性水肿昏迷的护理

（1）保持呼吸道通畅，吸氧，备好气管插管或气管切开设备。

（2）建立静脉通道，遵医嘱给予急救药物，如 L-T_3，氢化可的松静滴。

（3）监测生命体征和动脉血气分析的变化，观察神志，记录出入量。

（4）注意保暖，主要采用升高室温的方法，尽量不给予局部热敷，以防烫伤。

（三）健康教育

1. 用药指导　告诉患者终身坚持服药的重要性和必要性以及随意停药或变更药物剂量的危害；告知患者服用甲状腺激素过量的表现，提醒患者发现异常及时就诊；长期用甲状腺激素替代者每 6~12 个月到医院检测 1 次。

2. 日常生活指导　指导患者注意个人卫生，注意保暖，注意行动安全。防止便秘、感染和创伤。慎用催眠、镇静、止痛、麻醉等药物。

3. 自我观察　指导患者学会自我观察，一旦有黏液性水肿的表现，如低血压、体温低于 35℃、心动过缓，应及时就诊。

（梁国玲）

第四节 亚急性甲状腺炎

一、疾病概述

亚急性甲状腺炎（subacute thyroiditis）在临床上较为常见。多见于20～50岁成人，但也见于青年与老年，女性多见，3～4倍于男性。

慢性淋巴细胞性甲状腺炎（chronic lymphocytic thyroiditis）又称桥本病（Hashimoto disease）或桥本甲状腺炎。目前认为本病与自身免疫有关，也称自身免疫性甲状腺炎。本病多见于中年妇女，有发展为甲状腺功能减退的趋势。

二、护理评估

（一）健康评估

1. 亚急性甲状腺炎　本病可能与病毒感染有关，起病前常有上呼吸道感染。发病时，患者血清中对某些病毒的抗体滴定度增高，包括流感病毒、柯萨奇病毒、腺病毒、腮腺炎病毒等。

2. 慢性淋巴细胞性甲状腺炎　目前认为本病病因与自身免疫有关。这方面的证据较多。本病患者血清中抗甲状腺抗体、包括甲状腺球蛋白抗体与甲状腺微粒体抗体常明显升高。甲状腺组织中有大量淋巴细胞与浆细胞浸润。本病可与其他自身免疫性疾病同时并存，如恶性贫血、舍格伦综合征、慢性活动性肝炎、系统性红斑狼疮等。本病患者的淋巴细胞在体外与甲状腺组织抗原接触后，可产生白细胞移动抑制因子。上述情况也可在 Grave's 病与特发性黏液性水肿患者中见到，提示三者有共同的发病因素。因此，Grave's 病、特发性黏液性水肿与本病统称为自身免疫性甲状腺病。自身免疫性甲状腺病也可发生于同一家族中。

（二）临床症状与评估

1. 亚急性甲状腺炎

（1）局部表现：早期出现的最具有特征性的表现是甲状腺部位的疼痛，可先从一叶开始，以后扩大或转移到另一叶，或者始终局限于一叶。疼痛常向颌下、耳后或颈部等处放射，咀嚼或吞咽时疼痛加重。根据病变侵犯的范围大小，检查时可发现甲状腺弥漫性肿大，可超过正常体积的2～3倍；或在一侧腺体内触及大小不等的结节，表面不规则，质地较硬，呈紧韧感，但区别于甲状腺癌的坚硬感；病变部位触痛明显，周围界限尚清楚；颈部淋巴结一般无肿大。到疾病恢复期，局部疼痛已消失，急性期出现的甲状腺结节如体积较小可自行消失，如结节较大，仍可触及，结节不规则、坚韧、表面不平，周围界限清楚，无触痛。有些患者病变轻微，甲状腺不肿大或仅有轻微肿大，也可无疼痛。

（2）全身表现：早期，起病急骤，可有咽痛、畏寒、发热、寒战、全身乏力、食欲不振等。如病变较广泛，甲状腺滤泡大量受损，甲状腺素释放入血，患者可出现甲状腺功能亢进的表现，如烦躁、心慌、心悸、多汗、怕热、易怒、手颤等。有些患者病变较轻，仅有轻度甲亢症状或无甲亢症状。随着病情的发展，甲状腺滤泡内甲状腺素释放、耗竭，甲状腺滤泡细胞又尚未完全修复，患者可出现甲状腺功能减退症状，如乏力、畏寒、精神差、易疲劳等。随着甲状腺滤泡细胞的修复及功能恢复，临床表现亦逐渐恢复正常。

2. 慢性淋巴细胞性甲状腺炎

（1）局部症状：本病起病缓慢，甲状腺肿为其突出的临床表现，一般呈中度弥漫性肿大，仍保持甲状腺外形，但两侧可不对称，质韧如橡皮，表面光滑，随吞咽移动。但有时也可呈结节状，质较硬。甲状腺局部一般无疼痛，但部分患者甲状腺肿大较快，偶可出现压迫症状，如呼吸或咽下困难等。

（2）全身症状：早期病例的甲状腺功能尚能维持在正常范围内，但血清 TSH 可增高，说明该时甲状腺储备功能已下降。随着疾病的发展，临床上可出现甲状腺功能减退或黏液性水肿的表现。本病但也有部分患者甲状腺不肿大、反而缩小,而其主要表现为甲状腺功能减退。慢性淋巴细胞性甲状腺炎也可出现一过性甲状腺毒症,少数患者可有突眼,但程度一般较轻。本病可与Grave's病同时存在。

(三) 辅助检查及评估

1. 亚急性甲状腺炎 早期血清T_3、T_4等可有一过性增高,红细胞沉降率明显增快,甲状腺摄碘率明显降低,血清甲状腺球蛋白也可增高;以后血清T_3、T_4降低,TSH增高;随着疾病的好转,甲状腺摄碘率与血清T_3、T_4等均可恢复正常。

2. 慢性粒巴细胞性甲状腺炎

(1) 血清甲状腺微粒体(过氧化物酶)抗体、血清甲状腺球蛋白抗体:明显增加,对本病有诊断意义。

(2) 血清TSH:可升高。

(3) 甲状腺摄碘率:正常或增高。

(4) 甲状腺扫描:呈均匀分布,也可分布不均或表现为"冷结节"。

(5) 其他实验室检查:红细胞沉降率(ESR)可加速,血清蛋白电泳丙种球蛋白可增高。

(四) 心理-社会评估

甲状腺炎患者由于甲状腺激素分泌增多、神经兴奋性增高,常表现为悲观、抑郁、恐惧,担心自己的疾病转化为甲亢;且本病易反复,有较长的服药史,容易失去战胜疾病的信心。

三、护理诊断

1. 疼痛 与甲状腺炎症有关。
2. 体温过高 与炎症性疾病引起有关。
3. 营养失调:低于机体需要量 与疾病有关。
4. 知识缺乏 与患者未接受或不充分接受相关疾病健康教育有关。
5. 焦虑 与疾病所致甲状腺肿大有关。

四、护理目标

(1) 患者住院期间疼痛发生时能够及时采取有效的方法缓解。

(2) 患者住院期间体温维持正常。

(3) 患者住院期间体重不下降并维持在正常水平。

(4) 患者住院期间能够复述对其进行健康教育的大多部分内容,能够说出、理解并能够执行,配合医疗护理有效。

(5) 患者住院期间主诉焦虑有所缓解,对治疗有信心。

五、护理措施

(一) 生活护理

嘱患者尽量卧床休息,减少活动,评估患者疼痛的程度、性质,可为患者提供舒适的环境,使其放松,教会患者自我缓解疼痛的方法如分散注意力等,必要时可遵医嘱给予止痛药缓解疼痛,注意观察用药后有无不良反应发生。

(二) 病情观察

观察患者生命体征,主要是体温变化和心率变化。体温过高时采取物理降温,并按照高热患者护理措施进行护理,并注意监测降温后体温变化,嘱患者多饮水或其喜爱的饮料。

(三) 饮食护理

嘱患者进食高热量、高蛋白质、高维生素并易于消化的食物,指导患者多摄入含钙丰富的食物,防止治疗期间药物不良反应引起的骨质疏松，同时对于消瘦的患者应每天监测体重。

（四）心理护理

多与患者接触、沟通，了解患者心理状况，鼓励患者说出不良情绪，给予开导，缓解患者焦虑情绪。

（五）用药护理

（1）亚急性甲状腺炎：轻症病例用阿司匹林、吲哚美辛等非甾体抗炎药以控制症状。阿司匹林 0.5～1.0g，每日 2～3 次，口服，疗程一般在 2 周左右。症状较重者，可给予泼尼松 20～40mg/d，分次口服，症状可迅速缓解，体温下降，疼痛消失，甲状腺结节也很快缩小或消失。用药 1～2 周后可逐渐减量，疗程一般为 1～2 个月，但停药后可复发，再次治疗仍有效。有甲状腺毒症者可给予普萘洛尔以控制症状。如甲状腺摄碘率已恢复正常，停药后一般不再复发。少数患者可出现一过性甲状腺功能减退；如症状明显，可适当补充甲状腺制剂。有明显感染者，应做有关治疗。

（2）慢性淋巴细胞性甲状腺炎：早期患者如甲状腺肿大不显著或症状不明显者，不一定予以治疗，可随访观察。但若已有甲状腺功能减退，即使仅有血清 TSH 增高（提示甲状腺功能已有一定不足）而症状不明显者，均应予以甲状腺制剂治疗。一般采用干甲状腺片或左旋甲状腺素（L－T_4），剂量视病情反应而定。宜从小剂量开始，干甲状腺片 20mg/d，或 L－T_4 25～50μg/d，以后逐渐增加。维持剂量为干甲状腺片 60～180mg/d，或 L－T_4 100～150μg/d，分次口服。部分患者用药后甲状腺可明显缩小。疗程视病情而定，有时需终身服用。

（3）伴有甲状腺功能亢进的患者，应予以抗甲状腺药物治疗，但剂量宜小，否则易出现甲状腺功能减退。一般不采用放射性碘或手术治疗，否则可出现严重黏液性水肿。

（4）糖皮质激素虽可使甲状腺缩小与抗甲状腺抗体滴定度降低，但具有一定不良反应，且停药后可复发，故一般不用。但如甲状腺迅速肿大或伴有疼痛、压迫症状者，可短期应用以较快缓解症状。每日泼尼松 30mg，分次口服。以后逐渐递减，可用 1～2 个月。病情稳定后停药。

（5）如有明显压迫症状，经甲状腺制剂等药物治疗后甲状腺不缩小，或疑有甲状腺癌者，可考虑手术治疗，术后仍应继续补充甲状腺制剂。

用药期间注意观察患者使用激素治疗后有无不良反应的发生，注意患者的安全护理。

（六）健康教育

评估患者对疾病的知识掌握程度以及学习能力，根据患者具体情况制定合理的健康教育计划并有效实施，帮助患者获得战胜疾病的信心。

（李春燕）

第五节　甲状旁腺功能减退症

一、疾病概述

甲状旁腺功能减退（简称甲旁减）是指甲状腺激素（PTH）分泌过少和（或）效应不足引起的一组临床综合征。临床常见类型有特发性甲旁减、原发性甲旁减、低血镁性甲旁减，少见的类型包括假性甲旁减等。其临床特点是手足搐搦、癫痫样发作、低钙血症和高磷血症。长期口服钙剂和维生素 D 制剂可使病情得到控制。

二、护理评估

（一）健康评估

评估患者的年龄、性别，了解患者有无颈部手术史；有无颈部放疗史；有无手足麻木、刺痛感；有无抽搐史。甲状旁腺功能不全（hypopathyroidism）简称甲旁低，其原因如下。

1. 先天性甲状旁腺发育不全或未发育

(1) 伴有胸腺发育缺损或其他第三、四咽弓发育缺陷者，尚可有第一、五咽弓发育异常及其他内脏器官的发育畸形（Di – George 综合征）。

(2) 伴有染色体异常：第 18 对或第 16 对常染色体呈环形。

(3) 单纯缺损。

2. 暂时性甲状旁腺功能减低

(1) 早期新生儿低血钙脐血 PTH 水平低，至第 6 天才增长 1 倍，达正常小儿水平；生后 12～72 小时常有低血钙。尤多见于早产儿、糖尿病母亲所生的出生时有窒息的新生儿。

(2) 晚期新生儿低血钙：生后 2～3 天至 1 周，低血钙的出现可受牛奶喂养的影响，人奶喂养者少见，因人奶中含磷 4.8～5.6mmol/L（150～175mg/L），而牛奶含磷 32.2mmol/L（1 000mg/L）。摄入磷高而肾脏滤过磷相对较低，因此产生高血磷低血钙。

(3) 酶成熟延迟：见于某些 1～8 周婴儿，由于酶的未成熟，不能将所生成的前甲状旁腺素原（prepro PTH）或甲状旁腺素原（pro PTH）裂解成有生物活性的 PTH 释放入血，或由于腺细胞的胞吐作用障碍，不能释放出细胞，因此 PTH 低下或 PTH 生物活性不足。

(4) 母亲患甲状旁腺功能亢进：胚胎期间受母体血中高血钙影响，新生儿甲状旁腺受到抑制，出生后可表现为暂时性甲状旁腺功能减低，可持续数周至数月之久。

3. 家族性伴性隐性遗传性甲旁低 曾有兄弟两人患此症而死于车祸，尸解时发现无甲状旁腺，因此认为 X 染色体上某些基因可调节甲状旁腺的胚胎发育。甲旁低亦可有散发性，或呈常染色体显性或隐性遗传，或男性遗传男性。

4. 特发性甲旁低 可见于各种年龄，原因不明，可能为自身免疫性疾病，常合并其他自身免疫性疾病如艾迪生病、桥本病、甲亢、恶性贫血或继发白色念珠菌病等。1/3 以上的患儿血中可查到抗甲状旁腺抗体。

5. 外科切除或甲状旁腺受损伤 甲状腺次全切除术时将甲状旁腺切除或损伤，如系部分切除或供血暂时不足者数周后可自行恢复，如大部分或全部被切除则为永久性功能不全。颈部炎症或创伤亦可使甲状旁腺受损。再如浸润性病变，肿瘤亦可破坏甲状旁腺。

6. PTH 分子结构不正常 又称假性特发性甲旁低，PTH 数值虽然正常或增高，但无生理活性，临床表现与甲旁低同。注射外源性有活性的 PTH 可矫正其钙、磷异常。

7. 靶组织对 PTH 反应不敏感 ①假性甲旁低 I 型。②假性甲旁低 II 型。③假性甲旁低伴亢进症（纤维囊性骨炎）。

（二）临床症状及评估

1. 神经肌肉表现

(1) 手足搐搦：表现为反复发作。发作前常有手指、脚趾及口周感觉异常，局部发麻、蚁行感及肌肉刺痛感等先兆症状。发作时手足及面肌麻木、痉挛，继而出现手足搐搦。典型者表现为双侧拇指内收，掌指关节屈曲，指间关节伸展，腕、肘关节屈曲，形成"助产士"手。同时，双足亦呈强直性伸展，膝、髋关节屈曲。新生儿患者主要表现为手足搐搦。对隐匿型手足搐搦患者应注意观察 Chovstek 和 Irousseau 征阳性。由于甲旁减主要改变是低血钙和高血磷，而低血钙又与神经肌肉兴奋性密切相关，故长期或反复手足搐搦的病史是甲旁减临床诊断的重要线索。

(2) 癫痫发作：发生率仅次于手足搐搦。可表现为典型癫痫大、小发作，亦可局限性发作，少数则以癫痫为首发或唯一表现而易致误诊。重者还可见腕踝痉挛、喉哮鸣及抽搐。其发生机制不明，可能与低血钙使脑组织发生病理性水潴留，或激发原有的致痫因素有关。

(3) 异位钙化：约有 2/3 患者可出现颅内基底节钙化，多见特发性甲旁减及假性甲旁减。基底节钙化与低血钙可引起锥体外系症状，如帕金森症或舞蹈病。纠正低血钙上述症状可减轻或消失。若异位钙化出现在骨、关节或软组织周围，则形成骨赘，引起关节强直和疼痛等。

(4) 颅内高压及视盘水肿：少数患者可有假性脑瘤的临床表现，出现视野缺损、头痛、嗜睡、视盘水肿和颅高压，但无脑瘤引起的眼、脑定位性症状和体征。可能与低血钙致血管渗透性增加有关，补钙治疗后症状可消失。

2. 精神异常表现　轻者表现为易激动、烦躁、恐惧、失眠，重者出现妄想、幻觉、人格改变、谵妄或痴呆。其发生可能与钙磷代谢异常影响神经递质释放、树突电位改变、轴突冲动传导减慢有关。

3. 外胚层组织营养变形表现　患者常见皮肤干燥、粗糙或脱屑，毛发稀少或脱落，指（趾）甲改变等外胚层组织营养变形症状。由于晶状体阳离子转运受阻而混浊，临床出现白内障。儿童患者可见齿发育不良。

4. 骨骼改变　病程长、病情重的患者表现为骨骼疼痛，腰和髋部疼痛。

5. 胃肠道功能紊乱　有恶心、呕吐、腹痛和便秘。

6. 其他表现

（1）特发性甲旁减：①神经性耳聋；②肾发育不良；③先天性胸腺萎缩所致免疫缺陷；④其他内分泌腺功能异常，如肾上腺皮质功能减退、甲状腺功能异常、性发育缺陷等；⑤指甲和口腔并发白色念珠菌感染；⑥心肌损害、心律失常及心衰等。

（2）假性甲旁减：①Albright 遗传性骨营养不良（AHO）：表现为身材矮胖、圆脸、颈短、盾状胸廓、短指趾畸形（常见第4、5 指趾），拇指末节短而宽，其指甲横径大于纵径，即 Murder 拇指。②骨骼病变：出现骨质疏松或纤维性囊性骨炎、骨骼疼痛及反复病理性骨折等。

（三）辅助检查及评估

1. 血钙、磷测定　正常成年人血清总钙值为 2.2~2.7mmol/L（8.8~10.9mg/dl），血游离钙值为（1.18±0.05）mmol/L；正常成年人血清磷浓度为 0.97~1.45mmol/L（3~4.5mg/dl），儿童为 1.29~2.10mmol/L（4.0~6.5mg/dl）。患者血清钙多 <2.0mmol/L，严重者可降至 1.0mmol/L；血清无机磷 >1.61 或 1.94mmol/L。

2. 血清碱性磷酸酶（ALP）及其同工酶　可正常或稍低。

3. 血 PTH　正常人血 PTH 范围为 24~36pmol/L。原发性甲旁减患者血 PTH 多数低于正常，亦可在正常范围；而假性甲旁减患者则血 PTH 可正常或高于正常人范围。

4. 尿钙、磷排量　我国正常成年人随意饮食时尿钙排量为每天 1.9~5.6mmol（75~225mg）。若患者用低钙饮食 3~4 天后 24 小时尿钙排量 >4.99mmol 即为升高；由于尿磷排量受饮食等因素影响，故对诊断的意义不如尿钙排量，只能作为初筛试验。

5. 环磷酸腺苷（cAMP）　cAMP 是目前已被公认的细胞内第二信使物质之一，其浓度取决于细胞膜上的腺苷环化酶和磷酸二酯酶的活性，并需要 PTH 参与。

6. PTH 刺激试验　肌内注射外源性 PTH 后检测尿磷及尿 cAMP 排量，正常人尿磷排量可增加 5~10 倍以上。

7. 基因诊断　根据临床病史特征，选择性进行相关基因某些已知缺陷筛查 PTH、GATA3、AIRE、CASR 及 GNAS1 基因等。

8. EEG 检查　癫痫发作时的异常特点为，各导联基础节律持续广泛的慢波化，并突发性高电位慢波、过度呼气时慢波成分增加等。

9. X 线检查　基本变化主要包括为骨质疏松、骨质软化与佝偻病、软组织钙化与骨化等表现。①骨质疏松：呈现为普遍性骨小梁数目减少、变细，骨皮质变薄，骨质吸收脱钙，骨质稀疏。颅骨变薄，出现多发性斑点状透亮区，毛玻璃样或颗粒状，少数见局限性透亮区，可见虫蚀样骨质吸收。四肢长骨的生长障碍线明显，处于生长发育期的患者可出现干骺端的宽阔钙化带。②骨质软化：儿童患者主要表现为似佝偻病损害的骨骺端膨大变形，以及具有特征的假性骨折（Looser 带）。由于骨骼处于生长发育期，在 X 线片上可见许多特殊征象：早期为骨骺板临时钙化带不规则、变薄或模糊，干骺端凹陷。当临时钙化带消失后干骺端变宽伴毛刷状高密度影。③软组织钙化：表现为密度高、边缘锐利的斑点状、颗粒状、环状或线条状浓影。如能见到骨小梁结构则被称为软组织骨化。

10. MRI　本项目检查常被用于甲状旁腺扫描，腺体发育与否，腺体的大小、定位及其性质，并可检出84%的异位甲状旁腺腺体。

11. 颅脑 CT 可见以基底节为中心的双侧对称性、多发性、多形性脑钙化的特点。除苍白球外，可广泛分布于壳核、尾状核、小脑齿状核、丘核、内囊及脑皮质、白质等处。

（四）心理-社会评估

疾病对心理-社会的影响表现为疾病本身多伴有精神兴奋、情感不稳定、易激惹或情绪淡漠、抑郁、失眠、自我贬低等症状，并可因其慢性病程和长期治疗而出现焦虑、性格变态，终致个人应对能力下降、家庭和人际关系紧张、社交障碍、自我概念紊乱等心理-社会功能失调。

评估时应重点询问患者的职业、经济和婚姻状况，发病前有无过度紧张或精神创伤，发病后有无自我概念、精神或情绪状态的改变及其程度，对疾病的认知水平，家庭及人际关系处理方式等，全面了解患者的心理-社会状况，为制定整体护理计划做准备。

三、护理诊断

1. 疼痛　与神经肌肉应激性增高和骨骼改变有关。
2. 有外伤的危险　与抽搐时自我保护能力下降有关。
3. 感知的改变　与神经精神症状有关。
4. 自我形象紊乱　与外胚层组织营养变性有关。
5. 营养失调：低于机体需要量　与胃肠功能紊乱有关。
6. 个人应对无效　与激素分泌功能异常所致个人心理-社会功能失调有关。
7. 潜在并发症　电解质紊乱。

四、护理目标

（1）患者自诉疼痛症状改善。
（2）患者恐惧等精神神经症状减轻。
（3）无外伤史。
（4）患者能正确认识身体外表的改变。
（5）无营养失调发生。
（6）患者了解疾病的基本知识。

五、护理措施

（一）一般护理

（1）告知患者所用药物名称、作用、剂量和服用方法；教育患者知道药物治疗的不良反应，激素过量或不足的表现，以及时就医调整剂量。

（2）教育患者了解同所患疾病有关的实验室检查方法、过程和注意事项，指导患者按实验要求配合检查以确保实验结果的可靠性。

（3）有无皮肤干燥、粗糙，有无毛发稀疏、脱落或多毛及其毛发分布情况；有无知识缺乏，即所患内分泌疾病的有关知识缺乏。

（二）饮食护理

（1）给予患者清淡易消化饮食，注意各种营养的搭配。
（2）限制磷的摄入，给予无磷或低磷饮食；避免高磷食物，如粗粮、豆类、奶类、蛋黄、莴苣、奶酪等。
（3）注意食物的色、香、味；少量多餐，减少胃肠道反应。

（三）急性期护理

（1）患者发生手足搐搦时，医护人员不要惊慌，沉着冷静回给患者安全感。

（2）加床栏，并在床旁保护；保持呼吸道的通畅，防止抽搐时因分泌物引起窒息，必要时使用牙垫，防止舌咬伤。

（3）房间保持安静，避免刺激引起患者再次的抽搐。各种操作应集中进行，避免不必要的刺激。

（4）遵医嘱给予钙制剂和镇静药，并观察用药反应。防止发生药物副作用。

（5）密切观察病情变化，防止并发症的发生。

（四）间歇期的护理

（1）病室保持清洁，注意皮肤、口腔的护理，保持头发的清洁，减少脱发。

（2）告知患者所用药物名称、作用、剂量和服用方法；教育患者知道药物治疗的不良反应。

（3）轻症的甲旁减患者经补钙、限磷后，血清钙可以基本正常，症状得到控制；较重者要加用维生素 D 制剂，从小剂量开始，逐渐增加，以后逐渐调停，直至手足搐搦症状减轻，要告诉患者不要轻易地增减量，要按照医嘱进行服药。

（4）补镁的护理，对于伴有低镁患者，应立即补充，纠正低镁血症后低钙血症随即纠正，在使用过程中护士应密切观察患者的生命体征。

（五）心理护理

（1）情感支持：患者亲属的态度及护士的言行举止对患者的自我概念变化有着重要作用。护士应在患者亲属的理解和协助下，以尊重和关心的态度与患者多交谈，鼓励患者以各种方式表达形体改变所致的心理感受，确定患者对自身改变的了解程度及这些改变对其生活方式的影响，接受患者交谈中所呈现的焦虑和失落，使患者在表达感受的同时获得情感上的支持。

（2）提高适应能力：与患者一起讨论激素水平异常是导致形体改变的原因，经治疗后随激素水平恢复至正常或接近正常、形体改变可得到改善或复原，消除患者因形体改变而引起的失望与挫折感以及焦虑与害怕的情绪，正确认识疾病所致的形体外观改变，提高对形体改变的认识和适应能力。

（3）指导患者改善身体外观的方法，如衣着合体和恰当的修饰等；鼓励患者参加正常的社会交往活动。

（4）对举止怪异、有人格改变的患者要加强观察，防止意外。

（六）健康教育

（1）让患者正确认识疾病，坚持遵医嘱服药，不要随意地增减量。如有不适，应尽快就诊。服药期间监测电解质平衡，防止发生电解质紊乱。

（2）告知患者应适当地调节自己的不良情绪，积极向上的心态有助于疾病的康复。

（3）告知患者的家属要给予患者心理上的支持，并学会观察用药过程中出现的不良反应，及时就诊。

（蒋海清）

参考文献

[1] 朱建英. 创伤骨科护理学. 北京：科学出版社，2017.
[2] 魏革，马育璇. 手术室护理必备. 北京：北京大学医学出版社，2011.
[3] 黄人健，李秀华. 妇产科护理学. 北京：人民军医出版社，2013.
[4] 何仲，吴丽萍. 妇产科护理学. 北京：中国协和医科大学出版社，2014.
[5] 张铭光，杨小莉，唐承薇. 消化内科护理手册. 第2版. 北京：科学出版社，2015.
[6] 李红，李映兰. 临床护理实践手册. 北京：化学工业出版社，2010.
[7] 尤黎明，吴瑛. 内科护理学. 第5版. 北京：人民卫生出版社，2012.
[8] 皮红英，朱秀勤. 内科疾病护理指南. 北京：人民军医出版社，2013.
[9] 尹安春，史铁英. 内科疾病临床护理路径. 北京：人民卫生出版社，2014.
[10] 毕怀梅，王家兰. 中医临床护理学. 北京：科学出版社，2017.
[11] 徐燕，周兰姝. 现代护理学. 第2版. 北京：人民军医出版社，2015.
[12] 钟华荪，李柳英. 静脉输液治疗护理学. 第3版. 北京：人民军医出版社，2014.
[13] 祝水英. 外科护理技术. 武汉：华中科技大学出版社，2015.
[14] 李秋萍. 内科护理学. 第2版. 北京：人民卫生出版社，2010.
[15] 王建荣，周玉虹. 外科疾病护理指南. 北京：人民军医出版社，2012.
[16] 张志庸. 协和胸外科学. 第2版. 北京：科学出版社，2016.
[17] 高小雁，彭贵凌. 积水潭创伤骨科护理（积水潭骨科护理系列教程）. 北京：北京大学医学出版社，2014.
[18] 陈金宝，刘强，范玲，于新颖. 儿科护理学. 第2版. 上海：上海科学技术出版社，2016.
[19] 周乐山，朱念琼. 儿科护理学. 长沙：湖南科学技术出版社，2016.
[20] 戴新娟. 中医护理常规. 南京：东南大学出版社，2014.